実験医学 増刊 Vol.34-No.17 2016

再生医療と疾患解明の鍵となる
組織幹細胞

編集＝戸口田淳也，長澤丘司

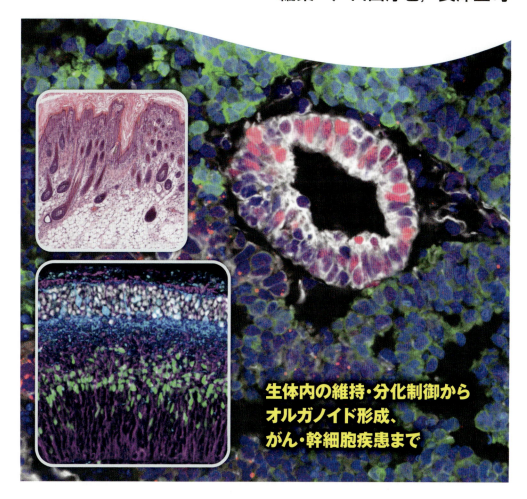

生体内の維持・分化制御から
オルガノイド形成，
がん・幹細胞疾患まで

羊土社

【注意事項】本書の情報について──────────────────────────────
　本書に記載されている内容は，発行時点における最新の情報に基づき，正確を期するよう，執筆者，監修・編者ならびに出版社はそれぞれ最善の努力を払っております．しかし科学・医学・医療の進歩により，定義や概念，技術の操作方法や診療の方針が変更となり，本書をご使用になる時点においては記載された内容が正確かつ完全ではなくなる場合がございます．また，本書に記載されている企業名や商品名，URL等の情報が予告なく変更される場合もございますのでご了承ください．

序にかえて

再生医療の基盤をなす組織幹細胞の理解に向けて

戸口田淳也，長澤丘司

　2006年5月の京都大学の学内シンポジウムにおいて，当時，京都大学再生医科学研究所所属の山中伸弥教授が転写因子の導入による細胞初期化に成功したことを報告し，拍動する心筋細胞を観たときの驚きは今も鮮明に記憶している．その年の8月にマウスiPS細胞樹立の論文がCell誌に発表され，今年でiPS細胞は生誕10周年を迎えた．翌2007年にヒトiPS細胞の樹立が報告されたとき，そのわずか7年後にiPS細胞を活用した臨床研究が実施されることを予想した研究者は，少なかったのではないだろうか．この10年間のiPS細胞研究の進展は，生物学に新たな研究領域を供給し，多能性の維持機構の理解に大きく貢献してきただけでなく，再生医学そして再生医療全体の強力な推進力となり，再生医療等安全性確保法の施行や医薬品医療機器等法の改正を導いた．それにより，それまで再生医療後進国であったわが国が，一躍世界で注目されるモデルとなった．このように幹細胞に関する研究は再生医療という臨床応用に向けて展開されており，本誌においても「再生医療の最前線2010」そして「再生医療2015 幹細胞と疾患iPS細胞の研究最前線」と特集が組まれてきた．

　一方で，このような再生医療の基盤となる，生体内に存在し組織の維持・再生を司る組織幹細胞の理解に関しても，細胞生物学的視点を含め多くの知見が集積されてきている．しかし改めて考えると，組織幹細胞に関する知見は，それぞれの組織における位置づけはなされているものの，組織を横断する幹細胞生物学という学理はいまだ確立されておらず，既存の学問体系のなかに幹細胞領域として存在しているにすぎない．主動的立場にある国際幹細胞学会（ISSCR）も創立から15年足らずである．再生医療の適切な推進のためには，生体内に存在して機能している組織幹細胞を理解することはきわめて重要な意義をもつ．そこで本特集号では，幹細胞生物学という学理の構築を念頭において，幹細胞に関する研究を従来の組織からの分類ではなく，幹細胞の特質を理解するためのアプローチから分類することを試みた．

　幹細胞は自己複製能と多分化能で定義される細胞であり，その特質は細胞自律的なものとして理解されているが，生体内ではさまざまな制御を受けている．そこでまず第1章では生体内における基本的な制御単位である**細胞-細胞間の相互作用による幹細胞制御機構**に着目し，細胞表面分子の相互作用による制御，細胞間の生体力学的機構による制御，そして局所作動性液性因子による制御機構の代表的な事例をとり上げた．

次に同様に基本的な制御単位として，細胞と細胞外基質との相互作用，あるいは細胞が生体において受容する機械的刺激による作用など，**細胞と細胞をとり囲む環境の間のシグナルによる幹細胞制御**についての事例を第2章で記載した．

一方，近年の細胞培養技術の進歩，特に細胞自律的な分化能を応用した技術により，特定の組織に形態学的のみならず機能的にも類似した構造体（オルガノイド）の作製が次々と報告されている．このような構造体は分化段階の異なる細胞あるいは全く分化系譜が異なる細胞群によって形成されており，第1章と第2章で記載した細胞制御機構の基本的単位が複雑に構成された，生体において幹細胞がおかれている状況により類似した環境であることより，幹細胞の維持を理解するためにはきわめて適切なプラットフォームとなる．第3章ではこの**オルガノイドの作製およびそれを活用した研究**について，最先端の知見を紹介した．

組織幹細胞の正常な機能およびその制御機構に関する知見を得るアプローチの一つとして，**幹細胞の異常が引き起こす病態を解析する**というアプローチが考えられる．例えば再生不良性貧血の解析から造血幹細胞の制御機構を理解するというアプローチであり，幹細胞を原因とする遺伝性疾患や腫瘍性疾患，あるいは老化を幹細胞の病態として捉えるなど，いくつかの事例を第4章においてとり上げた．

最後の第5章では，**細胞のもつ情報から，幹細胞としての特質を把握する**アプローチとしてバイオインフォマティクスをとり上げ，その情報源として，トランスクリプトーム，転写因子のネットワーク，そしてメタボロームからのアプローチを紹介した．

以上，本増刊号では，研究者の視点に立って，幹細胞の理解のために必要なアプローチを紹介している．これらに加えてCRISPR/Cas9を用いたゲノム編集，次世代シークエンス技術を用いたシングルセル解析，オプトジェネティクスを用いたオルガノイド内の遺伝子発現誘導など，幹細胞研究の周辺科学技術は革新的進歩を遂げつつある．本特集号の内容がこれから特定の組織幹細胞の研究に携わる研究者にとって何らかの指標となれば，望外の喜びである．

執筆者一覧

●編　集

戸口田淳也	京都大学iPS細胞研究所増殖分化機構研究部門/京都大学ウイルス・再生医科学研究所組織再生応用分野
長澤　丘司	大阪大学大学院生命機能研究科個体機能学講座/大阪大学大学院医学系研究科感染症・免疫学講座

●執　筆（五十音順）

安達泰治	京都大学ウイルス・再生医科学研究所バイオメカニクス分野
池谷　真	京都大学iPS細胞研究所未来生命科学開拓部門
石原えりか	東京医科歯科大学難治疾患研究所発生再生生物学分野
永樂元次	理化学研究所多細胞システム形成研究センター立体組織形成研究チーム
江藤浩之	京都大学iPS細胞研究所臨床応用研究部門
戎家美紀	理化学研究所生命システム研究センター再構成生物学研究ユニット
小野法明	ミシガン大学歯学部矯正・小児歯科学講座
尾松芳樹	大阪大学大学院生命機能研究科個体機能学講座/大阪大学大学院医学系研究科感染症・免疫学講座
川口義弥	京都大学iPS細胞研究所臨床応用研究部門
國崎祐哉	九州大学大学院医学研究院がん幹細胞医学分野
栗崎　晃	産業技術総合研究所創薬基盤研究部門幹細胞工学研究グループ/筑波大学大学院生命環境科学研究科生物科学専攻
小井土大	横浜市立大学大学院医学研究科臓器再生医学
洪　　実	米国国立衛生研究所，国立老化研究所遺伝学研究室/慶應義塾大学医学部坂口記念システム医学講座
坂口秀哉	京都大学iPS細胞研究所臨床応用研究部門
櫻井英俊	京都大学iPS細胞研究所臨床応用研究部門
佐々木伸雄	慶應義塾大学医学部消化器内科
佐藤俊朗	慶應義塾大学医学部消化器内科
嶋本　顕	広島大学大学院医歯薬保健学研究院細胞分子生物学研究室
須賀英隆	名古屋大学医学部附属病院糖尿病・内分泌内科
田久保圭誉	国立国際医療研究センター研究所生体恒常性プロジェクト
竹中（蜷川）菜々	京都大学iPS細胞研究所臨床応用研究部門
武部貴則	横浜市立大学大学院医学研究科臓器再生医学/シンシナティ大学シンシナティ小児病院消化器部門・発生生物学部門
田原栄俊	広島大学大学院医歯薬保健学研究院細胞分子生物学研究室
月田早智子	大阪大学大学院生命機能研究科・医学系研究科分子生体情報学研究室
辻　　孝	理化学研究所多細胞システム形成研究センター器官誘導研究チーム
戸口田淳也	京都大学iPS細胞研究所増殖分化機構研究部門/京都大学ウイルス・再生医科学研究所組織再生応用分野
徳増玲太郎	大阪大学大学院生命機能研究科・医学系研究科分子生体情報学研究室
内藤篤彦	東京大学医学部附属病院循環器内科
長澤丘司	大阪大学大学院生命機能研究科個体機能学講座/大阪大学大学院医学系研究科感染症・免疫学講座
中島友紀	東京医科歯科大学大学院医歯学総合研究科分子情報伝達学/日本医療研究開発機構AMED-CREST/科学技術振興機構さきがけ
西田幸二	大阪大学大学院医学系研究科眼科学
仁科博史	東京医科歯科大学難治疾患研究所発生再生生物学分野
西村栄美	東京医科歯科大学難治疾患研究所幹細胞医学分野
林　竜平	大阪大学大学院医学系研究科幹細胞応用医学寄附講座/大阪大学大学院医学系研究科眼科学
日野恭介	大日本住友製薬株式会社疾患iPS創薬ラボ/京都大学iPS細胞研究所増殖分化機構研究部門
平島剛志	京都大学ウイルス・再生医科学研究所バイオメカニクス分野
福田　誠	小牧市民病院整形外科
藤渕　航	京都大学iPS細胞研究所増殖分化機構研究部門
松本佳久	名古屋市立大学大学院医学研究科整形外科
宮坂恒太	東北大学加齢医学研究所神経機能情報研究分野
毛利泰彰	東京医科歯科大学難治疾患研究所幹細胞医学分野
森　智弥	京都大学iPS細胞研究所増殖分化機構研究部門
山水康平	京都大学iPS細胞研究所増殖分化機構研究部門
杠　明憲	京都大学iPS細胞研究所臨床応用研究部門

実験医学 増刊 Vol.34-No.17 2016

再生医療と疾患解明の鍵となる
組織幹細胞
生体内の維持・分化制御からオルガノイド形成、がん・幹細胞疾患まで

序にかえて─再生医療の基盤をなす組織幹細胞の理解に向けて
　　　　　　　　　　　　　　　　　　　　　　　　　戸口田淳也，長澤丘司

第1章　細胞−細胞間シグナルからみた幹細胞の制御機構

1. Delta-Notch側方抑制による自己組織化的な細胞分化制御
　　　　　　　　　　　　　　　　　　　　　　　　戎家美紀　14 (2782)

2. 細胞間接着装置タイトジャンクションによる生体恒常性と細胞分化制御
　　　　　　　　　　　　　　　　　　　徳増玲太郎，月田早智子　20 (2788)

3. 幹細胞による毛包再生の制御
　　　　　　　　　　　　　　　　　　　　　毛利泰彰，西村栄美　27 (2795)

4. CAR細胞による造血幹細胞・前駆細胞の制御
　　　　　　　　　　　　　　　　　　　　　　　　　尾松芳樹　34 (2802)

5. 細胞間で働く力の受容と細胞応答による生体組織中の力の制御
　　　　　　　　　　　　　　　　　　　　平島剛志，安達泰治　40 (2808)

6. Wntシグナルによる幹細胞制御
　　　　　　　　　　　　　　　　　　　　　　　　　内藤篤彦　46 (2814)

CONTENTS

第2章 細胞-環境間シグナルからみた幹細胞の制御機構

1. 細胞と細胞外基質間のメカノトランスダクションによる分化制御機構
　　　　　　　　　　　　　　　　　　　　　　　宮坂恒太　54 (2822)

2. Hippo-YAP/TAZシグナルによる幹細胞・前駆細胞の分化制御
　　　　　　　　　　　　　　　　　　　石原えりか, 仁科博史　62 (2830)

3. メカニカルストレスによる骨恒常性制御
　　　　　　　　　　　　　　　　　　　　　　　中島友紀　68 (2836)

4. 生命維持装置として登場した巨核球による造血幹細胞制御機構
　　　　　　　　　　　　　　　　　　　　杠 明憲, 江藤浩之　76 (2844)

5. 血管周囲環境による骨芽細胞分化制御
　　　　　　　　　　　　　　　　　　　　　　　小野法明　82 (2850)

第3章 オルガノイドからみた幹細胞の制御機構

1. 腸管上皮オルガノイド
　―幹細胞制御機構の理解と腸管上皮オルガノイド培養法
　　　　　　　　　　　　　　　　　　　佐々木伸雄, 佐藤俊朗　90 (2858)

2. 肝オルガノイド
　―器官発生・再生機構の制御に基づく肝オルガノイド創出
　　　　　　　　　　　　　　　　　　　　小井土 大, 武部貴則　98 (2866)

3. 皮膚オルガノイド
　―iPS細胞からの皮膚器官系の再生
　　　　　　　　　　　　　　　　　　　　　　　辻 孝　104 (2872)

4. 眼オルガノイド
　―多能性幹細胞を用いた眼発生と再生医療への応用　　　林 竜平, 西田幸二　110 (2878)

5. 大脳皮質オルガノイド
　―発生学的観点からの解説とその将来的展望　　　坂口秀哉, 永樂元次　116 (2884)

6. 下垂体オルガノイド
　―立体培養による組織間相互作用の再現　　　　　　　須賀英隆　123 (2891)

7. 胃オルガノイド
　―多能性幹細胞を用いた胃オルガノイドの作製　　　　栗崎 晃　131 (2899)

第4章 病態からみた幹細胞の制御機構

1. 造血幹細胞ニッチと造血異常 …………………………………………………………… 國崎祐哉 140 (2908)

2. 間葉系幹細胞疾患としての進行性骨化性線維異形成症
 ……………………………………… 池谷 真,日野恭介,松本佳久,福田 誠,戸口田淳也 145 (2913)

3. 早老症に関与する幹細胞の早期枯渇のメカニズム
 ……………………………………………………………………… 嶋本 顕,田原栄俊 152 (2920)

4. 筋幹細胞疾患としての筋ジストロフィー
 ……………………………………………………………… 竹中(蜷川)菜々,櫻井英俊 159 (2927)

5. 膵組織の病態からの膵組織分化機構 …………………………………………………… 川口義弥 167 (2935)

第5章 バイオインフォマティクスからみた幹細胞の制御機構

1. 精密細胞分類に基づく幹細胞・分化細胞の評価 ……………………………… 森 智弥,藤渕 航 174 (2942)

2. 転写因子ネットワーク解析を応用した多能性幹細胞の分化誘導法
 ……………………………………………………………………… 山水康平,洪 実 181 (2949)

3. 造血幹細胞の代謝プログラム …………………………………………………………… 田久保圭誉 188 (2956)

索 引 ………………………………………………………………………………………………… 194 (2962)

略語一覧

α-KG	: α-ketoglutaric acid（α-ケトグルタル酸）	**DC**	: dyskeratosis congenita（先天性角化不全症）
A-T	: ataxia telangiectasia（毛細血管拡張性運動失調症）	**DCS細胞**	: deep crypt secretory cell
A1AT	: α1-antitrypsin（α1アンチトリプシン）	**DDR**	: DNA damage response（DNA損傷応答）
ACTH	: adrenocorticotropic hormone	**DIPG**	: diffuse intrinsic pontine glioma（橋グリオーマ）
ADM	: acinar to ductal metaplasia	**DMD**	: duchenne muscular dystrophy（デュシェンヌ型筋ジストロフィー症）
AGM	: aorta-gorad-mesonephros	**Dnmt1**	: DNA-methyltransferase 1
Amot	: angiomotin	**DSS**	: dextran sodium sulfate（デキストラン硫酸Na）
APC	: adenomatous polyposis coli	**DTR**	: diphteria toxin receptor（ジフテリア毒素受容体）
ATM	: ataxia telangiectasia mutated	**EB**	: embryoid body（胚様体）
BMP	: bone morphogenetic protein（骨形成タンパク質/骨形成因子）	**ECM**	: extracellular matrix（細胞外基質）
BrdU	: bromodeoxyuridine	**EGF**	: epidermal growth factor（上皮細胞増殖因子）
CaMKⅡ	: calmodulin-dependent protein kinase Ⅱ	**EpiSC**	: epiblast stem cell
CAR	: CXCL12-abundant reticular	**ERK**	: extracellular signal regulated kinase
CAR細胞	: Cxcl12-abundant reticular cell（Cxcl12高発現網細胞/Cxcl12高発現網状細胞）	**ES細胞**	: embryonic stem cell（胚性幹細胞）
CBC細胞	: crypt base columnar cell	**FA**	: focal adhesion（焦点接着斑）
CDB法	: Clustering-Dependent embryoid Body method	**FAK**	: focal adhesion kinase
CFU-F	: colony-forming unit fibroblast/fibroblast colony-forming units（コロニー形成ユニット線維芽細胞）	**FGF**	: fibroblast growth factor
		FOP	: fibrodysplasia ossificans progressiva（進行性骨化性線維異形成症）
CHO	: chinese hamster ovary	**FoxO1**	: forkhead box protein O1
CK1	: casein kinase-1	**FoxO転写因子**	: Forkhead box-O transcription factors
CPA1	: carboxypeptidase A1	**FS cells**	: folliculo-stellate cells
CRH	: corticotropin releasing hormone	**FSH**	: follicle stimulating hormone
Cxcl12	: chemokine（C-X-C motif）ligand 12	**GH**	: growth hormone

略語一覧

GNF : The Genomics Institute of the Novartis Research Foundation

GSEA : gene set enrichment analysis

GSK : glycogen synthase kinase

HAT : histone acetyl transferase（ヒストンアセチルトランスフェラーゼ）

HDAC : histone deacetylases（ヒストン脱アセチル化酵素）

HGPS : Hutchinson-Gilford progeria syndrome（ハッチンソン・ギルフォード・プロジェリア症候群）

Hif1α : hypoxia-inducible factor 1-alpha

HuBMAP : Human BioMolecular Atlas Project

HUVEC : human umbilical vein endothelial cells（ヒト臍帯静脈内皮細胞）

Ihh : indian hedgehog（インディアン・ヘッジホッグ）

Impdh2 : (inosine 5′-monophosphate) dehydrogenase 2（イノシーンリン酸脱水素酵素2）

iPS細胞 : induced pluripotent stem cell（人工多能性幹細胞）

LepR : leptin receptor（レプチン受容体）

Lgr5 : leucine-rich repeat-containng G coupled receptor5（Gタンパク質共役受容体の1種）

LH : lutenizing hormone

LIF : leukemia inhibitory factor

LINC : linker of nucleus and cytoskeleton

LMNA : lamin A/C（A型ラミン）

LRCs : label-retaining cells

M-CSF : macrophage colony-stimulating factor（マクロファージコロニー刺激因子）

Mark2 : MAP/microtubule affinity regulating kinase 2

MIACA : Minimum Information About a Cellular Assay

MIACARM : Minimum Information About a Cellular Assay for Regenerative Medicine

MRTF : myocardin related transcription factor

MSC : mesenchymal stem cell（間葉系幹細胞）

NAC : N-acetyl-L-cysteine（N-アセチル-L-システイン）

NCCs : neural crest cells（神経堤細胞）

Nes : nestin（ネスティン）

NG2 : neural/glial antigen 2

Ngn3 : neurogenin 3

NIA : National Institute on Aging（国立老化研究所）

NPC : neural precursor cell（神経幹／前駆細胞）

Nrp1 : neuropilin-1

ODF : osteoclast differentiation factor

OPG : osteoprotegerin

oRG : outer radial glia

p16 : cyclin-dependent kinase inhibitor 2A/p16Ink4A（サイクリン依存性キナーゼ阻害因子p16）

p21 : cyclin-dependent kinase inhibitor 1A/p21WAF1/CIP1（サイクリン依存性キナーゼ阻害因子p21）

Pard3 : par-3 family cell polarity regulator

PDGFR : platelet-derived growth factor receptor（血小板由来成長因子受容体/血小板由来増殖因子受容体）

PDH	: pyruvate dehydrogenase（ピルビン酸脱水素酵素）	**SHH**	: sonic hedgehog
Pdk	: PDH kinase（PDHリン酸化酵素）	**SHOGoiN**	: Shogoin Human Omics database for the Generation of iPS and Normal cells
PDMS	: dimethylpolysiloxane（ジメチルポリシロキサン）	**SMA**	: smooth muscle actin（平滑筋アクチン）
Pdx1	: pancreatic and duodenal homeobox 1	**SNO**	: spindle-shaped N-cadherin$^+$ osteoblast
PRL	: prolactin	**SOM**	: self-organizing maps
Ptf1a	: pancreas transcription factor 1a	**SOP**	: sensory organ precursor
RANKL	: receptor activator of NF-κB（RANK）ligand	**SOST**	: sclerostin
RhoGAP	: Rho GTPase-activating protein（Rho GTPase活性化分子）	**Sox9**	: sex-determining region Y-box containing gene 9
ROS	: reactive oxygen species（活性酸素種）	**SRF**	: serum response factor
Runx2	: runt-related transcription factor 2（別名 Cbfa1（core-binding factor subunit alpha 1））	**SVZ**	: subventricular zone
		TAZ	: transcriptional coactivator with PDZ-binding motif
SAM	: S-adenosylmethionine（S-アデノシルメチオニン）	**Tcf21**	: transcription factor 21
Sca1	: stem cell antigen 1	**TRP**	: transient receptor potential
SCF	: stem cell factor（幹細胞因子）	**TSH**	: thyroid stimulating hormone
SEAM	: self-formed ectodermal autonomous multi-zone（自己組織化多帯状外胚葉性コロニー）	**VEGF**	: vascular endothelial growth factor（血管内皮細胞増殖因子）
		WRN	: Werner syndrome gene
Sema4D	: semaphorin 4D	**WS**	: Werner syndrome（ウェルナー症候群）
SFEBq	: serum-free floating culture of embryoid body-like aggregates with quick reaggregation	**YAP**	: Yes-associated protein

表紙画像解説

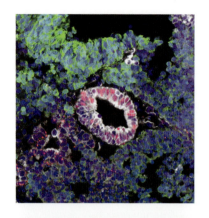

◆ *in vitro* で誘導された下垂体原基

ヒトES細胞から立体培養法を用いて誘導された下垂体原基（中央のリング状の構造）．マゼンタ：LHX3（下垂体原基マーカー），緑：RX（視床下部マーカー），白：pan-Cytokeratin（口腔外胚葉マーカー），青：DAPI（細胞核）．詳細は第3章-6参照．画像提供：須賀英隆（名古屋大学医学部附属病院）

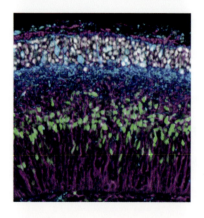

◆ 大脳皮質オルガノイド

SFEBq法を用いてヒトES細胞から誘導した大脳皮質オルガノイド．Nestin(紫)，Tbr2(緑)，Calretinin(青)，Ctip2(白)を発現する細胞が，ヒト胎児の大脳皮質と同様の層構造を形成する．詳細は第3章-5参照．画像提供：門嶋大輔（理化学研究所多細胞システム形成研究センター）

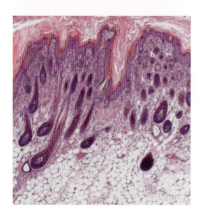

◆ iPS細胞から再生した皮膚器官系の組織像

マウスiPS細胞から胚様体を誘導し，毛包の初期発生に重要な役割を担うWnt10で刺激した後，CDB法で移植して皮膚器官系を誘導した．詳細は第3章-3参照．画像提供：辻 孝（理化学研究所多細胞システム形成研究センター）

第1章
細胞-細胞間シグナルから みた幹細胞の制御機構

第1章　細胞−細胞間シグナルからみた幹細胞の制御機構

1. Delta-Notch 側方抑制による自己組織化的な細胞分化制御

戎家美紀

Delta-Notchシグナルによる側方抑制は，幹細胞集団がひとりでに適切な細胞比率で分化するための，よく知られた自己組織化機構である．近年，側方抑制を調節するしくみが多く報告されている．細胞突起を介した長距離のDelta-Notchシグナルを使えば細胞比率を変更できるし，非対称分配と組合わせることで娘細胞間の運命決定にバイアスをかけることもできる．さらに，cis-inhibitionで側方抑制機構を強化できるし，遺伝子発現振動と組合わせて未分化性を保つこともできる．本稿ではこれらの多彩な調節法を解説する．あわせて，側方抑制を人工的につくったわれわれの仕事も紹介したい．

はじめに：細胞たちがひとりでに分化するしくみ

細胞分化は，細胞にとってなかなか難しい問題である．まず，分化しつつも幹細胞を維持しなくてはならない．分化細胞と幹細胞の比率も適切に保つ必要がある．さらには，分化細胞と幹細胞を空間的に適切な位置へ配置すべき場合もある．このような難問を，細胞が自分達だけでやってのけるのがすごいところである．もちろん，すでにでき上がった周りの環境が分化比率などを決定することもあるが，細胞は外部環境に頼らない自己組織化的・自発的な分化制御機構も備えている．Delta-Notchシグナルによる細胞分化制御は，そういった自己組織化的な細胞分化制御の代表例である．

1 側方抑制によって自発的に細胞間の違いができる

DeltaとNotchはどちらも膜タンパク質であり，Delta（リガンド）とNotch（受容体）が隣り合う細胞間で結合すると，Notchが活性化する．つまりDelta-Notchシグナルは，細胞間の直接接触に依存したシグナル伝達系である．おもしろいのは，生体内においては，活性化したNotchの下流でDeltaの転写が抑制されることがある．つまり，隣接細胞間で互いにDeltaの発現を抑制し合うことになり，この相互抑制の関係を「側方抑制（lateral inhibition）」とよぶ．
側方抑制は，隣接細胞間のポジティブフィードバッ

[キーワード&略語]
Delta-Notchシグナル，側方抑制，自己組織化，再構成
CHO：chinese hamster ovary
SOP：sensory organ precursor

Self-organized cell differentiation through Delta-Notch lateral inhibition
Miki Ebisuya：Laboratory for Reconstitutive Developmental Biology, RIKEN Quantitative Biology Center（理化学研究所生命システム研究センター再構成生物学研究ユニット）

ループとみなせる（ネガティブな矢印が2つあるので，全体としてはポジティブフィードバックになる）．細胞間ポジティブフィードバックループによって，隣接細胞間にあった偶然の小さな差が増幅されていき，安定な違いをつくり出すことができる（**図1A**）[1]．さらに，二次元シート状の細胞集団で側方抑制が起こると，細胞の空間パターンがひとりでに生じる（**図1B**）．細胞パターン形成を使えば，2種類の細胞の細胞比率と空間配置も同時にコントロールすることができる．このような側方抑制による細胞分化制御が実際に生体内で使われている例としては，神経・小腸・肺・内耳などにおける発生・細胞分化過程が知られている．

Delta-Notchシグナルの側方抑制は，発生学の教科書には必ず載っているような古典的かつ単純なモデル系である．しかし近年，単純と思われた側方抑制にはじつは多くのオプション制御があり，細胞分化制御をさまざまなレベルで調節できることがわかってきた．以下ではそういったオプション調節法を，長距離シグナルによる細胞比率の調節法，娘細胞間の運命決定へのバイアスのかけかた，側方抑制の強化法，遺伝子発現振動を用いた未分化性の維持法の順に紹介する．

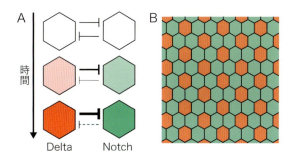

図1　側方抑制で細胞間に違いができる
A）最初は等価な2細胞間に，わずかな差ができると，その差が側方抑制によって増幅されていき，細胞間に安定な違いができる．B）側方抑制が六角格子上で起こる場合の，細胞パターン形成シミュレーション．安定な細胞パターンにおける赤と緑の細胞比率は1：2になる．Aは文献11より引用，Bは文献11より改変して転載．

2 細胞突起を介した長距離のDelta-Notchシグナルで細胞比率を変える

Delta-Notchシグナルは，細胞間の直接接触で活性化されるため，隣接する細胞にしか伝わらない．結果として，細胞パターンは細かくなるし，2種類の細胞の比率は1：1に近くなる．ちなみに，**図1B**のように細胞を六角格子とみなすならば，数理的に安定な比率はDelta陽性細胞：Notch活性化細胞 = 1：2である[1]．ところが生体内では，数理的安定点とはかけはなれた細胞比率が観察される．例えばハエの感覚器官前駆（sensory organ precursor：SOP）細胞においては，Delta陽性細胞：Notch活性化細胞がおよそ1：30という極端な比率を示す．

じつはこのSOP細胞は，細長い突起を多数伸ばしており，その突起を介して離れた細胞にもNotchシグナルを伝達しうることがわかった（**図2A**）[2)3)]．つまり，1個のDelta陽性細胞が活性化できる周囲の細胞数が増えるので，細胞比率が変わり，周期が長い細胞パター

ンができるのである．このような細胞突起を介した長距離のDelta-Notchシグナルは，ゼブラフィッシュなど他の生物でも報告されている[4]．短距離型と思われてきたDelta-Notchシグナルであるが，拡散性のリガンドを使うシグナル伝達と似た機能も果たせるようである．

3 娘細胞間の運命決定にバイアスをかける

はじめに側方抑制は隣接細胞間の偶然の小さな差を増幅すると説明したが，その差は完全に偶然によるものなのだろうか．また，そもそも一体何の差なのか．

じつは，側方抑制による細胞運命の決定には，バイアスをかけることができる．最も有名なバイアスは，Delta-Notchシグナルの調節因子を娘細胞間で非対称に分配することである（**図2B**）．母細胞の細胞膜で偏って局在した調節因子が非対称に分配される例[5]に加えて，近年ではDeltaやNotchを含んだエンドソームが非対称分配される例も報告されている[6]．非対称に分配された因子によって，片方の娘細胞でNotchシグナルが少しでも強く活性化されると，その差が側方抑制によって増幅され，当該娘細胞はNotch側の細胞へ，もう一方の娘細胞はDelta側の細胞へと運命づけられる．

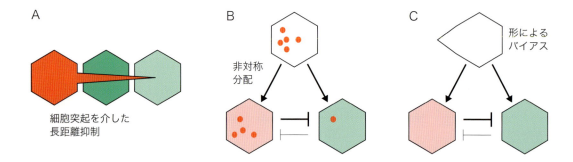

図2　側方抑制のオプション制御①
A) 距離の離れた細胞間でも，細胞突起を介してDelta-Notchシグナルが伝達され側方抑制が起こることで，細胞比率や細胞パターンが変化する．B) Delta-Notchシグナルの調節因子が娘細胞間で非対称に分配されると，どちらがDelta側・Notch側の細胞になるのかという運命決定にバイアスがかかる．C) 細胞の形状により，Deltaの局在に偏りが生じ，運命決定にバイアスがかかる．

他におもしろいバイアスのかけかたとしては，細胞の形を使うものがある（図2C）[7]．母細胞の形状によってDeltaの細胞膜上での局在が偏り，細胞分裂時に形状が変化した後もDeltaの偏りが維持されるため，娘細胞間で非対称にDeltaが分配される．

こういったバイアスは，娘細胞間でどちらかを分化へ確実に運命づけたいときや，細胞比率を厳密に1：1にしたいときに役立つだろう．細胞運命決定にかかる時間も短縮できるかもしれない．逆に，細胞集団中でどの細胞でもよいからおよそ半々くらいの比率で分化させればよい場合には，バイアスをかけずとも，遺伝子発現のゆらぎなどに由来する偶然の差の増幅で十分であろう．

4 *cis*-inhibitionで側方抑制を強化できる

これまで述べてきたように側方抑制は，隣接細胞間のポジティブフィードバックループでできている．この側方抑制をさらに強化するしくみが*cis*-inhibitionである[8]．隣り合う細胞間でDeltaとNotchが結合した場合はNotchを活性化するが，同じ細胞内にあるDeltaはNotchの活性を阻害することが知られている．おそらく，同一細胞内のDeltaとNotchの結合ではNotchが活性化しないため，活性化できるNotchが減ってしまうことによって阻害効果を発揮すると考えられるが，この同一細胞内の阻害を*cis*-inhibitionとよぶ（図3A）．

これまで述べてきたようにNotchはDeltaの転写を抑制するが，*cis*-inhibitionによってDeltaもNotchを阻害するので，全体としては細胞内に新たなポジティブフィードバックループができる．この細胞内のポジティブフィードバックループのおかげで，Notchが少しでも高く活性化した細胞はますますNotchが活性化しやすくなり，側方抑制と併せて隣接細胞間の差の増幅が加速する．側方抑制だけで細胞間に安定な違いをつくるためには，隣りの細胞のDeltaの濃度変化に対してDeltaの転写抑制反応が急激に応答する必要があるが（専門用語では，非線形性な反応や協同性が高い反応などと言われる），*cis*-inhibitionがあればこの条件を緩和できる．

5 遺伝子発現振動で未分化性を保つ

側方抑制は，隣接細胞間に違いをつくり出し細胞運命を決定するが，しばらくは分化せずに幹細胞を増やす時期も発生過程にはあるだろう．神経幹細胞は，遺伝子発現状態の振動を使うことで細胞集団を未分化に保っている[9,10]．

神経幹細胞ではNotchの下流で転写抑制因子Hes1の発現が誘導されるが，Hes1は自身の転写を抑制するネガティブフィードバックループを形成しており，これによってHes1発現量が時間的に振動する（図3B）．結果，Hes1の下流であるDelta1やNeurogenin2

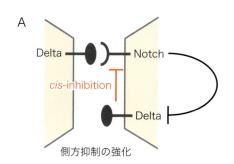
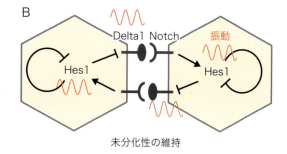

図3 側方抑制のオプション制御②
A) *trans*（隣りの細胞）のDeltaはNotchを活性化するが，*cis*（同一細胞内）のDeltaはNotchを不活性化する．この*cis*-inhibitionによって側方抑制が強化される．B) Hes1が自身の転写を抑制することで発現量が振動する．下流のDelta1やNgn2も振動することで，未分化性を保つことができる．

（Ngn2）の発現量も振動する．Delta1やNgn2は神経細胞への分化を誘導する因子なので，発現量が持続的に上昇すると神経幹細胞が分化してしまう．逆にDelta1の発現量が持続的に下がると，隣りの神経幹細胞でDelta1やNgn2の発現量が上昇し分化してしまう．そこでHes1・Delta1・Ngn2などの発現量を振動させることにより，神経幹細胞の未分化性を保っておくことができる．ここでは側方抑制は，隣接細胞間の振動の位相を逆相にする働きをもつ．その後何らかのきっかけで，ある神経幹細胞のDelta1やNgn2が発現量の閾値を越えると，側方抑制によって隣りの細胞との差が増幅され神経細胞に分化する．つまり，「未分化とは分化運命決定因子の発現量が隣接細胞間でたがいちがいに振動している状態」であり，「分化とは運命決定因子が持続的に発現して隣接細胞間の差が広がった状態」ということになる．

6 側方抑制を人工的に再構成する

以上のように，側方抑制には多彩な調節法があり，それゆえに生体内のいろいろな場所で使われている．われわれは，この単純でありながら奥深いしくみに興味をもち，側方抑制を人工的に再構成できないか挑戦することにした[11]．

哺乳類培養細胞CHO（chinese hamster ovary）細胞上に，側方抑制機構を模した最小限の人工遺伝子回路を作製した（**図4A**）．ちなみにCHO細胞においては内在性のDeltaやNotchはほとんど発現しておらず，内在性の側方抑制ももちろん存在しない．よって外来性のNotchとDeltaを導入した．人工の側方抑制遺伝子回路内では，Notchが活性化すると，Notch応答性プロモーターTP1の下流で，転写抑制因子tTSの発現が誘導される．本来は転写抑制因子Hes1やHes7が誘導されるのだが，代わりに人工的な転写抑制因子であるtTSを用いた．これは，Hesが示す振動などの複雑な機能を回避して遺伝子回路を単純化するためと，tTSは小分子化合物ドキシサイクリン（Dox）によってOn/Off制御ができるためである．誘導されたtTSはTetO配列に結合し，Delta1の転写を抑制する．これで基本の側方抑制遺伝子回路ができる．ただし，この基本遺伝子回路だけでは側方抑制の効率が悪かったため，Notchの下流でDelta-Notchシグナルの調節因子であるLunatic fringe（Lfng）遺伝子の発現も誘導されるようにした．最終的に用いた遺伝子部品は，Notch・TP1-tTS・TetO-Delta1・TP1-Lfngの4つであり，いずれもゲノムに安定的に組み込んだ．

人工側方抑制遺伝子回路を導入したCHO細胞では，娘細胞間で側方抑制が起こり，片方の細胞がDelta側に，もう一方はNotch側にわかれる様子が観察された（**図4B**）．レポーターとしてDelta1-2A-mCherryとtTS-2A-EGFPを用いたので，Delta側の細胞は赤色になり，Notch側の細胞は緑色（tTS陽性はすなわちNotchの活性化を意味する）になる．人工側方抑制遺伝子回路を導入した細胞を集団で観察すると，赤細胞と緑細胞の2集団に自発的にわかれた（**図4C**）．またこのとき，赤細胞と緑細胞の比率は1：2に近かった．

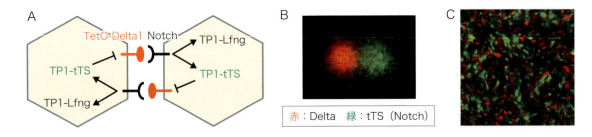

図4　側方抑制機構の再構成
A）われわれが作製した，人工側方抑制遺伝子回路の模式図．B）人工遺伝子回路を導入したCHO細胞は，娘細胞間で側方抑制を行い，赤細胞（Delta陽性細胞）と緑細胞（tTS陽性細胞，すなわちNotch活性化細胞）にわかれた．C）細胞集団としては，赤細胞と緑細胞が入り混じったパターンを形成した．このときの細胞比率は，およそ赤細胞：緑細胞＝1：2であった．A〜Cはすべて文献11より改変して転載．

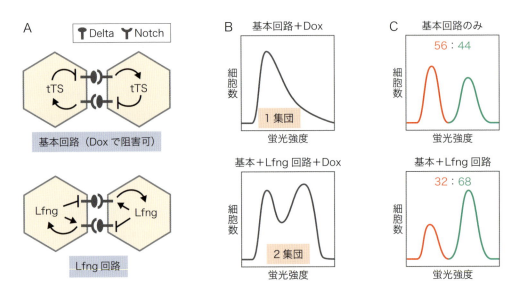

図5　Lfng回路の効果
A）今回作製した人工側方抑制遺伝子回路は，基本回路とLfng回路の2つからなる．Lfng回路においては，Notchの下流で誘導されたLfngが，Notchに対しては正の効果，Delta1に対しては負の効果を発揮する．B）DoxはtTSを阻害するので，基本回路だけをもつ細胞は2集団にわかれない．一方，基本回路とLfng回路の両方をもつ細胞は，2集団にわかれる．C）基本回路にLfng回路を加えると，細胞比率が変化する．A〜Cはすべて文献11より改変して転載．

以上の結果から，たった4つの遺伝子部品からなる人工側方抑制遺伝子回路で，遺伝的に均一な細胞集団に安定な違いをつくり出すのに十分であると示せた．

再構成実験の目的の1つは，側方抑制を再現できる条件を同定することであるが，もう1つ，つくる過程で新たな発見をすることも期待していた．その期待に応えてくれたのが，Lfng遺伝子である．Lfngは糖鎖修飾酵素であり，Delta-Notchシグナルの調節因子と知られているが，正の調節因子なのか負の調節因子かについては異なる報告がなされてきた．今回調べてみたところ，CHO細胞上では，同一細胞内のNotchに対しては正の効果，Delta1に対しては負の効果をもっていた（**図5A**）．LfngはNotchによって誘導されるので，Notchへの正の効果で細胞内ポジティブフィードバックループが形成され，Delta1への負の効果で細胞間のポジティブフィードバックループが形成される．

これは，側方抑制の形によく似ている．そこでDoxでtTSを阻害することで，基本の側方抑制回路を無効にし，Lfngを介したフィードバック回路だけを残した（**図5A**）．するとLfng回路だけでも，細胞集団が2つにわかれた（**図5B**）．一般に側方抑制と言えばDeltaの転写抑制のことを指すが，Lfng回路だけでも，隣接細胞間に違いをつくり出せることが示せた．また興味深いことに，Lfng回路を加えるか否かによって，赤細胞と緑細胞の比率が変化することも見出した（**図5C**）．Lfng回路の役割はつくる前には予想していなかったことであり，つくる過程でのこういった発見が再構成実験の醍醐味であると思う．

おわりに

以上のように，Delta-Notchシグナルは，幹細胞が自己組織化で，分化していくことを可能にする．正直に言うと，側方抑制を自分達でつくる前は，Delta-Notchシグナルはすでに全容が解明された古典的な経路だと思っていた．側方抑制の再構成も数カ月あれば十分だと考えていた．しかし少し調べてみると，Delta-Notchシグナルの新しい制御が今でも次々見つかっていることがわかり驚いた．特に近年は，Delta-Notchシグナルの時空間動態を定量的に測定することから新たに見つかってきた知見が多いと感じる．また実際につくりはじめてみると，理屈通りにうまくいかないことが多く，側方抑制を再構成するのに5年もかかった．われわれはまだまだDelta-Notchシグナルや側方抑制のことを理解しきれていないと痛感している．と同時に，まだまだおもしろいことがありそう，と期待も感じる．具体的な目標としては，今回われわれが作製した側方抑制は基本型であるが，ここに遺伝子発現振動などのオプションを加えることもできるのか，ぜひ挑戦したい．

文献

1) Collier JR, et al：J Theor Biol, 183：429-446, 1996
2) De Joussineau C, et al：Nature, 426：555-559, 2003
3) Cohen M, et al：Dev Cell, 19：78-89, 2010
4) Hamada H, et al：Development, 141：318-324, 2014
5) Matsuzaki F：Curr Opin Neurobiol, 10：38-44, 2000
6) Coumailleau F, et al：Nature, 458：1051-1055, 2009
7) Akanuma T, et al：Nat Commun, 7：11963, 2016
8) Sprinzak D, et al：Nature, 465：86-90, 2010
9) Imayoshi I, et al：Science, 342：1203-1208, 2013
10) Shimojo H, et al：Genes Dev, 30：102-116, 2016
11) Matsuda M, et al：Nat Commun, 6：6195, 2015

〈著者プロフィール〉
戎家美紀：2008年，京都大学大学院生命科学研究科卒業．'09年，京都大学キャリアパス形成ユニットグループリーダーを経て，'13年から理化学研究所ユニットリーダー．培養細胞は単細胞生物のごとく個別にふるまうのに，生体内では細胞集団が見事に協調して形づくりを行うのがおもしろいと思う．こういった細胞集団の自己組織化を，人工的にどこまで再構成できるのか挑戦中です．

第1章 細胞-細胞間シグナルからみた幹細胞の制御機構

2. 細胞間接着装置タイトジャンクションによる生体恒常性と細胞分化制御

徳増玲太郎，月田早智子

上皮細胞は，細胞間接着装置を介して細胞の側面で互いに結合し，上皮細胞シートを形成する．上皮細胞シートは，生体内の組織や器官（臓器）の表面を覆ってコンパートメント（区画）を構築し，バリアとして機能することで，組織や器官に特異的な生体恒常性（ホメオスタシス）を維持する．タイトジャンクション（TJ）は，上皮細胞間のバリアを確立する唯一の細胞間接着構造体であり，そのバリアは，器官の機能と連動し必要に応じて，上皮細胞シートを通過する溶質やイオンなどの透過性も選択的に規定している．加えて，TJは細胞の極性形成や増殖・分化などを司るシグナル伝達のプラットフォームとしても機能している．本稿では，TJを切り口に，生体恒常性の創出・維持と細胞分化の制御について，最近の話題を中心にまとめた．

はじめに

生体は，体内のさまざまな組織や器官で多種多様な細胞が協業する多細胞システムである．この多細胞システムは，生体恒常性（ホメオスタシス）により，秩序立てて機能的に構築・維持されている．なかでも上皮組織は，体内の各環境に適した特有のコンパートメント（区画）を形成し，マクロには体全体や体腔を，ミクロには毛細血管や管腔の恒常性を維持する役割を担っている．一般に，上皮組織の表面には上皮細胞同士が互いの側面の細胞間接着装置を介して接着した上皮細胞シートが存在し，生体の外側と内側を隔てるバリアを構築する．このバリアの要となるのが，タイトジャンクション（TJ）である（図1A）[1)2)]．TJは，主に細胞間バリアとして機能するが，同時にイオンや溶質に対して特異的な細胞間透過性を与える．

電子顕微鏡で観察すると生体内の上皮細胞シートの細胞間には細胞同士を機械的に結合するアドヘレンスジャンクション（AJ）やデスモソームなどの細胞間接着装置が存在し，その最もアピカル側にTJが位置している（図1B）．TJでは，細胞間接着分子Claudinが接着面で網目状に重合してTJストランドを形成し，「ファスナーが閉じた」ように上皮細胞同士がTJストランドを介して接着することで，細胞間バリアが構築される

[キーワード＆略語]
タイトジャンクション（TJ），Claudin，上皮細胞間バリア，血液精巣関門

AMOT：angiomotin
BTB：blood-testis barrier（血液精巣関門）
TAZ：transcriptional coactivator with PDZ-binding motif
YAP：Yes-associated protein

Roles of tight junction in regulation of homeostasis and cell differentiation
Reitarou Tokumasu/Sachiko Tsukita : Laboratory of Biological Science, Graduate School of Frontier Biosciences and Graduate School of Medicine, Osaka University（大阪大学大学院生命機能研究科・医学系研究科分子生体情報学研究室）

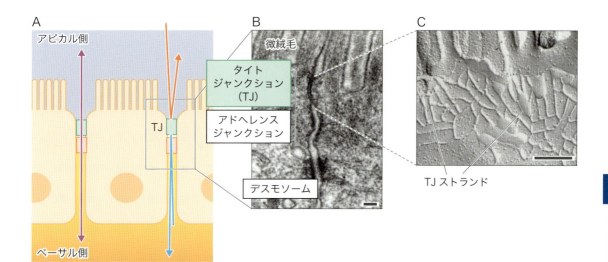

図1　タイトジャンクション概要
A）タイトジャンクション（TJ）は上皮細胞シートにおける細胞間バリアを形成し，生体部位により，選択的な透過性をもったバリアを形成する．B）マウス小腸上皮細胞の電子顕微鏡像．TJは最もアピカル側に存在する細胞間接着装置であり，隣り合う細胞間の距離がほぼ0となることで，細胞間をシールする細胞間バリアがつくられる．スケールバー＝200 nm．C）凍結割断レプリカ法を用いた電子顕微鏡像では，TJの接着面において，TJストランドという特徴的な網目状の構造がみられる．スケールバー＝200 nm．B，Cは文献1より改変して転載．

（**図1C**）．同時に，細胞シートを構成する上皮細胞のアピカル膜とバソラテラル膜が区分けされ，上皮組織としてのさまざまな機能が確立する．この機能は，外界からの異物の侵入を防ぐだけでなく，例えば，消化管では，増悪因子を排除して組織内の恒常性を維持することで炎症を防ぎ，アピカル側表面のNaイオン濃度を保つことでアピカル膜栄養トランスポーターの機能制御を行う[3)4)]．さらに，TJという視点で生体内の多細胞システムを捉えると，細胞内シグナルや細胞間バリアによる生体恒常性の維持を介して，上皮細胞シートが幹細胞から分化細胞に至るまで，微小環境制御や機能制御にかかわることが見えてくる．

本稿ではTJの基本的な知見や研究の進捗状況を紹介するとともに，細胞内におけるシグナル伝達の一例として，Hippo経路の標的分子であるYAP/TAZについて，近年注目されているTJとのかかわりを概説する．次に，生体内の恒常性が幹細胞などの細胞の分化制御に影響を与える具体的な例としてClaudin-11（血液精巣関門）とClaudin-1（表皮）をとり上げる．本特集のテーマをTJという視点から捉えてみたい．

1 タイトジャンクション（TJ）にかかわる主要な分子群

近年，TJを構成する分子群について多くの知見が得られているが（**図2**），TJの機能やその制御機構を分子レベルで論じるには，十分な理解が進んでいるとはいえない．前述の通り，TJの細胞間バリアはClaudinによって確立される．ClaudinはGL-W-CCのClaudinモチーフをもつ4回膜貫通タンパク質であり，現在までに，ヒト・マウスでは，少なくとも27種類のサブタイプが報告されている[5)]．Claudinは，臓器や培養上皮細胞において，多くの場合，2種類以上のサブタイプが発現している．こうしたClaudinのサブタイプの複雑な組合わせや量によって，細胞間バリアの特性を決めていると考えられている．

近年，Claudinのサブタイプの1つであるClaudin-15の立体構造が，2.4Åの分解能の電子顕微鏡による観察で解明された[6)]．この解析から，Claudin-15の細胞外側に位置するV1，V2領域で細胞間接着がなされるとき，2つの細胞外ループドメインの5つのβシート構造は細胞間でβバレル構造を形成することが示唆された．このことは，Claudinが細胞間で接着して細胞間バリア

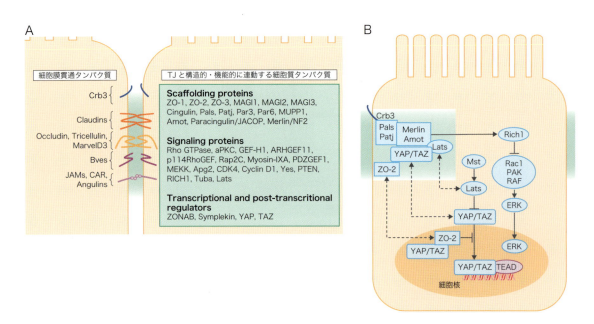

図2 タイトジャンクションにかかわる分子群とHippo経路関連シグナル因子との相関図
A）TJにかかわる主要な分子群．B）Hippo経路関連シグナル因子とTJ関連シグナル因子との相関図．

を構築する様式についての重要な仮説を提供している．この5つのβシートドメインが電荷を帯びることで，細胞間バリア能に加えて，Claudinのイオン選択的透過性のメカニズムも説明できる．しかし，細胞間結合におけるClaudinのトランスの相互作用様式や，同一細胞内でのシスの重合様式の構造学的な知見は充分でなく，より詳細な解析が待たれる．

　TJを構成する他の因子として，OccludinやTricellulin，MarvelD3などMARVELドメインをもつ4回膜貫通タンパク質がある．これらのタンパク質は免疫電顕の観察などから，TJストランドに局在し，Claudinで形成されるTJストランドの補強やダイナミクスにかかわっていると考えられている．3回膜貫通タンパク質のBvesや，免疫グロブリンスーパーファミリーのJAM，CAR，そしてAngulinなどもTJの膜貫通タンパク質としてあげられる．アピカル極性形成にかかわる膜貫通タンパク質のCrb3（crumbs homologue 3）もTJのアピカル側に局在する．これらのタンパク質はTJストランド内には存在しないが，シグナルや細胞内イベントと密接にかかわり，また，細胞間バリアの特性変化にもかかわることが知られている[7]．

　TJに局在する膜タンパク質は，細胞膜裏打ちタンパク質／シグナルタンパク質と相互作用をしながら，細胞内ではアクチンや微小管関連タンパク質にリンクする．TJの主要な細胞膜裏打ちタンパク質としてはZOタンパク質があり，TJの基本構造を担っている．ZOタンパク質は，MAGUKファミリーに属し，ZO-1，ZO-2，ZO-3のサブタイプがこれまでに報告されている．また，Cingulin，Paracingluin/JACOPなどもTJに局在する細胞膜裏打ちタンパク質である．シグナル伝達にかかわる分子としては，プロテインキナーゼやホスファターゼ，GTP結合タンパク質や，転写因子など多くの要素があげられるが，そのうち，ここでは，近年，細胞増殖や分化との関連から注目されているYAP，TAZとTJのかかわりについて紹介する．

2 タイトジャンクション（TJ）と細胞内シグナル伝達

　YAP（Yes-associated protein）および，そのパラログであるTAZ（transcriptional coactivator with PDZ-binding motif）は，がん抑制シグナル伝達経路の1つであるHippo経路で重要な役割をもち，エフェクターとして機能する転写共役因子である．YAP/TAZ

はさまざまな遺伝子の発現を誘導する．また，細胞増殖を亢進し，細胞死を抑制するなど，その機能は多岐にわたる．近年，YAP/TAZの上流による細胞-細胞外基質との相互作用や隣り合う細胞との接着状態，細胞密度などの制御機構も明らかになりつつある[8]．Hippo経路およびYAP/TAZの全体像や詳細については第2章-2を参照いただき，本稿ではTJとの関連性を紹介する（図2B）．

Hippo経路にかかわるシグナル分子は，上皮細胞シートの構築や分化の維持においても重要だと考えられている．近年，TJに局在し，代表的な極性制御因子であるCrb3-Pals-Patj複合体とHippo経路のシグナル制御因子の関連性が複数報告されている．細胞間接着装置やアクチン骨格に局在し，細胞極性にかかわると考えられているAmot（angiomotin）は，TJでCrb3-Pals-Patj複合体とともに，YAP/TAZやその上流のシグナルであるリン酸化酵素のLatsと結合することがわかってきた[9)~12)]．また，Merlin/NF2が，Amotと結合し，TJにおいてPatj，Palsと複合体をつくることが報告されている[13]．Merlinは，Hippo経路の上流因子であるKibraやLatsなどと結合しHippo経路の上流のシグナルを制御するだけでなく，TJにおいてAmotとMerlinが結合し，GTPアーゼ活性化タンパク質であるRich1がAmotとの結合から外れることで，RhoファミリーであるRac1が不活性化される．Cdc42も同様にTJにおいてRich1とAmotによって制御される報告がある[14]．これらの知見から，Hippo経路関連のシグナル分子が，上皮細胞シートの形成や安定化にかかわることが示唆され，今後，上皮細胞シート構築の変化と細胞増殖のシグナル伝達の関係を分子レベルで説明できる可能性があると考えられる．

一方で，YAP/TAZは，裏打ちタンパク質であるZOタンパク質によっても制御されることが明らかになりつつある[15) 16)]．ZO-2がもつPDZドメインと，YAP/TAZのカルボキシ末端のモチーフは，結合することで複合体を形成する．典型的な上皮細胞であるMDCKでZO-2を強制発現させ，核内に移行させると，YAPとZO-2が結合し，YAPの活性化による増殖能が低下することが報告されている．ZO-2/YAP/TAZの複合体形成は，TJという側面から非常に興味深い現象である．

3 血液精巣関門における タイトジャンクション（TJ）

細胞間バリアを形成し，細胞内の増殖シグナルなどを制御するTJは，生体の恒常性をどのように維持し，また，どのように分化や発生に寄与しているのだろうか．血液精巣関門（BTB）は，精原細胞などの生殖細胞を上皮組織（精上皮）を構成するセルトリ細胞間にあり，精細胞を管腔側から隔てることで，精子幹細胞の維持や精子形成に適した微小環境を構築する関門として機能すると考えられている．生殖細胞は，精原細胞から精子への分化に伴って，この関門を通過していく（図3A）．

BTBはTJによって成り立ち，主要な構成成分はClaudin-11である．Claudin-11が欠損したマウスは，TJストランドが欠失して不妊になることが報告されていた[17]．ラットのセルトリ細胞の培養系では，Claudin-11をノックダウンすると，細胞間バリアが顕著に低下し，またTJの構築が変化することが示唆されている[18]．Claudin-11のノックアウトマウスの詳細な解析から，Claudin-11の欠損によって，セルトリ細胞は基底膜から剥離し形態異常をきたすことや生殖細胞がアポトーシスを引き起こすことが示されている[19]．

4 表皮の分化機構と タイトジャンクション（TJ）

表皮細胞の多くは，ケラチノサイト（角化細胞）である．ケラチノサイトは表皮の最下層である基底層で分裂・増殖し，分化しながら上方の層へと移行する．この移行に伴う分化の段階に合わせて，下から基底層，有棘層，顆粒層，角質層に分類される．TJは顆粒層に存在し，TJの細胞間バリアが，表皮内の物質の透過性を制御することで表皮の恒常性維持に大きな役割を果たしている（図3B）．基底層には表皮幹細胞があり，その局在およびマーカーについてはいまだ議論が続いているものの，p53のホモログであるp63も，表皮幹細胞におけるマーカーとして報告され，表皮をはじめとする重層扁平上皮の増殖に重要な役割を担っている[20) 21)]．p63ノックアウトマウスでは，四肢の欠損および皮膚の形成異常がおき，出生後すぐに死に至る[22]．

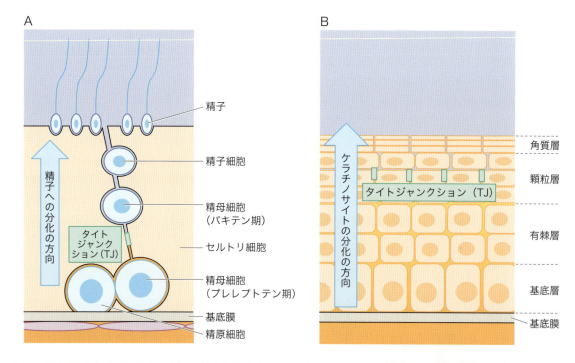

図3　精細管および皮膚表皮における基本的構造とタイトジャンクションの局在
　A）精細管では，精子になるための細胞がさまざまな成熟段階で存在し，その支持細胞であるセルトリ細胞とともに精上皮を形成する．精細胞は，精原細胞から精母細胞（プレレプトテン期，レプトテン期，ザイゴテン期，パキテン期，ディプロテン期），精子細胞を経て精子が形成される．TJ はセルトリ細胞間で構築され，精細胞は精母細胞の分化の間に TJ を乗り越えていく．B）皮膚の表皮の多くは，ケラチノサイトであり，顆粒層の二層目（SG2）に TJ が存在している．ケラチノサイトは基底層から角質層へと分化を伴いながら移動していく．角質が形成する角質バリアと TJ が形成する細胞間バリアを備えることで，表皮の恒常性が保たれている．

このp63が，Claudinのサブタイプのなかでも皮膚に強く発現しているClaudin-1をターゲットにすることが報告されている[23]．p63はTA型およびΔN型の2つのアイソフォームに大別され，培養細胞でΔN型のp63をノックダウンするとClaudin-1の発現量が低下することや，p63を欠損したマウスではClaudin-1の発現がなくなること，ΔNp63αがClaudin-1のプロモーター領域と結合し活性化すること，などが明らかになっている．Claudin-1のノックアウトマウスでも，表皮構築異常が起こり，出生後1日以内に脱水によって死に至る[24]．p63とClaudin-1の制御機構の生理的な意義は現時点で不明であるが，幹細胞によってもTJの構成因子であるClaudinの発現が制御されることが示唆される．

最近，筆者らは，Claudin-1の遺伝子発現量を段階的に変化させたマウスの系を作製し，その解析結果を報告した（**図4A**）[25]．Claudin-1のノックアウトマウスは表皮の分化異常を引き起こすが，どの程度のClaudin-1の遺伝子発現量が細胞間バリアの性質を決め，さらには表皮の恒常性の維持をするのかなど不明な点が多かった．そこで，各Claudin-1遺伝子発現量改変マウスからケラチノサイトを単離・培養し，mRNAの発現量，タンパク質量，バリア機能の関係を調べたところ，mRNAの発現量は，タンパク質量との間に正の相関関係がある一方で，バリア機能との間には対数関数的な相関があることがわかった（**図4B，C**）．つまり，細胞間バリア機能は，Claudin-1の発現量が半分ほどになるまでは大きな変化はなく，半分以下になると急激に低下するのである．そして，マウス新生仔においては，このバリア機能の低下に合わせるように，表皮の分化異常が観察された（**図4D**）．

ノックアウトマウスでは調べることができなかったが，Claudin-1の発現量が低下したマウスの成長過程を調べることで，加齢に伴う皮膚の変化にClaudin-1

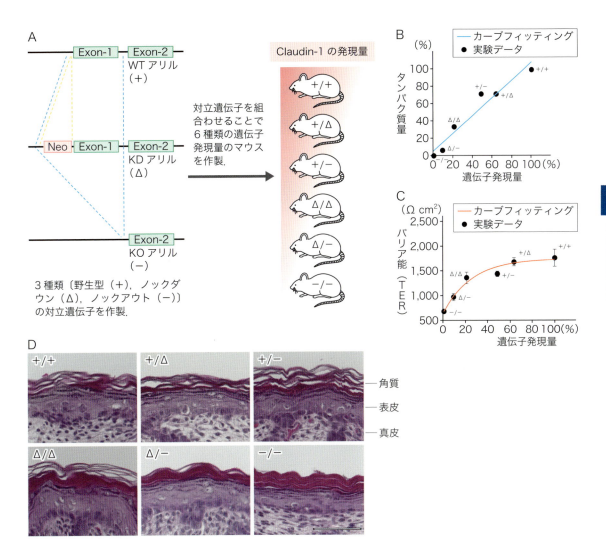

図4 遺伝子の発現量と細胞間バリアの相関
A）Claudin-1の遺伝子発現量の異なる6種類の遺伝子改変マウスをつくるために，野生型，ノックダウン，ノックアウトの3タイプのClaudin-1遺伝子発現系を組合わせた．B）野生型マウス（＋/＋）から取り出したケラチノサイトのClaudin-1の発現量を100％とし，ノックアウトマウス（－/－）を0％として，遺伝子発現量とタンパク質量を比較した．カーブフィッティング（curve fitting）を行うと，ほぼ正の相関関係が成り立つ．$R^2 > 9.4$．C）同様に，経上皮電気抵抗（TER）を用いて遺伝子発現量とバリア機能を比較すると，指数関数的な相関関係が成り立つ．$R^2 > 9.5$．D）HE染色を用いて新生児の皮膚を観察した．バリア能の低下に相関して，これまでにノックアウトマウス（－/－）で報告されていた，表皮の分化異常が見られる．スケールバー＝50μm．A〜Dはすべて文献25より引用．

が与える影響を調べることにも成功した．この解析からClaiudin-1が減少すると，出生後には表皮が肥厚し，角質層の分化が変化する．また，本来，基底層で起きる増殖亢進が有棘層でも起きることや，マクロファージや好中球などの自然免疫系の細胞浸潤が増え，炎症が起きることが明らかになった．こうした表現型は幼齢期に重症度が高く，成長に伴って回復する傾向を示した．遺伝子の発現量に応じて，成体になった際の回復の度合いも異なることが明らかになっている．

TJによる細胞間バリアは，Claudinの量に依存した変化，外界の環境の変化，成長に応じた組織変化の影響を強く受け，生体恒常性および細胞分化制御に影響

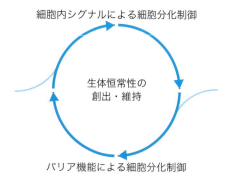

図5 TJによる生体恒常性の維持と細胞分化制御
生体内の恒常性の維持にあたり，多様な要素と関わり合いながら，TJは，上皮細胞シートの細胞内のシグナル伝達および，バリア機能を担っており，このバランスが重要となっていると考えられる．

を与えることが改めて認識される．メカニズムの詳細な解析は今後の課題として残されているが，今回明らかにしたような，細胞間バリア機能側の制御によって生体恒常性の維持や，細胞分化制御機構を操作できることは，本領域においても新たな視点をもち込むものと期待したい．

おわりに

本稿では，タイトジャンクション（TJ）を切り口に，生体恒常性の維持や細胞分化の制御について概説した．TJの主要な機能は，細胞間バリアを構築し，上皮細胞シートを基軸にして組織や器官の内外を隔てることにある．そのためには，上皮細胞シートそのものの増殖動態を維持する機能を細胞内に備える必要があり，YAP/TAZはその一例と言えるだろう．上皮細胞シート内の細胞の恒常性の維持と，細胞間バリアによる組織や器官などのマクロな環境における恒常性の維持が，適正なバランスをとることで多細胞システムを成り立たせている（図5）．後者については，精細管と表皮に絞って解説したが，生体内でこれらのバランスが崩れることは，細胞の分化制御機構において大きなリスクになり得る．しかし，本稿でとり上げた事柄のどれをとっても，詳細なメカニズムや生理的な意義が明らかになったとは言い難く，今後の研究の発展が待たれるだろう．

文献

1) Tsukita S, et al：Nat Rev Mol Cell Biol, 2：285-293, 2001
2) Tamura A & Tsukita S：Semin Cell Dev Biol, 36：177-185, 2014
3) Hayashi D, et al：Gastroenterology, 142：292-304, 2012
4) Wada M, et al：Gastroenterology, 144：369-380, 2013
5) Mineta K, et al：FEBS Lett, 585：606-612, 2011
6) Suzuki H, et al：Science, 344：304-307, 2014
7) Zihni C, et al：J Cell Sci, 127：3401-3413, 2014
8) Piccolo S, et al：Physiol Rev, 94：1287-1312, 2014
9) Varelas X, et al：Dev Cell, 19：831-844, 2010
10) Zhao B, et al：Genes Dev, 25：51-63, 2011
11) Chan SW, et al：J Biol Chem, 286：7018-7026, 2011
12) Paramasivam M, et al：Mol Biol Cell, 22：3725-3733, 2011
13) Yi C, et al：Cancer Cell, 19：527-540, 2011
14) Wells CD, et al：Cell, 125：535-548, 2006
15) Oka T, et al：Biochem J, 432：461-472, 2010
16) Oka T, et al：Oncogene, 31：128-134, 2012
17) Gow A, et al：Cell, 99：649-659, 1999
18) McCabe MJ, et al：Asian J Androl, 18：620-626, 2016
19) Mazaud-Guittot S, et al：Biol Reprod, 82：202-213, 2010
20) Pellegrini G, et al：Proc Natl Acad Sci U S A, 98：3156-3161, 2001
21) Senoo M, et al：Cell, 129：523-536, 2007
22) Yang A, et al：Nature, 398：714-718, 1999
23) Lopardo T, et al：PLoS One, 3：e2715, 2008
24) Furuse M, et al：J Cell Biol, 156：1099-1111, 2002
25) Tokumasu R, et al：Proc Natl Acad Sci U S A, 113：E4061-E4068, 2016

参考図書

- 月田早智子，田村 淳：タイトジャンクションによる上皮細胞間バリア構築と生体機能システム．実験医学，33：537-543, 2015

＜筆頭著者プロフィール＞
徳増玲太郎：大阪大学大学院生命機能研究科月田研究室にて博士（理学）を取得，日本学術振興会特別研究員（DC2）を経て，現在，大阪大学大学院医学系研究科にて特任研究員．また，日本アイ・ビー・エム株式会社にて，ワトソン事業部ワトソンヘルスケア事業開発を経て，ソフトウェア＆システム開発研究所に在籍中．なお，大学と会社は，独立した仕事であるが，近い将来には両者の知識を合わせて活かすべきときがくると考え，日々の活動に邁進している．

第1章 細胞-細胞間シグナルからみた幹細胞の制御機構

3. 幹細胞による毛包再生の制御

毛利泰彰, 西村栄美

哺乳類において皮膚は, 体表を覆う最大の臓器であり, 外界のさまざまな刺激や外傷から個体を守る役割を果たしている. 毛包は, 毛周期とよばれる成長と退縮のサイクルを自律的に刻むことで再生をくり返す皮膚の付属器であり, 幹細胞システムを形成し, その再生と恒常性が維持されている. 近年, 遺伝子改変技術や実験手法の進歩により, 皮膚の幹細胞システムの全貌が徐々に明らかになりはじめている. 本稿においては, 毛包の恒常性維持や再生における毛包幹細胞や色素幹細胞の制御機構について, ニッチの果たす役割とともに概説する. また, 加齢によるこれら幹細胞システムの破綻に関しても, われわれの新しい知見を加えながら紹介する.

はじめに

毛の再生は日常的に起こる身近な現象である. 日々新しい毛が生えては抜け落ちるという, われわれにとってありふれた再生現象のしくみの解明が進んでいる. 皮膚の付属器である毛包の中に存在する毛包幹細胞と色素幹細胞, そしてさらにはこれらをとり巻く種々のニッチ細胞が, 細胞間の相互作用を通じて, 周期的な再生を担うことが明らかになってきており (図1), 毛髪の再生に向けて期待が高まっている. 本稿では, 毛包の恒常性維持や再生における毛包幹細胞と色素幹細胞の制御機構を中心に最新の知見を含めて紹介する.

[キーワード&略語]
ニッチ, 色素幹細胞, 毛包幹細胞, 白髪, 脱毛, 加齢

GSEA: gene set enrichment analysis
LRCs: label-retaining cells

1 毛包幹細胞と色素幹細胞

1) 毛包幹細胞の同定の歴史

幹細胞の概念の確立は, 1961年TillとMaCullochらによる骨髄移植の実験に端を発する[1]. 自己複製という概念に加え, 未分化性や多能性の概念が生まれた. 毛包幹細胞の研究は, トリチウムラベルしたチミジン ([^{3}H]TdR) の取り込みを用いたパルス追跡実験にはじまり, 長期間にわたり核酸ラベルを留めるLRCs (label-retaining cells) が, 毛包のバルジ領域に局在することが1990年にCotsarelisらにより報告された[2]. さらに彼らは, 毛包が成長期に入ると, バルジ領域においてラベルが維持されると同時に, 子孫細胞が毛母へと移動していることも示しており, バルジ領域の細胞の自己複製能と分化能を示している. 一方Barrandonらは, バルジ領域に存在する細胞が高いコロニー形成率を有することを示し[3], さらに大島とBarrandonらは, マウスの髭のバルジ領域に存在する細胞を用いた移植

Stem cells and niche cells for the cyclic regeneration of hair follicle
Yasuaki Mohri/Emi K. Nishimura: Department of Stem Cell Biology, Medical Research Institute, Tokyo Medical and Dental University (東京医科歯科大学難治疾患研究所幹細胞医学分野)

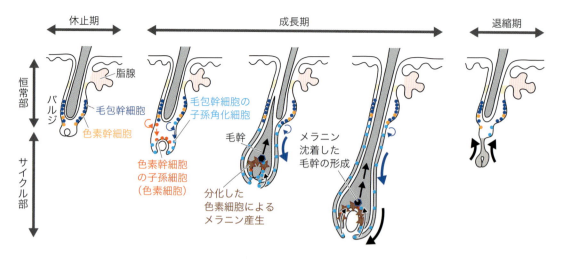

図1　毛周期における毛包の周期的再生：毛包幹細胞と色素幹細胞，および子孫細胞の分布
色素幹細胞と毛包幹細胞は，成長期初期に自己複製し，分化細胞を毛母へと供給する．毛包は，休止期・成長期・退縮期からなる毛周期を形成しており，毛周期においてその構築が変化しない恒常部と，再生と退縮をくり返すサイクル部に分けられる．

実験により，バルジ領域の角化細胞[※1]に由来する細胞が，毛包を構成するさまざまな細胞や，表皮の細胞へと分化しうる多能性の幹細胞として機能することを明らかにした[4]．その後，遺伝子改変マウスを用いて毛包幹細胞の生体内での運命を解析するシステムが開発され，前述の実験から推定されていた幹細胞の運命や特性が生体内で実際に確認されるようになっている[5]．

さらに，毛包内には毛包幹細胞以外にも複数の幹細胞様の性質をもつ角化細胞集団が存在することも明らかになっている．バルジ領域の直上にあたる境界領域（junctional zone）にはLrig1，Lgr6，Gli1が特異的に発現しており（図2），生体内での運命追跡実験や移植実験などから，表皮へと角化細胞を供給するなど，幹細胞としてのポテンシャルを発揮しうることが報告されている[6,7]．しかしながら，これらの細胞集団の生体内での制御や存在意義など多くが不明であり，今後の研究の進展が期待される．

2）毛包幹細胞のマーカー

毛包幹細胞のマーカーについてはこれまでに多数報告されている．免疫組織染色にて，マウスのバルジ領域のLRCsが特異的にケラチン15（Krt15）を発現することが明らかにされた．またバルジ領域の角化細胞がCD34を特異的に発現することから，CD34⁺Itga6⁺分画を毛包幹細胞としてフローサイトメーターにて単離され解析されるようになった．近年では，バルジ領域のLRCsをGFPにて標識できるトランスジェニックマウス（Tgマウス）やKrt15-EGFP Tgマウスを用いて，毛包幹細胞の分離とその遺伝子の網羅的な発現解析が可能となっている[8,9]．その結果，より多くの毛包幹細胞のマーカーが知られるようになった（図2）．これらの分子群の毛包幹細胞維持における役割に加え，周辺のニッチとの相互関係に関して，現在も精力的に研究が行われている．

3）色素幹細胞の同定

色素幹細胞は神経堤に由来し，毛に色素を与える色素細胞の供給源としての役割を担う．2002年に，西村らはDct-LacZ Tgを用い，バルジ–サブバルジ領域にLacZ陽性でメラニン顆粒をもたない未分化な細胞集団を見出だした（図2）[10]．この細胞は，通常は休眠状態で維持されているKit弱陽性細胞で，Kit阻害抗体を用いてKit強陽性の増殖中の色素細胞を除いても生存し続ける．そして，再び活性化されると子孫細胞を生み出し毛母へと供給し，分化成熟してメラニン色素を産

※1　角化細胞
表皮を構成する細胞は主に角化細胞（ケラチノサイト）であり，その他には色素細胞やランゲルハンス細胞などがある．また角化細胞は，①基底細胞，②有棘細胞，③顆粒細胞，④角質細胞と分化状態により分類が変わる．

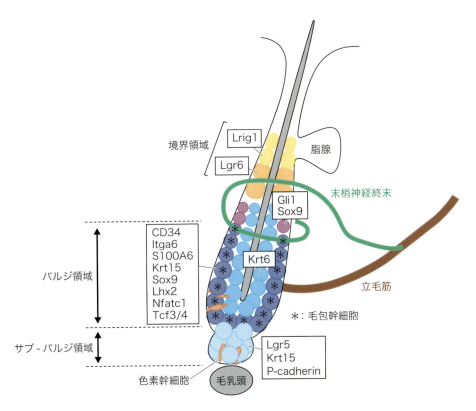

図2 毛包幹細胞の分布とそのマーカー

生するため，色素をもった毛が生えてくる．つまり，この細胞は自己複製すると同時に分化した子孫細胞を供給できる未分化な細胞で，組織幹細胞に共通する特性を有していた．加えて，BrdUなどの核酸ラベルを長期に渡って留めるLRCsであることも明らかとなった．また後述するように，われわれは，色素幹細胞と隣接する毛包幹細胞がTGF-βの分泌を介して色素幹細胞を維持しており，特にその未分化性と静止期の維持を担うことを明らかにしている[11)12)]．さらに，Wntシグナルやエンドセリンシグナルの関与も報告されており，徐々にその分子基盤が明らかとなりつつある（3-2参照）[13)]．

近年，われわれは，Dct-H2B-GFP Tgマウスを作製し，高感度に色素細胞系譜の細胞を可視化することにも成功している．このマウスを用いることで，マウスの掌蹠内の汗腺の分泌部に未分化な色素幹細胞が存在することを報告している[14)]．さらにこの細胞は，ストレスなどにより一過性に分化した色素細胞を供給することができることも明らかになった[14)]．ヒトの汗腺内においても同様な細胞が認められており，ヒトの掌蹠に発症するメラノーマ（悪性黒色腫）との関係性に着目し研究を進めている．

2 毛包幹細胞とそのニッチ

毛包幹細胞は，毛包の恒常部下端のバルジ領域とよばれる部分の外毛根鞘に局在しているが，この部位は基底膜を介して立毛筋が付着する部位に相当する．毛包幹細胞は，バルジ領域の内側の層に位置するKrt6陽性の角化細胞，二次毛芽とよばれるバルジ領域直下（サブバルジ領域）に相当する細胞，さらには基底膜によって囲まれて存在する．また同じ部位に色素幹細胞も局在している．近年，これらの細胞が，毛包幹細胞のニッチとして果たす役割に関して研究が進んでいる．

1）毛包幹細胞におけるKrt6陽性細胞と二次毛芽の役割

近年の研究成果によると，Krt6陽性の角化細胞は毛包幹細胞に隣接し，FGF18やBMP6を分泌することで

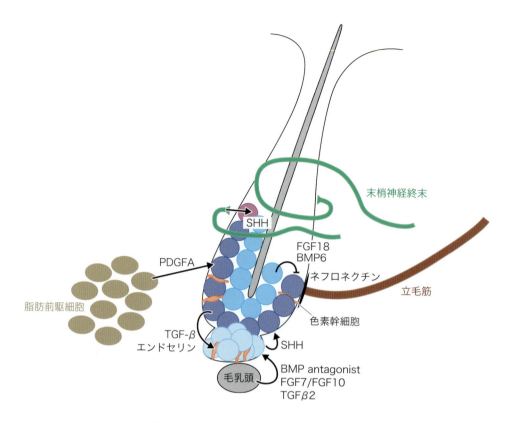

図3　毛包の幹細胞とそのニッチ細胞の関係

毛包幹細胞を休止期に保つ役割を担っていること，さらに二次毛芽細胞は毛包幹細胞の子孫細胞として毛包下端の再生を担うことが明らかとなっている（**図3**）[15]．

2）毛包幹細胞における毛乳頭細胞の役割

休止期から成長期初期にかけて，間葉系の毛乳頭細胞は毛包幹細胞の子孫細胞である二次毛芽と直接に隣接しており，成長期の毛包において二次毛芽から発生する毛母細胞と毛乳頭との相互作用については古くから着目されてきた．毛包が休止期から成長期に移行する過程において，毛乳頭からBMPアンタゴニスト，FGF7/FGF10，TGF2などが分泌され[16)17)]，これが二次毛芽の活性化を引き起こす．さらに，二次毛芽からのSHHの分泌が促進されることで，毛包の成長期が進行することが近年報告されている（**図3**）[18]．

3）毛包幹細胞のニッチとしての脂肪細胞

皮下脂肪織の脂肪細胞は，毛包幹細胞とじかに隣接していないものの，ニッチ細胞としての役割が知られるようになっている．最近の研究によると，これらの脂肪細胞は，真皮層の下部に存在している線維芽細胞に由来する[19]．

Festaらは，脂肪前駆細胞が欠如している*Ebf1*ノックアウトマウスの毛包を観察したところ，毛周期が進行することなく，休止期で停止していることを見出だした．逆に，この*Ebf1*ノックアウトマウスの皮下に脂肪前駆細胞を移植すると，成長期へと毛周期が移行することが観察され，脂肪前駆細胞が毛周期の正常な進行に影響を与えていることが示された．さらにFestaらは，脂肪前駆細胞からPDGFAが分泌されていることを見出だし，脂肪前駆細胞がPDGFAを介し，毛包幹細胞のニッチとして機能していることをはじめて示した（**図3**）[20]．

4）毛包をとり巻く末梢神経終末のニッチとしての役割

Brownellらは，毛包をとり巻く末梢神経終末からSHHが分泌されていることを明らかにした（**図3**）．しかしながら，末梢神経の切除を行い末梢神経終末からのSHHの分泌を遮断したにもかかわらず，毛周期など

への影響はみられず，毛周期への末梢神経終末の役割の詳細は不明なままであった．

通常のホメオスタシスにおいて，毛包幹細胞は表皮に子孫細胞を供給していないが，創傷時においては，毛包幹細胞から一過性に子孫細胞が表皮へと供給され，その後，表皮由来の角化細胞にとって代わられることが知られている[21]．しかしながら興味深いことに，バルジ領域の上端部と境界領域の間に局在しているGli1陽性の細胞集団は，毛包幹細胞とは異なり，創傷時に表皮細胞を供給するだけでなく，この供給された細胞は表皮から消失することなく長時間留まり，表皮細胞を供給し続けていることが判明した．一方で，毛包をとり巻く末梢神経を切除すると，Gli1陽性の細胞集団は，創傷時に表皮細胞を一過性に供給するものの，表皮に留まることなく消失することが観察された．この報告から，毛包をとり巻く末梢神経終末が幹細胞の運命決定においても重要な役割を担っていることがわかる[22]．

3 ニッチとしての毛包幹細胞

前述のように毛包幹細胞は周囲の隣接するニッチ細胞によって制御されていることが解明されてきたが，逆に毛包幹細胞自体も他の毛包構成細胞のニッチとしての役割を担うことが明らかにされはじめている．

1）毛包幹細胞の基底膜は立毛筋細胞のニッチである

立毛筋はバルジ領域の毛包幹細胞に存在する基底膜に付着している．藤原らは，毛包幹細胞の遺伝子プロファイルを解析することで，毛包幹細胞において特徴的な細胞外マトリクスを見出だした．その1つであるネフロネクチンはバルジ領域の基底膜に特異的に発現し（図3），一方で，ネフロネクチンの受容体であるインテグリンα8陽性の線維芽細胞が真皮側に存在しており，最終的にこの線維芽細胞から立毛筋が発生することを明らかにした．さらに，ネフロネクチンのノックアウトマウスの立毛筋はバルジ領域にアンカーすることができず，これらの結果から，毛包幹細胞が毛包の発生をコントロールし，一方で立毛筋のバルジ領域へのアンカリングを制御していることが明らかとなり，毛包幹細胞が立毛筋の位置を決める側面をもつことを提唱している[23]．

2）色素幹細胞のニッチとしての毛包幹細胞

COL17A1はヘミデスモソーム[※2]を構成する膜貫通型のコラーゲンであり，表皮基底細胞を基底膜に留める重要な役割を担う．COL17A1の先天性の欠損がみられるヒト水疱症において早発性の脱毛が認められ，Col17a1欠損マウスは脱毛や白髪の表現型を示すことが知られている．われわれがCol17a1欠損マウスの解析を行ったところ，同マウスは脱毛に先立ち，白毛化を示した．組織レベルでの解析結果から，Col17a1欠損マウスの色素幹細胞は自己複製できず，加齢にともない色素幹細胞が枯渇することが明らかとなった．興味深いことに，色素幹細胞においてCOL17A1の発現は認められず，毛包幹細胞においてその発現が観察された．また色素幹細胞の休眠状態と未分化性の維持に必須であるTGF-β[12]の発現が，Col17a1欠損マウスの毛包幹細胞において低下していた．一方で，Col17a1欠損マウスに対して，COL17A1を角化細胞で過剰発現させたところ，TGF-βの発現が正常になり，白毛化などの表現型がレスキューされた．これらの結果からわれわれは，COL17A1の発現する毛包幹細胞が，色素幹細胞のニッチとして機能しているという新たな幹細胞-ニッチの相互作用を提唱した[11]．また，毛包幹細胞においてWntシグナルにより制御を受けたエンドセリンが，成長期における色素幹細胞の増殖に重要であることが伊藤らによって示されており[13]，毛包幹細胞が色素幹細胞のニッチとして機能していることは疑う余地はない．

4 毛包幹細胞と色素幹細胞の加齢変化

脱毛や白髪は外見的にも判別しやすい老化現象の1つである．われわれは加齢に伴う毛包幹細胞システムや色素幹細胞システムの破綻が，加齢による脱毛や白髪の引き金となる可能性に関して興味をもち検証を重ねてきた．

1）加齢による色素幹細胞システムの破綻が白髪を引き起こす

われわれは，本来未分化な色素幹細胞が局在するバ

> ※2 ヘミデスモソーム
> 上皮細胞が基底膜に接着するための接着構造．

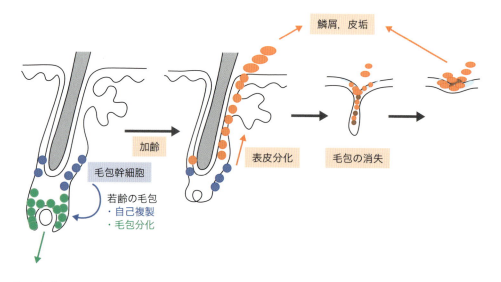

図4　毛包の加齢変化による脱毛の模式図
通常，若齢マウスの毛包は，毛母へと子孫細胞を供給する．一方，加齢したマウスの毛包は，表皮の角化細胞を生み出し徐々に皮膚から排除され，最終的には毛包が消失する．

ルジ領域内おいて，加齢に伴い，多くの分化した色素細胞が分布することを見出だし，色素幹細胞の自己複製がしだいに不完全になることを報告した[24]．さらにこの色素幹細胞の自己複製の異常は，放射線などのゲノムストレスによって顕著に誘発された[25]．これらの結果から，加齢に伴う色素幹細胞におけるゲノム損傷の蓄積が，色素幹細胞の自己複製の異常を引き起こし，ひいては新しく生える毛が白髪化すると考えている．

2）加齢による毛包幹細胞システムの破綻が脱毛を引き起こす

最近になり，われわれは加齢に伴う毛包幹細胞システムの破綻が，加齢による脱毛の主因であることも報告している（図4）[26]．まず加齢した野生型マウス（C57Bl/6マウス）の体毛が徐々に薄くなることに着目し，このマウスの皮膚の組織学的な解析から，毛包の数の減少を見出だした．そこで，毛包幹細胞の加齢変化を詳細に解析すべく，ケラチン15プロモーターの制御下で毛包幹細胞をGFPにてラベルし，毛包幹細胞（GFP陽性細胞）の挙動を追跡する実験（fate trace）を構築した．通常，若齢マウスの毛包幹細胞は主に毛包を生み出すのに対し，加齢したマウスの毛包幹細胞はケラチン1陽性の表皮角化細胞を生み出し，徐々に皮膚から排除されている様子が観察された．このとき

の毛包幹細胞を詳細に解析したところ，表皮角化細胞の分化にかかわる遺伝子であるNotch1やc-Mycの発現が亢進しており，また，マイクロアレイによるGSEA（gene set enrichment analysis）解析などにより，加齢したマウスの毛包幹細胞において，表皮角化細胞の遺伝子プロファイルが亢進していることも明らかとなった．このような毛包幹細胞のケラチン1陽性の表皮角化細胞への運命変化は，皮膚への放射線照射によっても促進されており，加齢したマウスの毛包幹細胞のGSEA解析においても，DNA修復にかかわる遺伝子プロファイルの発現低下などがみられた．加齢に伴うDNA損傷応答の蓄積が毛包幹細胞システムの破綻の一因であることが示された．

興味深いことに，加齢したマウスの毛包幹細胞でのCOL17A1（**3**-**2**参照）の減少や，COL17A1の分解にかかわるELANEの発現上昇が認められた．またELANEはDNA損傷応答に応じて発現上昇することも明らかとなり，加齢により蓄積したDNA損傷応答に応じてELANEの発現上昇が引き起こされ，COL17A1の分解が促進されることで毛包幹細胞システムが破綻することがわかった．加えて，ヒトにおいてもマウスと同様な加齢変化がみられ，加齢に伴う脱毛のしくみのメカニズムの一端が明らかとなった．

おわりに

　幹細胞システムは，幹細胞が属する組織や臓器の恒常性の維持に不可欠である．本稿で述べたように，限られた微小環境のなかで複数の組織幹細胞がひしめきあいながら，それぞれのニッチ細胞との相互作用を通じて巧みに恒常性を維持するしくみが明らかになりつつある．今後，幹細胞の制御機構のみならず，幹細胞とニッチ細胞との相互作用の研究がさらなる進展を見せることで，疾患治療へとつながって行くことが期待される．

文献

1) Till JE & McCulloch EA：Radiat Res, 14：213-222, 1961
2) Cotsarelis G, et al：Cell, 61：1329-1337, 1990
3) Kobayashi K, et al：Proc Natl Acad Sci U S A, 90：7391-7395, 1993
4) Oshima H, et al：Cell, 104：233-245, 2001
5) Cotsarelis G：J Invest Dermatol, 126：1459-1468, 2006
6) Jensen KB, et al：Cell Stem Cell, 4：427-439, 2009
7) Snippert HJ, et al：Science, 327：1385-1389, 2010
8) Tumbar T, et al：Science, 303：359-363, 2004
9) Morris RJ, et al：Nat Biotechnol, 22：411-417, 2004
10) Nishimura EK, et al：Nature, 416：854-860, 2002
11) Tanimura S, et al：Cell Stem Cell, 8：177-187, 2011
12) Nishimura EK, et al：Cell Stem Cell, 6：130-140, 2010
13) Rabbani P, et al：Cell, 145：941-955, 2011
14) Okamoto N, et al：Pigment Cell Melanoma Res, 27：1039-1050, 2014
15) Hsu YC, et al：Cell, 144：92-105, 2011
16) Greco V, et al：Cell Stem Cell, 4：155-169, 2009
17) Oshimori N & Fuchs E：Cell Stem Cell, 10：63-75, 2012
18) Hsu YC, et al：Cell, 157：935-949, 2014
19) Driskell RR, et al：Nature, 504：277-281, 2013
20) Festa E, et al：Cell, 146：761-771, 2011
21) Ito M, et al：Nat Med, 11：1351-1354, 2005
22) Brownell I, et al：Cell Stem Cell, 8：552-565, 2011
23) Fujiwara H, et al：Cell, 144：577-589, 2011
24) Nishimura EK, et al：Science, 307：720-724, 2005
25) Inomata K, et al：Cell, 137：1088-1099, 2009
26) Matsumura H, et al：Science, 351：aad4395, 2016

＜筆頭著者プロフィール＞

毛利泰彰：2006年3月，東北大学農学部卒業．'11年3月，東北大学大学院農学研究科卒業．'11年4月～'12年3月，東京医科歯科大学難治疾患研究所幹細胞医学分野特任助教．'12年4月～'15年3月，同分野日本学術振興会特別研究員．'15年4月～現在，同分野特任助教．

第1章 細胞-細胞間シグナルからみた幹細胞の制御機構

4. CAR細胞による造血幹細胞・前駆細胞の制御

尾松芳樹

造血臓器である骨髄には，造血幹細胞を維持する特殊な微小環境（ニッチ）が存在すると考えられてきたが，その実体は長年不明であった．現在までにニッチの候補としてさまざまな細胞が報告されてきたが，その根拠が十分でないものも多い．ニッチとしての機能が遺伝学的手法を用いて明らかにされており，なおかつ造血幹細胞との有意な接着・近接も示されているものとして，CXCL12高発現細網細胞（CAR細胞）と血管内皮細胞があげられる．最近，CAR細胞の形成と機能に必須の転写因子Foxc1が明らかになり，造血幹細胞・前駆細胞ニッチに特化した細胞系列が骨髄に存在することが実証された．

はじめに

成体の大部分の血液細胞は骨髄に存在する造血幹細胞より供給される．造血幹細胞は骨髄で一生にわたって維持されるため，骨髄には造血幹細胞を制御する特殊な微小環境（ニッチ）が存在すると考えられてきたが，ニッチの実体は長年不明であった．本稿ではまず造血幹細胞ニッチ研究のこれまでの経緯や報告されてきたニッチの候補細胞について紹介した後，われわれが中心になって研究を行ってきた造血幹細胞・前駆細胞を維持・制御するCAR細胞について，その形成と維持の分子機構に着目して解説する．

[キーワード&略語]
ニッチ（niche），造血幹細胞，骨髄，CAR細胞，CXCL12，SCF，Foxc1

BMP：bone morphogenetic protein
BrdU：bromodeoxyuridine
CAR細胞：CXCL12-abundant reticular cell
CFU-F：fibroblast colony-forming units
DTR：diphteria toxin receptor
　　　（ジフテリア毒素受容体）
Lepr：leptin receptor（レプチン受容体）
M-CSF：macrophage colony-stimulating factor（マクロファージコロニー刺激因子）
PDGFR：platelet-derived growth factor receptor（血小板由来成長因子受容体）
SCF：stem cell factor（幹細胞因子）
SNO：spindle-shaped N-cadherin+ osteoblast

The critical and specific transcriptional regulator of CAR cells, the niche for hematopoietic stem and progenitor cells
Yoshiki Omatsu[1) 2)]：Organismal Biosystems Laboratories, Graduate School of Frontier Biosciences, Osaka University[1)] / Department of Microbiology and Immunology, Graduate School of Medicine, Osaka University[2)]（大阪大学大学院生命機能研究科個体機能学講座[1)] / 大阪大学大学院医学系研究科感染症・免疫学講座[2)]）

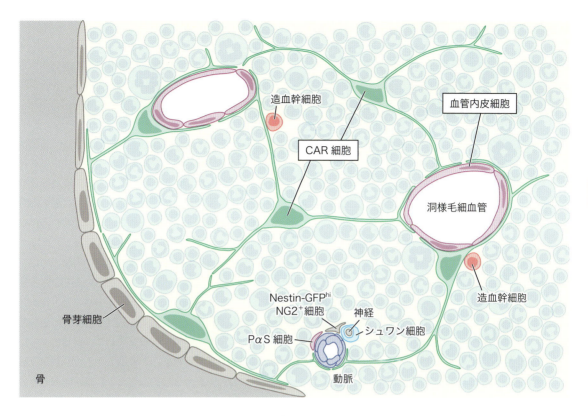

図1 造血幹細胞ニッチの候補とされた骨髄のさまざまな非血液細胞
骨髄には血液細胞以外にもさまざまな非血球細胞が存在し，造血幹細胞ニッチの候補細胞として報告されてきた．造血幹細胞のほぼすべてはCAR細胞に接着しており，大部分は洞様毛細血管の周囲に局在している[2)3)]．

1 幹細胞ニッチという概念

造血は骨髄に存在する非血液細胞によって維持されていると古くより予想されていたが，その実体は不明であった．1978年，Schofieldは造血幹細胞を支持する特別な微小環境の存在を想定し，それをニッチ（niche）と呼称した[1)]．幹細胞ニッチは，①限局された微小環境である，②幹細胞が接着または近接する，③幹細胞の数や機能の維持に必須である，という条件をすべて満たすものであると考えられる．現在ではこのニッチという概念が骨髄以外のさまざまな組織の幹細胞についても当てはめられ，それぞれの組織における幹細胞ニッチの実体を解明しようとする研究が広く行われている．造血幹細胞ニッチを構成する細胞として，現在までにさまざまな細胞がその候補として報告されてきており（図1），その真偽性が議論・検証されてきた．

2 造血幹細胞ニッチを構成する細胞

1）骨芽細胞とSNO細胞

造血幹細胞ニッチを構成する細胞としてはじめて報告されたのは骨芽細胞である．2003年LiらやScaddenらによってⅠa型BMP受容体欠損マウス[4)]や副甲状腺ホルモン投与マウス[5)]で骨芽細胞の増加と造血幹細胞の増加が同時に認められたことや，Nカドヘリン陽性の紡錘型の骨芽細胞の一種（SNO細胞）にBrdUを用いてラベルした造血幹細胞が接着していたこと[4)]から骨芽細胞およびSNO細胞が造血幹細胞ニッチを構成すると報告された（骨内膜ニッチ）．ショウジョウバエの生殖器官では少数のニッチ細胞（Cap細胞）とEカドヘリンを介して直接接着できる生殖幹細胞のみが維持されると報告されたこともあり[6)]，骨内膜ニッチ説はこれと類似したしくみが種や組織を超えて存在しているとして広く支持された．

しかしその後Morrisonらによって，Liらが行った方法では大部分の造血幹細胞はラベルされないこと，造血幹細胞をCD150$^+$CD48$^-$CD41$^-$細胞として可視化する新しい手法（SLAMマーカー）を用いて解析したところ造血幹細胞は骨表面にはほとんど局在していないことが報告された[7,8]．また骨芽細胞のニッチとしての機能の分子基盤の一つとされたNカドヘリンも欠損マウスの解析によって造血幹細胞に必須ではないことも報告された[9]．これらのことから現在では骨内膜ニッチ説の根拠は十分とはいえなくなっている．

2）血管内皮細胞

骨髄には洞様毛細血管という特殊な静脈のネットワークが存在し，血液細胞の一部はこの血管内皮細胞と接着していることから，古くから造血にとって重要な細胞であろうと想定されていた．2005年MorrisonらはCD150$^+$CD48$^-$CD41$^-$細胞の多くが洞様毛細血管に接着していたことから血管内皮細胞がニッチを構成すると報告した（血管ニッチ）[7]．その後彼らは，SCFおよびCXCL12という造血幹細胞の維持に必須のサイトカイン遺伝子を血管内皮細胞特異的に欠損させたTie2-Cre/SCF$^{flox/flox}$マウスあるいはTie2-Cre/CXCL-12$^{flox/flox}$マウスでは造血幹細胞数が減少することを示し，血管内皮細胞が造血幹細胞ニッチとして必須の機能をもつと報告した[10,11]．しかし彼らは全身の血管内皮細胞でSCFやCXCL12を欠損させたマウスを解析しているため，骨髄内だけでなく全身の血管内皮細胞に由来するSCFやCXCL12が造血幹細胞の胎生期の増殖や成体での維持に寄与している可能性も考えられる．

3）CAR細胞

われわれの研究グループではケモカインCXCL12が胎生期の造血幹細胞の発生および骨髄へのホーミングと成体での造血幹細胞の維持に必須であることを報告しており，その過程でCXCL12-GFPノックインマウスを用いて骨髄中にCXCL12高発現細網細胞（CAR細胞）を同定した[2,12]．CAR細胞は長い突起をもつ不定形の細胞で，骨髄内腔に広く分布しており，また洞様毛細血管をとり囲んでいる．2006年，杉山らはCXCL12-CXCR4シグナルが造血幹細胞数の維持に必須であること，造血幹細胞の大部分がCAR細胞の突起に接着していることを明らかにし，CAR細胞が造血幹細胞ニッチである可能性を報告した（細網細胞ニッチ）[2]．

次にCXCL12遺伝子座にジフテリア毒素受容体（DTR）をノックインしたマウスを作製した．このマウスにジフテリア毒素を投与しCAR細胞に細胞死を誘導すると，2日後には造血幹細胞が半減し，B前駆細胞や赤血球前駆細胞が著減することが明らかになった．また残存していた造血幹細胞ではCyclin D1などの細胞周期促進遺伝子の発現が低下していた一方，骨髄球分化マーカーであるPU.1やM-CSF受容体遺伝子の発現が亢進していた．以上よりCAR細胞は，造血幹細胞の増殖と未分化性の維持，B細胞や赤血球の前駆細胞の増殖に必須のニッチを構成する細胞であることが明らかになった[13]．加えてCAR細胞を除去した骨髄ではCXCL12およびSCFのタンパク質量が著減していたことからCAR細胞がCXCL12とSCFの主要な産生細胞であることも示された．さらに，CAR細胞はOsterixなどの骨芽細胞特異的遺伝子とPPARγなどの脂肪細胞特異的遺伝子を同時に発現しており，培養によって骨芽細胞および脂肪細胞へと分化できること，CAR細胞を除去した骨髄では脂肪細胞および骨芽細胞へと分化能を有する細胞が著減することも示され，CAR細胞が脂肪・骨芽細胞の前駆細胞であることも明らかになった[13]．

一方MorrisonらはSCF-GFPノックインマウスを用いて造血幹細胞の多くがSCF高発現細胞に接着していること，SCF高発現細胞がレプチン受容体（leptin receptor：Lepr）を特異的に発現することを報告した．そしてLepr-Cre/SCF$^{flox/flox}$マウスを用いてSCFをこの細胞特異的に欠損させると造血幹細胞数が著減したことから，この細胞が造血幹細胞の維持に必須であることが示された[10]．CAR細胞はSCFの主な産生細胞であることなどから，SCFおよびLeprを高発現する細胞はCAR細胞とほぼ同一であると考えられる[10,13,14]．また最近彼らはα-Catulin-GFPノックインマウスを用いて造血幹細胞をより正確に可視化する方法を開発し，それによると造血幹細胞はほぼすべてがLepr発現細胞またはCAR細胞に接着していること，また85％は洞様毛細血管の10μm以内に局在しているが，動脈とは有意な近接は認められないことを報告している[3]．

4）Nestin陽性細胞とNG2陽性細胞

FrenetteらはNestinの神経幹細胞特異的プロモーターによってGFPが発現するNestin-GFPトランス

ジェニックマウスを用いて，骨髄にNestin-GFP陽性細胞を同定し，造血幹細胞の多くがこれと接着していると報告した．またNestin-Creによって誘導性にDTRが発現するマウスを用いてNestin-Cre発現細胞を除去すると2週間後に造血幹細胞が半減することを示した．さらに彼らはNestin-GFP陽性細胞が in vitro で骨芽細胞や脂肪細胞へと分化可能な細胞のコロニーを形成できる細胞（CFU-F）を含むことから，間葉系幹細胞であるNestin陽性細胞が造血幹細胞ニッチを構成すると主張した[15]．

しかしながらこのNestin陽性細胞の研究には多くの問題がある．Nestin-GFP陽性細胞は特定のNestin-GFPトランスジェニックマウスでのみ観察されるが内因性のNestinを発現していないこと[14)16]，ニッチとしての機能の証明に用いたNestin-Cre発現細胞がNestin-GFP陽性細胞と一致せず[10]CFU-Fをほとんど含まないこと[14]，Nestin-Cre発現細胞特異的にSCFまたはCXCL12を欠損させたマウスでは造血幹細胞数が正常であったこと[10)11]などがあげられる．よってNestin陽性細胞の実体についてはさらなる検討が必要である．

その後彼らはNestin-GFP陽性細胞が多種の細胞を含むことを認め，改めて造血幹細胞ニッチは骨髄の動脈に接着するNG2陽性のNestin-GFP強陽性細胞であると主張した．彼らはNG2-Creによって誘導性にDTRが発現するマウスを用いてNG2-Cre発現細胞を除去すると造血幹細胞数が減少すること，先ほどのMorrisonらの主張とは異なり造血幹細胞が動脈と（ランダムスポットと比較して）有意な近接を示すと報告した[16]．しかしNG2-Cre発現細胞は平滑筋細胞，シュワン細胞，骨細胞，軟骨細胞など多様な細胞を含むことが明らかになっており[14]，Nestin-GFP強陽性細胞以外の多様な細胞も障害された可能性があるため，Nestin-GFP強陽性NG2陽性細胞がニッチであるとする根拠は不十分といえる．

5）その他の造血幹細胞ニッチの候補細胞

その他にも造血幹細胞ニッチを構成する候補細胞として，動脈と並走する神経に接着しているGFAP陽性シュワン細胞[17]や，動脈周囲に存在するPDGFRα陽性Sca-1陽性細胞（PαS細胞）[18)19]などが報告されている．しかしいずれの細胞においてもニッチとしての機能の解析や造血幹細胞との局在の評価が十分ではなく，さらなる検討が必要である．

3 造血幹細胞ニッチ形成の分子機構

前述のようにさまざまな種類の細胞が造血幹細胞ニッチの候補として報告されてきたが，ニッチとしての機能が成体の骨髄で十分明らかにされているものは少なく，**1**に列挙した幹細胞ニッチとしての条件（①〜③）に合致すると考えられるのは現在のところCAR細胞（SCF，Lepr高発現細胞）と血管内皮細胞のみである．ところが血管内皮細胞は骨髄以外にも全身にわたって分布しており，CAR細胞と同様の分化能をもつ間葉系前駆細胞も骨格筋や脂肪組織など骨髄以外にも広く存在している．そのため造血幹細胞ニッチに特化した細胞系列が存在するのか否かは不明であった．そこでわれわれはCAR細胞に特異的に発現し，かつ造血幹細胞ニッチしての機能に必須の遺伝子の同定を試みた．

CAR細胞は骨芽細胞の発生に必須の転写因子Runx2，Osterixを発現しており，骨芽細胞への分化能をもつ．その一方で造血幹細胞の維持に必須のサイトカイン遺伝子の発現はCAR細胞で顕著に高いなどニッチとしての機能には両者で大きな差異があると考えられた．そこで，主要な転写因子ファミリーに属する多くの遺伝子の発現をCAR細胞と骨芽細胞の両者で比較した．その結果，フォークヘッド転写因子Foxc1がCAR細胞で特異的に高発現することを見出した[20]．Foxc1はヒトで先天性の緑内障や水頭症の原因遺伝子として知られ，Foxc1欠損マウスは水頭症を伴って生後すぐに死亡することが報告されている[21]が，造血における機能は全く不明であった．

そこでFoxc1のCAR細胞での機能を解析するために，Foxc1-floxマウスと，すべてのCAR細胞を含む四肢の間葉系細胞でCreを発現するPrx1-Creマウス，あるいは大部分のCAR細胞特異的にCreを発現するLepr-Creマウスを交配させ，CAR細胞でFoxc1を欠損したマウスを得た．Prx1-Cre/Foxc1$^{flox/flox}$マウスは軽度の水頭症を発症するものの生後6週間ほどは生存したので，3週齢の骨髄を解析した．その結果，造血幹細胞・前駆細胞数が著減しており，他の間葉系細胞である骨芽細胞やPαS細胞は正常に存在していたが，

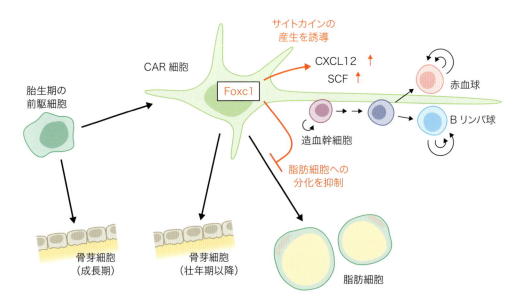

図2 CAR細胞におけるFoxc1の機能
転写因子Foxc1はCAR細胞に特異的に高発現する．CAR細胞は骨芽細胞と共通の前駆細胞から分化すると考えられ，分化に伴いFoxc1の発現が上昇する．Foxc1はCAR細胞の造血幹細胞・前駆細胞ニッチとしての機能の獲得と脂肪細胞への分化の抑制に必須であり，成体ではニッチ機能の維持に必須である[20]．

CAR細胞が著減し，骨髄腔が脂肪細胞で満たされることが明らかになった．Lepr-Cre/Foxc1$^{flox/flox}$マウスは水頭症を発症せず，正常に発育したので成体の骨髄を解析した．結果はPrx1-Creマウスと同様に，造血幹細胞・前駆細胞の著減と脂肪細胞の著増が観察された．いずれのFoxc1欠損マウスにおいても，骨髄に残存していたFoxc1欠損CAR細胞のCXCL12とSCFの発現が低下しており，脂肪細胞特異的遺伝子の発現が著増していた．また，初代培養CAR細胞と脂肪前駆細胞株(OP9)にFoxc1を強制発現させると，CXCL12とSCFの発現が増加し，脂肪細胞への分化が抑制されることが明らかになった．さらに，タモキシフェン投与でCreが作用するUbc-CreERT2マウスを用いて成体でFoxc1を欠損させても，骨髄中の造血幹細胞・前駆細胞の著減が認められた．

以上より，Foxc1は骨髄でCAR細胞に特異的に発現し，発生過程では造血幹細胞・前駆細胞ニッチとしての機能の獲得と脂肪細胞への分化の抑制，成体ではニッチ機能の維持に必須であることが明らかになった(**図2**)．また，この発見により脊椎動物ではじめて組織幹細胞ニッチの形成と維持の分子機構が明らかになり，同時に幹細胞ニッチに特化した細胞系列の存在が実証された[20]．

おわりに

これまで不明であった造血幹細胞ニッチの実体がようやく明らかになりつつある．CAR細胞がFoxc1の発現によってニッチとしての機能を獲得するニッチに特化した細胞系列であると示されたことで，ニッチがどのようにして形成されるのか，またニッチがどのようにして造血幹細胞・前駆細胞を制御するのかという問題が，CAR細胞に着目した研究により解明されるのではないかと期待される．またFoxc1の上流や下流の分子機構を明らかにすることでより詳細なニッチの機能が分子レベルで解明されると予想される．

一方，CAR細胞や血管内皮細胞の細胞数は，造血幹細胞・前駆細胞の細胞数と比較して著明に多い．そのためショウジョウバエの生殖幹細胞などとは異なり，造血幹細胞が少ないことはニッチの細胞数によって説明することができない．造血幹細胞数に対応するような真のニッチとなる少数の亜集団がCAR細胞や血管内

皮細胞に存在する可能性も否定できないが，造血幹細胞数はニッチ細胞の数とは全く別の要因によって決定されている可能性も考えられる．どのようなしくみで少数の造血幹細胞・前駆細胞が骨髄内に散在しつつもその数を維持し，産生する成熟血液細胞数を一定に保つことができるのかは今後の重要な問題である．さらに造血幹細胞は他の多くの組織幹細胞とは異なり，骨髄内でニッチと相互作用しながらも比較的自由に移動している可能性が十分考えられるが，このような動的な現象の観察には造血幹細胞を正しく in vivo で生きたまま可視化する技術が必要である．最近，相次いで新たな造血幹細胞可視化法が報告されてきており[3) 22)]，ニッチと造血幹細胞の生理的な相互作用をリアルタイムで観察するような研究が実現しつつある．それによりニッチとの接着が造血幹細胞の機能維持や増殖・分化の調節にどのような意味をもつのか明らかになるのではないかと期待される．

文献

1) Schofield R：Blood Cells, 4：7-25, 1978
2) Sugiyama T, et al：Immunity, 25：977-988, 2006
3) Acar M, et al：Nature, 526：126-130, 2015
4) Zhang J, et al：Nature, 425：836-841, 2003
5) Calvi LM, et al：Nature, 425：841-846, 2003
6) Xie T & Spradling AC：Science, 290：328-330, 2000
7) Kiel MJ, et al：Cell, 121：1109-1121, 2005
8) Kiel MJ, et al：Nature, 449：238-242, 2007
9) Kiel MJ, et al：Cell Stem Cell, 1：204-217, 2007
10) Ding L, et al：Nature, 481：457-462, 2012
11) Ding L & Morrison SJ：Nature, 495：231-235, 2013
12) Ara T, et al：Immunity, 19：257-267, 2003
13) Omatsu Y, et al：Immunity, 33：387-399, 2010
14) Zhou BO, et al：Cell Stem Cell, 15：154-168, 2014
15) Méndez-Ferrer S, et al：Nature, 466：829-834, 2010
16) Kunisaki Y, et al：Nature, 502：637-643, 2013
17) Yamazaki S, et al：Cell, 147：1146-1158, 2011
18) Morikawa S, et al：J Exp Med, 206：2483-2496, 2009
19) Greenbaum A, et al：Nature, 495：227-230, 2013
20) Omatsu Y, et al：Nature, 508：536-540, 2014
21) Kume T, et al：Cell, 93：985-996, 1998
22) Chen JY, et al：Nature, 530：223-227, 2016

＜著者プロフィール＞

尾松芳樹：京都大学理学部卒業．同大学院生命科学研究科（稲葉カヨ研究室）にて博士号（生命科学）取得後，同再生医科学研究所（長澤丘司研究室）にてポスドク・助教を経て，2016年4月より現所属助教．長年過ごした京都を離れ，大阪が造血幹細胞ニッチ研究の新たな拠点（ニッチ）となるよう日々邁進中．新しい仲間や環境がよい刺激となることを期待している．

第1章 細胞−細胞間シグナルからみた幹細胞の制御機構

5. 細胞間で働く力の受容と細胞応答による生体組織中の力の制御

平島剛志,安達泰治

> 幹細胞の分化制御は,ヒト骨髄由来の間葉系幹細胞で示されている通り,細胞内で細胞骨格系に生じる力の状態に影響される.生体内で隣接細胞から力を受け続ける体性幹細胞の環境を考えると,生体組織中の力の調節を担う細胞力覚機構(力学刺激を細胞が受容し応答するしくみ)を理解することは,幹細胞の状態維持・分化決定の制御機構の解明に不可欠である.本稿では,細胞間で働く力をどのように細胞が受容するのか,具体例をとり上げてその分子機構を概説した後,生体組織中の力を恒常的に保つための細胞応答の例を紹介する.

はじめに

幹細胞を培養する際,誰もが細心の注意を払うのが細胞播種時の密度であろう.細胞密度が,幹細胞の状態維持や分化誘導を適切に行ううえでの重要な要因であることは経験的に知られており,例えば,ヒト骨髄由来の間葉系幹細胞においては,高い細胞密度では脂肪細胞に,低い密度では骨芽細胞に分化することが明らかにされている[1)2)].さらに,Chenらのグループは,細胞密度に応じた細胞内の力の変動により,幹細胞状態を規定するシグナル伝達経路の活性状態が制御されることを示した[3)4)].すなわち,隣接細胞間での押し合い引き合いにより細胞内に生じる力が,幹細胞の状態維持や分化決定に重要な役割を果たしているのである.

生体内のさまざまな組織に存在する体性幹細胞(組織幹細胞)に目を向けてみると,それらのほとんどは周囲細胞群と接着しているため,相互に力を及ぼし合っている.成長している生体組織では,例えば,細胞増殖や細胞死,能動的な細胞収縮などの細胞運動が絶え間なく起こっているため,個々の細胞内に生じる力は細胞単独で定まるものではなく,周囲細胞群から受ける力にも大きく左右される[5)].したがって,生体組織中で起こる細胞運動によって,生体組織中の力が自発的に調節されるしくみを知ることは,幹細胞の状態維持や分化決定の制御機構の解明には欠かすことができない.近年,生体における力の役割としくみの解明をめざすメカノバイオロジー・バイオメカニクス分野において,生体組織中の力を調節するための細胞力

> [キーワード&略語]
> メカノバイオロジー,バイオメカニクス,
> 力の受容・応答,組織中の力の制御
>
> **AMOT**:angiomotin
> **TAZ**:transcriptional coactivator with PDZ-binding motif
> **YAP**:Yes-associated protein

Mechanical control in biological tissues via mechano-reception at cell-cell junction and cellular response
Tsuyoshi Hirashima/Taiji Adachi:Department of Biomechanics, Institute for Frontier Life and Medical Sciences, Kyoto University(京都大学ウイルス・再生医科学研究所バイオメカニクス分野)

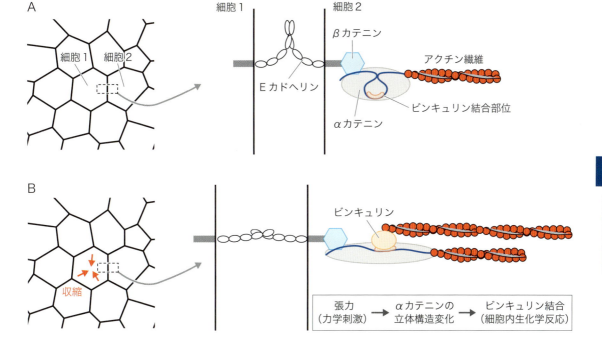

図1 張力の受容を担う分子機構の一例
A）αカテニンは，天然状態ではビンキュリンと結合することはできない．B）細胞収縮などに起因する強い張力作用下では，αカテニンの立体構造が変化しビンキュリンと結合することで，カドヘリン－カテニン複合体がより強くアクチン繊維と連結する．A，Bはともに文献8，9をもとに作成．

覚機構（力学刺激を細胞が受容し応答するしくみ）が注目されている[6]．

本稿では，接着を介した隣接細胞との細胞間で働く力の受容と，それに対する細胞応答による生体組織中の力の調節のしくみについて，具体例を踏まえて概説する．はじめに，隣接細胞間で働く張力を細胞が受容するための分子機構について説明する．続いて，細胞分裂によって生じる圧縮力に対する細胞応答に関して，①細胞増殖を調節する例および，②インターカレーション（能動的な細胞群の配置換え）を引き起こす例を紹介する．

1 細胞間で働く力の受容のしくみ

はじめに，細胞が，隣接細胞間で働く力を受容し，細胞骨格への伝達を支える分子群のしくみについて概説する．細胞間で働く力の受容を担う分子群のうち，上皮細胞間の接着分子であるEカドヘリンを基盤とする分子群がよく調べられているため，これについて具体的にとり上げる[7)8)]．

隣接する上皮細胞同士は，細胞膜上に存在するEカドヘリンにより接着しており，それぞれの細胞運動によって生じる力は，Eカドヘリンを通して隣の細胞に直接的に伝わる．Eカドヘリンの細胞内領域は，βカテニンとの結合を経由して，αカテニンと連結しており，このカドヘリン－カテニン複合体はEカドヘリンを介した細胞間の接着機能に必須な構造である．αカテニンは，C末端側でアクチン線維と直接結合できる一方で，アクチン結合タンパク質であるビンキュリンと結合する領域を有しているため，ビンキュリンを介してもアクチン線維と連結することができる．ところが，αカテニンはビンキュリンとの結合を自ら阻害する領域を有しているために，強い張力が作用していない状態ではビンキュリンと結合することはできない（**図1A**）．

2010年に米村らは，細胞間に働く張力作用下で，ビ

ンキュリンがαカテニンに結合することを見出し，αカテニン分子内に張力感受性を担う領域があることを明らかにした[9]．例えば，隣接する細胞が収縮することで張力が生じた場合，Eカドヘリンを経由してαカテニンへと張力が伝えられ，αカテニンの立体構造がほどけることでビンキュリン結合部位が露出する．そこにビンキュリンが結合することで，隣接細胞からの力をアクチン線維へと伝える新たなひとつながりの構造がつくられ，カドヘリン-カテニン複合体がより強くアクチン線維と連結することができる（**図1B**）[7)8]．αカテニンは，隣接細胞から伝わる張力に応じてその立体構造変化を引き起こすことで，ビンキュリンの結合を誘導し，アクチン線維へ張力を伝えるスイッチのような働きをしており，細胞間で働く力の受容の中心的役割を担っているといえよう．

近年では，力の受容を担うαカテニンの機能の多角的な理解に向けて，磁気ピンセットや原子間力顕微鏡を用いた単一分子引っ張り試験による力学特性の測定が行われている[10)11]．牧らは，一定の張力作用下において，αカテニンの立体構造が段階的にほどけながら適応的に構造変化していくことを明らかにし，力学刺激を細胞内部に伝達するスイッチとしての新たな力学特性を見出している[11]．工学的なアプローチにより，αカテニンがもつ機能の新たな側面を明らかにした一例である．

ここでは，細胞同士が引き合うときに生じる力の受容の一例をとり上げたが，細胞同士が押し合うときの力の受容に関与する分子機構は，ほとんど明らかになっていない．引き合い・押し合いのいずれの場合においても，力の受容を担う分子群は，力学刺激に応じて立体構造変化を引き起こし，その結果新たな分子間の生化学反応を誘導するような，細胞外からの力学刺激を細胞内の化学情報へと変換するしくみを内在していると考えられる．

2 生体組織中の力を制御する細胞応答のしくみ

1）組織局所的な圧縮に対して細胞増殖を調節する

ここからは，受容した力に対する細胞の応答に焦点を当て，生体組織中の力を恒常的に保つためのしくみを実例を交えて紹介する．組織中で起こるさまざまな細胞運動のうち，隣接細胞への力の寄与がわかりやすい例として細胞分裂があげられる．分裂する細胞は，有糸分裂時には外方向に向かって力を発揮するため，隣接細胞を押す力，すなわち圧縮力を発生させる[12]．生体組織中で起こる細胞分裂は著しい圧力源となるため，生体組織中の力を恒常的に保つためには，細胞増殖能の調節がきわめて重要となる．

細胞が周囲の力学環境を感知し，増殖能を調節しているであろうことは，細胞増殖の接触阻止など，現象論的には古くから知られている[13]．しかしながら，どのような物理量を感知し，どのように増殖能を調節するかについて，詳細は未解明なままである．2005年にShraimanは，周囲組織から受ける力を細胞が感知し，細胞増殖能を調節する細胞力覚機構を考えることで，生体組織中の力や細胞密度が恒常的に保たれることを理論的に示した[14]．この理論のアイディアは，細胞同士が引き合う場合には，細胞内張力の増加とともに細胞増殖能が活性化され，反対に細胞同士が押し合う場合には，細胞増殖能は抑制され，さらに過密状態で発生する大きな圧縮力に対しては細胞死を誘導する，という非常に直観的なものである．その後，ショウジョウバエの翅原基やゼブラフィッシュの表皮を用いた実験により，細胞増殖能を調節する細胞力覚機構の存在が示唆された[15)16]．これらの一連の研究は，細胞分裂による圧縮力を細胞が受容し，細胞増殖能にフィードバックする細胞力覚の全体像を浮かびあがらせることに成功し，この機構を支える分子実体の解明に注目が集まった．

それでは，細胞増殖能を調節する細胞力覚機構を支える分子群の実体は何か．その中心的役割を担っている分子として，転写共役因子であるYAP（yes-associated protein）とTAZ（transcriptional coactivator with PDZ-binding motif）が注目されている[17)18]．2007年にGuanらのグループは，細胞密度の違いによるYAP/TAZの局在差異性を発見し，細胞増殖の接触阻止に関与する分子機構の一端を解明した[19]．すなわち，低い細胞密度条件下では，YAP/TAZが核局在することで細胞増殖を促す一方で，高い細胞密度条件下では，YAP/TAZが細胞質に局在することで細胞増殖を抑制することを明らかにした（**図2**）．YAP/TAZやそれ

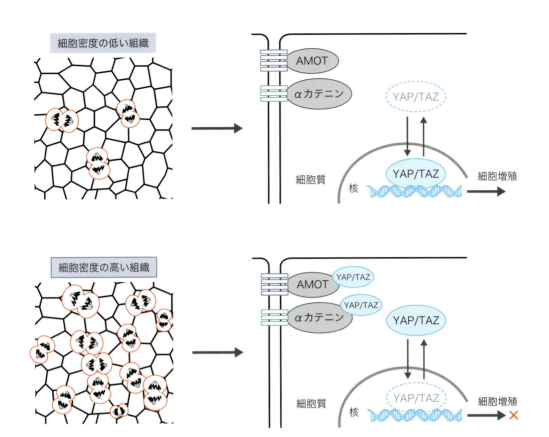

図2　細胞増殖能の調節を担う細胞力覚の例
細胞増殖が抑制的で細胞密度の低い組織では，YAP/TAZが核内に移行し細胞増殖を促すが，細胞増殖のさかんな細胞密度の高い組織では，YAP/TAZが細胞質に局在し，細胞増殖は抑制される．

らを標的とするHippoシグナルの詳細については，Guanらの総説[17]に詳しい．

YAP/TAZは，隣接細胞から伝わる力に応じて細胞質–核間を移行することで，遺伝子発現を調節し細胞のふるまいを変える役割を果たしているため，力の受容を直接担う分子群とはいえないだろう．細胞間で働く力を受容する分子群は，先に紹介したカドヘリン–カテニン複合体や，タイトジャンクションに局在するAMOT（angiomotin）などによる，複数の分子機構が提唱されている[17) 18]．しかしながら，先の例で紹介した引き合いに対する力の受容と異なり，押し合いに対する力の受容機構は研究例が少なく，いまだ明らかになっていない点が多い．

2）組織局所的な圧縮に対して能動的に配置換えをする

最後に，受容した力に対し，細胞がインターカレーションをすることで生体組織中の力を恒常的に保つためのしくみを，われわれの研究内容をとり上げて紹介する．前項では，受容した力に対し，遺伝子転写を介して細胞増殖能を調整する比較的遅いタイムスケールで起こる細胞力覚の例をとり上げたが，以下に紹介するのは，リン酸化反応によるアクトミオシン収縮を利用した速いタイムスケールで起こる細胞力覚の例である．

生体管の研究題材として用いられているマウス胎仔の精巣上体細管の発生過程では，細胞増殖によって管が伸長することが知られている[20]．精巣上体細管は単層上皮構造をしているため，細胞分裂による力の影響が隣の細胞に直接的に伝わる．したがって，細胞分裂によって生体組織が局所的に圧縮されるため，生体組織中の力を恒常的に保つためには，生じた圧縮力を解消するための何らかの調節機構を考える必要がある（**図3A**）．

われわれは，細胞の自発的な力の発生源となるアク

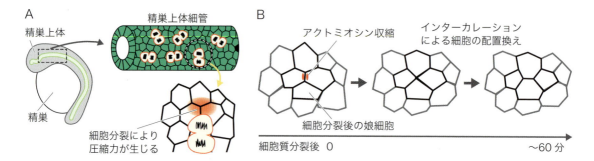

図3 インターカレーションで応答する細胞力覚の例
A）マウスの精巣上体細管では，細胞分裂により生体組織局所的に圧縮力が生じる．B）細胞分裂後60分程度で，分裂細胞に隣接する細胞がアクトミオシン収縮によるインターカレーションを引き起こし，能動的な細胞の配置換えを行うことで，生じた組織局所的な圧縮力を解消する．

トミオシン収縮に着目し，リン酸化された非筋ミオシンⅡの調節軽鎖（ミオシン活性）に対するホールマウント免疫染色法[21]を用いて，細胞分裂とミオシン活性の関連を調べた．すると，分裂細胞の多い領域では管細胞中のミオシン活性が高く，分裂細胞の少ない領域ではミオシン活性が低いことが明らかになった．また，細胞分裂の阻害によってミオシン活性が減弱することがわかった．つまり，精巣上体細管において，ミオシン活性は細胞分裂によって誘導されると考えられる．

さらに，二光子顕微鏡を用いた深部組織のライブイメージングを行うことで，精巣上体細管を構成する上皮群のダイナミックなふるまいを捉えることができた．われわれは，管を構成する上皮細胞膜を特異的に蛍光標識するマウス胎仔から精巣上体を摘出し，培養皿上で器官培養した精巣上体細管の細胞動態を倒立型の二光子顕微鏡で撮影した後，分裂細胞に隣接する細胞群の動きを定量的に評価した．その結果，細胞質分裂後60分程度で，分裂細胞に隣接する細胞群がインターカレーションを引き起こしやすいことを明らかにした．われわれはこれらの解析結果より，リン酸化という速いタイムスケールで起こる反応を利用して細胞が能動的に配置換えをすることで，細胞分裂が起こるたびに組織局所的に生じる圧縮力を解消する細胞力覚機構が存在すると考えている（投稿準備中；**図3B**）．

細胞の応答の様子はわかってきたが，力の受容を担う分子群の実体はわかっていない．2016年にHintonらのグループは，平面内極性を制御するPtk7のノックアウトマウスでは，細胞分裂の方向や頻度は野生型と比べて差が認められないものの，精巣上体細管の太さを一定に保つことができなくなることを示した[22]．これは管組織中の力の調節がうまくいかなくなった結果であると考えられ，したがって，力の受容を担う分子群にはミオシン活性を促す平面内極性分子群が関与していると推察される．くり返しになるが，細胞間の押し合いに対する力の受容機構は未解明な点が多い．今後，細胞力覚を支える分子機構の解明に向けて，生化学的な手法を中心に，候補分子群のX線結晶構造解析や核磁気共鳴による立体構造の解明や工学的な引張試験による力学特性の測定など，異なるアプローチによる解析が求められる．

おわりに

本稿では，隣接細胞から伝わる力を細胞が受容し応答することで，生体組織中の力を調節するしくみについて具体例を紹介し，概説した．細胞内の力の状態に依存して幹細胞の分化制御がなされることは培養皿上では示されているが，生体組織中での力と体性幹細胞の維持・分化制御との関係は未解明なままである．近年，細胞が発揮する力を測定する技術開発が進んでおり，例えば生体内に注入された油滴の変形を測定することで生体組織内で細胞が生み出す力を推定する手法など，新たな方法論の提案もなされている[23)24]．生体組織中の個々の細胞が生み出す力と同時に幹細胞の分化状態をも網羅的に測定するような技術開発がなされれば，本分野は大きく進展するに違いない．

文献

1) McBeath R, et al：Dev Cell, 6：483-495, 2004
2) Pittenger MF, et al：Science, 284：143-147, 1999
3) Ruiz SA & Chen CS：Stem Cells, 26：2921-2927, 2008
4) Sun Y, et al：Annu Rev Biophys, 41：519-542, 2012
5) Guillot C & Lecuit T：Science, 340：1185-1189, 2013
6) 「メカノバイオロジー 細胞が力を感じ応答する仕組み」（曽我部正博／編），化学同人，2015
7) Leckband DE & de Rooij J：Annu Rev Cell Dev Biol, 30：291-315, 2014
8) Yonemura S：Curr Opin Cell Biol, 23：515-522, 2011
9) Yonemura S, et al：Nat Cell Biol, 12：533-542, 2010
10) Yao M, et al：Nat Commun, 5：4525, 2014
11) Maki K, et al：Sci Rep, 6：24878, 2016
12) Stewart MP, et al：Nature, 469：226-230, 2011
13) Levine EM, et al：Proc Natl Acad Sci U S A, 53：350-356, 1965
14) Shraiman BI：Proc Natl Acad Sci U S A, 102：3318-3323, 2005
15) Hufnagel L, et al：Proc Natl Acad Sci U S A, 104：3835-3840, 2007
16) Eisenhoffer GT & Rosenblatt J：Trends Cell Biol, 23：185-192, 2013
17) Yu FX, et al：Cell, 163：811-828, 2015
18) Low BC, et al：FEBS Lett, 588：2663-2670, 2014
19) Zhao B, et al：Genes Dev, 21：2747-2761, 2007
20) Hirashima T：Cell Rep, 9：866-873, 2014
21) Hirashima T & Adachi T：PLoS One, 10：e0135343, 2015
22) Xu B, et al：Dev Biol, 412：219-233, 2016
23) Campàs O, et al：Nat Methods, 11：183-189, 2014
24) Polacheck WJ & Chen CS：Nat Methods, 13：415-423, 2016

＜筆頭著者プロフィール＞
平島剛志：2011年，九州大学大学院システム生命科学府数理生物学研究室（巖佐庸教授）にて博士号取得（理学博士）．日本学術振興会特別研究員PD（三浦岳教授，影山龍一郎教授）を経て，'14年より，京都大学生命動態システム科学推進拠点事業（総括：松田道行教授）特定助教．イメージングをもとにした定量と数理モデル解析を用いて，管腔臓器の形成につながる多細胞動態機構の解明をめざす．

第1章 細胞-細胞間シグナルからみた幹細胞の制御機構

6. Wntシグナルによる幹細胞制御

内藤篤彦

> Wntシグナルは種を超えて高度に保存されたシグナル伝達経路で，初期発生およびさまざまな臓器の正常な発生に重要な役割を果たしている．成体においてもWntシグナルは多くの組織幹細胞の分化を制御しており，Wntシグナルの異常はがんや骨粗しょう症などの加齢に伴う疾患の原因となっている．多能性幹細胞から分化誘導した細胞は細胞治療や創薬など幅広い分野の研究に活用されている．Wntシグナルは多能性幹細胞の分化制御にも重要な役割を果たしており，発生段階におけるWntシグナルの作用を模倣することで効率よく多能性幹細胞から各種分化細胞を得る技術の開発が進んでいる．

はじめに

Wntシグナルはショウジョウバエから哺乳類まで広く保存されたシグナル伝達経路で，発生初期における原腸陥入，およびそれに引き続く体軸および体節の形成，さらには個々の器官の正常な発生に大きな役割を果たしている．また，成熟した個体においても，組織幹細胞の維持や細胞増殖・分化の制御，さらには個体老化などさまざまな現象において重要な役割を果たしており，Wntシグナルの異常（亢進・抑制）ががんや骨粗しょう症，アルツハイマー病など加齢に伴うさまざまな疾患の原因となることが明らかになっており，Wntシグナルは細胞およびその集合体としての臓器・個体の生・老・病・死を制御する非常に重要なシグナル伝達経路である．

個体におけるWntシグナル研究以外にも，Wntシグナルを調節（活性化・抑制）することで多能性幹細胞の未分化性維持，増殖，分化を制御しようとする試みが進んでいる．特にiPS細胞の発見以降，多能性幹細胞から分化誘導した細胞を細胞治療や創薬など幅広い

[キーワード＆略語]
Wntシグナル，発生，多能性幹細胞，分化

- **APC**：adenomatous polyposis coli
- **CaMKⅡ**：calmodulin-dependent protein kinase Ⅱ
- **CBC細胞**：crypt base columnar cell
- **CK1**：casein kinase-1
- **EpiSC**：epiblast stem cell
- **ERK**：extracellular signal regulated kinase
- **ES細胞**：embryonic stem cell
- **FGF**：fibroblast growth factor
- **GSK**：glycogen synthase kinase
- **iPS細胞**：induced pluripotent stem cell
- **LIF**：leukemia inhibitory factor

Wnt signaling in stem cell regulation
Atsuhiko Naito：Department of Cardiovascular Medicine, The University of Tokyo Hospital（東京大学医学部附属病院循環器内科）

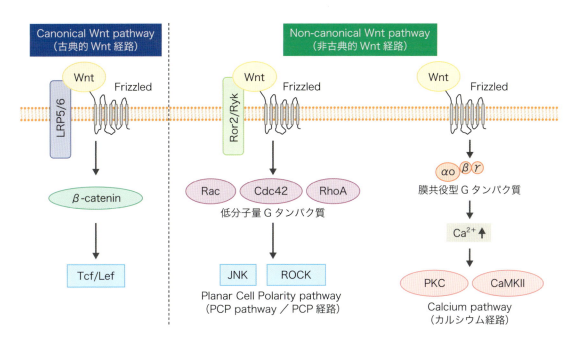

図1　Wntシグナル経路

分野の研究に活用する試みが活発に行われており，発生段階におけるWntシグナルの作用を模倣することで効率よく多能性幹細胞から各種分化細胞を得る技術の開発が進んでいる．

1 Wntシグナルとは

ヒトには19種類の*Wnt*遺伝子が存在し，時空間特異性をもって発生初期から個体が死ぬまでさまざまな細胞・臓器で発現している．Wntタンパク質はporcupineなどの酵素によって翻訳後修飾を受け，機能や細胞外への分泌が制御されており，porcupineの機能を阻害することで内因性のWntシグナルを阻害することができる．Wntタンパク質の受容体は7回膜貫通型受容体であるFzd（Frizzled）であり，ヒトでは10種類の*Fzd*遺伝子が同定されている．*Fzd*遺伝子は*Wnt*遺伝子と同じく時空間的特異性をもってさまざまな組織で発現している．それぞれのFzd受容体は各種Wntタンパク質やWntと類似の作用を示すリガンドに対して特異性があり，共受容体であるLRP5/6やRor1/2，およびWntタンパク質やその他のリガンドとの組合わせによって，複数種のシグナルを細胞内に伝達する．

Wntシグナルには，細胞質β-catenin※量を調節することにより主にTCF family転写因子による遺伝子発現を制御するβ-catenin経路（古典的Wnt経路/canonical Wnt pathway）と，それ以外の経路（non-canonical Wnt pathway）として低分子量Gタンパク質を介して，細胞の平面細胞極性（planar cell polarity）を制御するPCP経路[1]，細胞内Ca^{2+}の上昇を誘導し，CaMK II（Ca^{2+}/calmodulin-dependent protein kinase II）やprotein kinase Cなどを活性化するCa^{2+}経路[2]が存在する（図1）．古典的Wntシグナルはショウジョウバエの変異や発がんに関与する経路として，最も古くから研究が進んでいるWntシグナルであり，本稿においては古典的Wntシグナルに焦点をあて，「Wntシグナル」としてその幹細胞制御における役割を述べる．

古典的Wntシグナルは細胞質のβ-catenin量によってシグナルの活性が調整されている．細胞質の

> **※ β-catenin**
> 細胞間接着装置の一種である接着結合において，カドヘリンと複合体をつくるカテニンの一種として最もよく知られているが，接着装置としての働きとは別に細胞質/核β-cateninはWntシグナル制御因子としても働く．

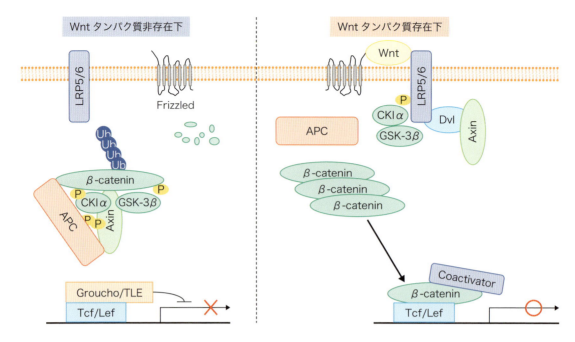

図2 古典的Wntシグナルの細胞内経路

β-cateninはWntシグナルが活性化していない状況ではAPC（adenomatous polyposis coli），axin，CK1（casein kinase-1），GSK3（glycogen synthase kinase-3）などで構成される複合体に捕捉され，CK1およびGSK3によるリン酸化を受けることでユビキチンプロテアソーム系により恒常的に分解されている．Wntタンパク質がFrz受容体およびLRP5/6共受容体に結合すると，LRP5/6の細胞内ドメインがCK1およびGSK3によってリン酸化され，Axinがリン酸化LRP5/6と会合することでβ-cateninを分解する複合体からβ-cateninが放出される．細胞質内で増加したβ-cateninの一部は核内に移行し，転写因子Tcf/Lef1と結合することでWntシグナル標的遺伝子の発現を誘導する（図2）[3]．細胞質中のβ-cateninがFoxoなどのTcf/Lef1とは異なる転写因子と結合することで，寿命や肝臓からの糖新生，骨格筋サブタイプなどに影響を与える可能性も報告されている．

2 Wntシグナルによる組織幹細胞の制御

人体には組織ごとにその組織を構成する細胞の一部を再生するための幹細胞，すなわち組織幹細胞が存在する．Wntシグナルは多くの組織幹細胞の適切な増殖と分化を制御することで組織の恒常性維持に重要な役割を果たすことが知られており，遺伝子変異によるWntシグナルの異常活性化は多くのがんで認められる[4]．

腸管の管腔面を覆う腸管上皮細胞は腸陰窩の底部に存在する腸管上皮幹細胞から分化した細胞によって常に新生されている．β-cateninやTcf4をノックアウトしたマウス[5)6)]や，Wntシグナルを阻害するタンパク質であるDkk1の過剰発現させたマウス[7]では腸陰窩形成および腸管上皮幹細胞維持に異常が出現する一方で，β-cateninの第三エキソンのみをノックアウトしたマウスやAPCのノックアウトマウス（いずれも結果的に細胞質β-cateninの分解が抑制され，Wntシグナルが恒常的に活性化される）では腸管上皮細胞の異常増殖と腫瘍形成を認める[8]ことから，Wntシグナルは腸管上皮幹細胞の維持および分化・増殖の両方に重要な役割を示すことがわかる．また，毛が生産される毛包に存在する毛芽細胞でも同様にβ-cateninをノックアウトすることで毛の生産は停止する[9]一方で，上皮で第三エキソンを欠くβ-cateninを発現するマウスでは毛芽細胞の増殖が亢進し異所性の発毛を認める[10]ことから，Wntシグナルは毛芽細胞の維持および分化・

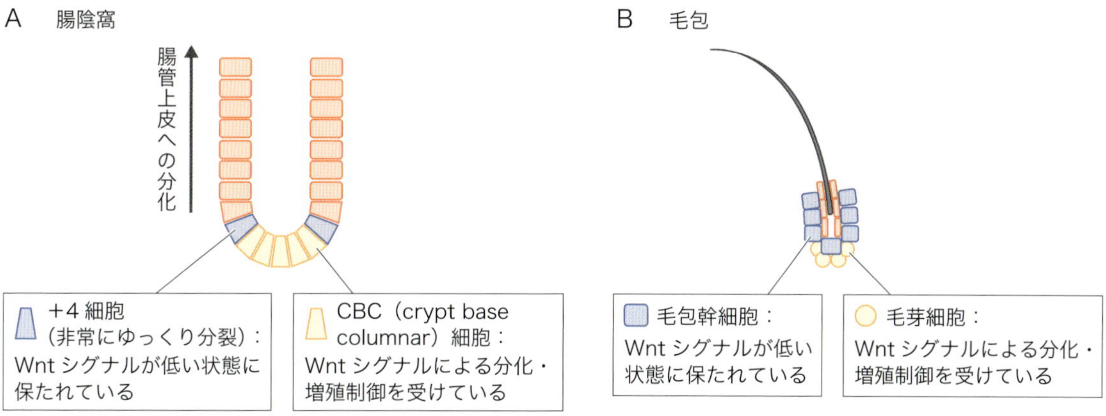

A 腸陰窩　　　　　　　　　　　　　B 毛包

腸管上皮への分化

□ +4細胞
（非常にゆっくり分裂）：
Wntシグナルが低い状態に
保たれている

□ CBC（crypt base
columnar）細胞：
Wntシグナルによる分化・
増殖制御を受けている

□ 毛包幹細胞：
Wntシグナルが低い
状態に保たれている

○ 毛芽細胞：
Wntシグナルによる分化・
増殖制御を受けている

図3　組織幹細胞におけるWntシグナルの役割

増殖にも重要な役割を果たしていることがわかる．

興味深いことに，腸陰窩の底から4番目に位置する腸管上皮幹細胞や毛包のバルジに存在する毛包幹細胞は，Wntシグナルの作用により分化と自己増殖を活発に行うその他の腸管上皮幹細胞や毛芽細胞と異なり，Wntシグナルを抑制する因子の作用を強く受けてWntシグナル活性が非常に低レベルに保たれており，非常にゆっくりと自己増殖を行っている[4]．このような細胞が存在するのは，Wntシグナルの作用を強く受ける増殖性の高い幹細胞が何らかの理由（放射線障害などのDNA障害が加わる外的要因があった際）の「バックアップ」と考えられており，興味深い（図3）．

3 Wntシグナルによる多能性幹細胞制御

Wntシグナルの多能性幹細胞における役割に関する報告は多く存在するが，その作用についてはマウスおよびヒト多能性幹細胞の違い，Wntシグナル活性化の強度および期間などによって異なる可能性がある．β-cateninをノックアウトしたマウスES（embryonic stem）細胞が未分化性を維持した状態で培養可能であり，キメラマウスにおいて三胚葉すべての細胞種へと分化することから[11]，Wntシグナルは少なくともマウスES細胞の多能性維持に必須のシグナルではない．一方でGSK3を阻害する薬剤（β-cateninのリン酸化・分解が抑制される結果，Wntシグナルが活性化する）やWnt3aタンパク質を，FGF（fibroblast growth factor）

受容体の阻害剤やERK（extracellular signal regulated kinase）の阻害剤，もしくはLIF（leukemia inhibitory factor）と併用することでマウスES細胞をフィーダー細胞（共培養することで多能性幹細胞の未分化性維持と増殖を支持する細胞）がない状態で培養可能になることから[12)13)]，Wntシグナル，Jak/Statシグナル，ERKシグナルが相互補完的に作用することでマウスES細胞の未分化性が維持可能であることがわかる．

一方，ヒトES細胞ではWntシグナルを活性化することでヒトES細胞の分化，特に内胚葉・中胚葉への分化が促進されることが報告されている．理由として，ヒトES細胞は胚盤胞の内部細胞塊から樹立されるマウスES細胞と比べ，より発生段階が進んだ着床後胚の後期エピブラストから樹立されるマウスEpiSC（epiblast stem cell）と類似していること[14]，porcupineを阻害する薬剤の存在下でマウスES細胞を培養し，マウスES細胞自身から分泌される内因性のWntタンパク質によるWntシグナルを阻害することでマウスES細胞がEpiSC様になること[15]から，Wntシグナルの活性化はマウスES細胞のようなより未分化な（naïve状態の）細胞がEpiSCやヒトES細胞のような分化へと方向付けられた（primed状態の）細胞へと分化することを防ぐ役割があると考えられている（図4）．

4 Wntシグナルによる細胞分化制御

ヒト人工多能性幹細胞（induced pluripotent stem

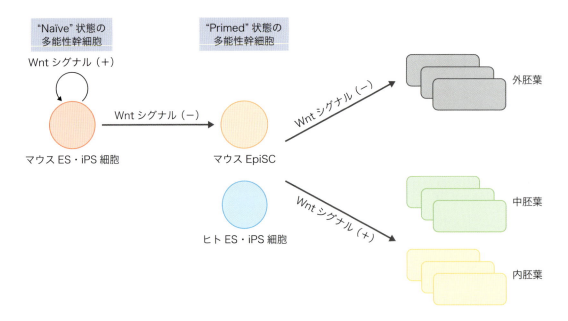

図4　多能性幹細胞におけるWntシグナルの役割

cell：iPS細胞）の樹立法が開発されて以降，ヒトiPS細胞から分化誘導した細胞を創薬や細胞医療の材料として利用する試みが活発に行われており，効率よく目的の分化細胞を得る技術の開発が求められている．

発生段階における細胞分化・臓器形成に重要な役割を果たすシグナル伝達経路を，低分子化合物やリコンビナントタンパク質を利用して人為的に操作することで，多能性幹細胞から各種分化細胞を効率的に作成する手法がさまざまな細胞種で開発されている．

Wntシグナルが心臓発生・心筋細胞分化における役割についてはさまざまなモデル動物を利用して研究が進んできた．ショウジョウバエではWnt遺伝子のホモログである Wingless の機能を原腸陥入直後に短時間阻害することで，他臓器の発生に影響を与えることなく心臓発生・心筋細胞分化が認められなくなる[16]ことから，Wntシグナルは心臓発生・心筋細胞分化を促進している．一方，脊椎動物であるアフリカツメガエルとニワトリの初期胚では，Wntシグナルを阻害する因子（dkk-1 および crescent）が心臓予定領域に隣接する内胚葉から分泌されること，Wntシグナルを阻害する因子を未分化中胚葉に強制発現させると異所性に心筋細胞が誘導されること，心臓予定領域に Wnt 遺伝子を強制発現させることで心筋細胞が誘導されなくなるこ

と[17]～[19]から，少なくともアフリカツメガエルおよびニワトリにおいてWntシグナルは心臓発生・心筋細胞分化を阻害している．

筆者は，これらの報告に一見存在する矛盾は，Wntシグナル活性化のタイミングにあると考え（ショウジョウバエモデルではタイミングが早い），マウスES細胞を用いた解析を行ったところ，分化段階の初期，すなわち未分化な幹細胞が中胚葉さらに心筋前駆細胞へと分化する段階においてWntシグナルは分化を「正」に制御し，それ以降，すなわち心筋前駆細胞が収縮する成熟心筋細胞へと分化する段階においては分化を「負」に制御しており，多能性幹細胞に対してWntシグナルを活性化する物質を作用させた後にWntシグナルを阻害する物質を作用させることで効率よく心筋細胞を分化誘導できることを見出した（図5）[20]．

ヒトiPS細胞から心筋細胞を分化誘導する方法として，初期は血清を利用してiPS細胞を3D培養する方法が利用されてきたが，その後ヒトiPS細胞を平面および3D培養し，BMPやActivin，bFGF，VEGFなどのサイトカインを順次作用させることでより安定して再現性高く心筋細胞へと分化させることが可能になった[21][22]．サイトカインは高価であることから最近では，サイトカインを低分子化合物に置換する方法の開

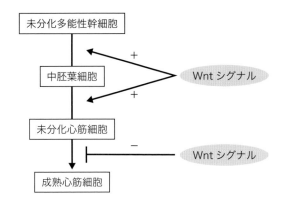

図5 Wntシグナル制御を通じた心筋細胞の分化誘導

発が進んでおり，そのなかでも筆者が発見した「時期特異的にWntシグナルを制御する手法」を応用し，初期にWntシグナルを活性化する化合物（GSK3阻害薬など）を，後期にWntシグナルを阻害する化合物（porcupine阻害薬，Axin分解阻害薬など）を作用させることで心筋細胞を効率よく分化誘導する方法は，世界中の研究室で幅広く利用されている[23)～25)]．

現在筆者は，健常者や遺伝性心疾患（心筋症や遺伝性不整脈など）患者からiPS細胞を樹立し，分化誘導した心筋細胞を開発候補品の安全性薬理試験や遺伝性心疾患に対する新規創薬に利用する研究を進めており，低分子化合物を利用してWntシグナルを活性化・抑制する手法を利用することで，創薬スクリーニングに利用する大量の心筋細胞を生産している．

おわりに

Wntシグナルは多くの臓器において幹細胞の自己増殖と分化を制御し，恒常性維持に重要な役割を果たしている．Wntシグナルの異常な活性化は，がんや加齢に伴う骨格筋再生能低下に関与している一方で，Wntシグナルの異常な抑制もまたアルツハイマー病や骨粗しょう症などの疾患の原因となっており，単純にWntシグナルを活性化したり阻害したりするだけでは治療薬たりえないことは自明である．Wntシグナルを構成するさまざまな遺伝子は個々の臓器・組織・細胞に特有の発現パターンを示しており，各臓器・組織・細胞におけるWntシグナル活性化パターンをより詳細に解析することで，例えば「がん特異的にWntシグナルを阻害する化合物」「骨芽細胞特異的にWntシグナルを活性化する化合物」「Wnt10aによって惹起されるWntシグナルのみを阻害する化合物」などが開発されることで，組織幹細胞における恒常性維持に必須のWntシグナルに影響を与えることなく，Wntシグナルの異常が引き起こす疾患の治療が可能になる可能性がある．

文献

1) Gao B：Curr Top Dev Biol, 101：263-295, 2012
2) Kohn AD & Moon RT：Cell Calcium, 38：439-446, 2005
3) Clevers H & Nusse R：Cell, 149：1192-1205, 2012
4) Clevers H, et al：Science, 346：1248012, 2014
5) Korinek V, et al：Nat Genet, 19：379-383, 1998
6) Ireland H, et al：Gastroenterology, 126：1236-1246, 2004
7) Pinto D, et al：Genes Dev, 17：1709-1713, 2003
8) Morin PJ, et al：Science, 275：1787-1790, 1997
9) Huelsken J, et al：Cell, 105：533-545, 2001
10) Gat U, et al：Cell, 95：605-614, 1998
11) Huelsken J, et al：J Cell Biol, 148：567-578, 2000
12) Sato N, et al：Nat Med, 10：55-63, 2004
13) Ying QL, et al：Nature, 453：519-523, 2008
14) Tesar PJ, et al：Nature, 448：196-199, 2007
15) ten Berge D, et al：Nat Cell Biol, 13：1070-1075, 2011
16) Wu X, et al：Dev Biol, 169：619-628, 1995
17) Schneider VA & Mercola M：Genes Dev, 15：304-315, 2001
18) Marvin MJ, et al：Genes Dev, 15：316-327, 2001
19) Tzahor E & Lassar AB：Genes Dev, 15：255-260, 2001
20) Naito AT, et al：Proc Natl Acad Sci U S A, 103：19812-19817, 2006
21) Laflamme MA, et al：Nat Biotechnol, 25：1015-1024, 2007
22) Yang L, et al：Nature, 453：524-528, 2008
23) Lian X, et al：Proc Natl Acad Sci U S A, 109：E1848-E1857, 2012
24) Minami I, et al：Cell Rep, 2：1448-1460, 2012
25) Burridge PW, et al：Nat Methods, 11：855-860, 2014

＜著者プロフィール＞

内藤篤彦：2003年，京都府立医科大学医学部卒業．千葉大学医学部附属病院での研修後，千葉大学大学院医学薬学府（循環器病態学）で博士号取得．大学院修了後，日本学術振興会特別研究員（PD），大阪大学寄附講座助教を経て現所属特任助教．専門は循環器内科学，分子生物学，薬効薬理学，安全性薬理学．現在は，iPS細胞を利用した創薬研究を行っていて，スクリーニング作業に追われる毎日です．これからは分子生物学から生理学・薬理学への巻き戻しがあるのではないかと考えており，頑張って勉強しています．

羊土社のオススメ書籍

実験医学別冊
もっとよくわかる！幹細胞と再生医療

長船健二／著

組織幹細胞・ES細胞・iPS細胞の違いは何？　再生医療の実用化と現在の課題は？　熱視線が注がれ続ける「幹細胞」と「再生医療」について，その基礎的な知見から，応用に向けた今後の課題までを網羅した一冊です！

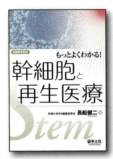

- 定価（本体3,800円＋税）　■ B5判
- 174頁　■ ISBN 978-4-7581-2203-0

実験医学別冊
ES・iPS細胞 実験スタンダード
再生・創薬・疾患研究のプロトコールと臨床応用の必須知識

中辻憲夫／監，末盛博文／編

世界に発信し続ける有名ラボが執筆陣に名を連ねた本書は，いままさに現場で使われている具体的なノウハウを集約．判別法やコツに加え，臨床応用へ向けての必須知識も網羅し，再生・創薬など「使う」時代の新定番です．

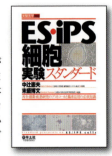

- 定価（本体7,400円＋税）　■ B5判
- 358頁　■ ISBN 978-4-7581-0189-9

実験医学別冊　最強のステップUPシリーズ
新版 フローサイトメトリー もっと幅広く使いこなせる！
マルチカラー解析も，ソーティングも，もう悩まない！

中内啓光／監，清田 純／編

マルチカラー解析や各種細胞のソーティングについて，蛍光色素の選び方，機器のセッティング，実験プロトコールを，多数の研究事例とともに紹介！マスサイトメーターや1細胞発現解析などの新技術も網羅します！

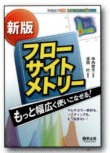

- 定価（本体6,200円＋税）　■ B5判
- 326頁　■ ISBN 978-4-7581-0196-7

あなたの細胞培養、大丈夫ですか？！
ラボの事例から学ぶ結果を出せる「培養力」

中村幸夫／監
西條 薫，小原有弘／編

医学・生命科学・創薬研究に必須とも言える「細胞培養」．でも，コンタミ，取り違え，知財侵害…など熟練者でも陥りがちな落とし穴がいっぱい．こうしたトラブルを未然に防ぐ知識が身につく「読む」実験解説書です．

- 定価（本体3,500円＋税）　■ A5判
- 246頁　■ ISBN 978-4-7581-2061-6

発行　羊土社 YODOSHA
〒101-0052　東京都千代田区神田小川町2-5-1　TEL 03(5282)1211　FAX 03(5282)1212
E-mail：eigyo@yodosha.co.jp
URL：www.yodosha.co.jp/

ご注文は最寄りの書店，または小社営業部まで

第2章

細胞−環境間シグナルから
みた幹細胞の制御機構

第2章 細胞−環境間シグナルからみた幹細胞の制御機構

1. 細胞と細胞外基質間のメカノトランスダクションによる分化制御機構

宮坂恒太

メカノトランスダクションとは細胞に負荷された物理的な刺激が，細胞内で生化学的なシグナルへと変換される機構である．近年の研究により，生体組織やそれを構成する細胞は，われわれが想像していたよりもはるかに積極的に外部の力学的環境を感知し，合目的的に応答していることが明らかとなっている．特に，間葉系幹細胞の分化に関して，細胞が細胞外基質の硬さによって分化運命を変化させるという興味深い報告があって以降，その分子機構の解明に多くの研究者が挑んでいる．本稿では，物理的な力と細胞機能を架橋する因子の正体の一端をこれまでの研究や最新の知見から明らかにしたい．

はじめに

生体を構成する細胞は周囲の環境からの物理的な刺激に常にさらされている．筋収縮や心拍動の亢進による筋細胞への伸展刺激がその例である．このように生体に負荷される物理的な刺激を総称して，メカニカルストレスとよぶ．また，細胞移動や浸潤などによる細胞周囲の足場の硬さの変化も，メカニカルストレスの一種であるといえる．メカニカルストレスは単なる物理的な刺激ではなく，メカニカルストレスが負荷された細胞や組織は，その刺激に適応的に応答し，恒常性の維持や機能の改善を行っていることが明らかとなっている．例えば，継続的な筋力トレーニングによるメカニカルストレスの増大は，筋組織の肥大や組織内での代謝変化を惹起しうる．このように生体組織や細胞に負荷された物理的な刺激が細胞に受容され，生化学的な信号へと変換されることで，特定の生命現象を惹起する過程をメカノトランスダクションとよぶが，組織レベルでのその機構には不明な点が多い．一方，細胞レベルの分子機構の解明は近年めざましい発展を見せており，メカノトランスダクションを担う候補分子がいくつも同定されている[1]．それらの多くは細胞骨

[キーワード&略語]
メカニカルストレス，間葉系幹細胞，LINC複合体，マシュマロゲル，脱細胞処理

FA：focal adhesion（焦点接着斑）
FAK：focal adhesion kinase
LINC：linker of nucleus and cytoskeleton
MRTF：myocardin related transcription factor
PDMS：dimethylpolysiloxane（ジメチルポリシロキサン）
SRF：serum response factor

Differentiation control mechanism by the mechanotransduction between cells and extracellular matrix
Kota Miyasaka：Department of Developmental Neurobiology, IDAC, Tohoku University（東北大学加齢医学研究所神経機能情報研究分野）

格そのものや細胞骨格制御にかかわる因子であることも興味深い点である．つまり，メカノトランスダクションは生体内のごく限られた特異的な組織でのみみられる現象ではなく，非常に広範な組織および細胞が共通して有する機構であると考えられる．その解析は，ゲノミクス，トランスクリプトミクス，プロテオミクス，メタボロミクスなど網羅的な解析技術が発展した今日，新たな側面「メカノミクス[※1]」というアプローチとして注目を集めており[2]，特に幹細胞研究の分野では細胞周囲の足場の硬さが分化運命を決定しうるという驚きの研究結果も報告されている[3]．

本稿では，メカニカルストレス依存的な間葉系幹細胞分化機構に焦点を当て，幹細胞が周囲のメカニカルストレス環境に応じて，どのようにして分化方向を決定しているのか，そのメカノトランスダクションの機構について，近年の知見を交えて概説したい．また，細胞が足場とする細胞外基質の力学特性の重要性や，それを利用したユニークな特徴をもつ新素材，特異な処理を施した生体材料を利用した研究動向についても紹介したい．

1 細胞外基質の力学特性が幹細胞の分化運命を決定する

細胞外からのメカニカルストレスを受ける細胞は，細胞外基質と接着しているため，細胞の足場として機能する細胞外基質の力学的特性は，細胞へのメカニカルストレスを評価するうえで非常に重要である．Discherらのグループは，さまざまな組織に存在する間葉系の幹細胞が周囲の微小環境に応じて自己増殖を制御していることに着目し，物理的な刺激の変化をコントロールすることで細胞分化運命を制御できるのではないかと考えた．彼らは異なる硬さのアクリルアミドゲル上で間葉系幹細胞を培養し，各種の分化マーカーの発現を定量した．すると興味深いことに，1 kPa程度の非常に柔らかい基質（以下，軟基質）上で培養した細胞は神経系の分化マーカーを発現しており，40 kPa程度の硬い基質（硬基質）上では骨分化マーカーの発現が亢進していた．さらにその中間の10 kPaほどの基質（以下，中間基質）上の細胞は筋分化マーカーを発現していた[3]．実際の組織の硬さは，脳組織が1 kPa，筋組織が10 kPa，骨組織が100 kPaと言われており，幹細胞の分化パターンと奇妙なまでに一致している．

1）硬さ依存的な分化制御の分子機構

では，細胞はどのようにして周囲の力学環境を感知し，分化運命を決定しているのであろうか．外部環境の受容にかかわる因子としてまず注目すべきは，細胞外基質と物理的に結合しているインテグリン[※2]であろう．事実，多くの研究グループによって，インテグリンに端を発した幹細胞分化制御のメカノトランスダクションの機構が提唱されている．以下でそれらの分子機構を簡単に解説する（図1）．

軟基質上では，β1インテグリンと細胞外基質との結合が減衰し，その構造が崩壊しやすいということが明らかになっている[4]．細胞外基質との結合を失ったインテグリンは，エンドサイトーシスによって細胞内に取り込まれ，その際にインテグリンと近接していたBMP受容体も同時にエンドサイトーシスされることが観察されている．つまり，軟基質上ではβ1インテグリンが形成する焦点接着斑（focal adhesion：FA）とアクチンストレスファイバーの崩壊，およびBMPシグナルの減弱が惹起される．BMPシグナルの減弱は間葉系幹細胞の神経分化を誘導するため[5]，軟基質上では神経分化マーカーの発現が容易に亢進すると考えられる．

一方，中間基質上における筋分化の分子機構に関しては，いまだ不明な点が多いが，現状では以下のよう

※1　メカノミクス
Mechannical（力）＋ –omics（全体の）をつなげた造語．生体内におけるメカニカルストレス依存的な因子を網羅的に解析し，遺伝子発現などのその他のオミクス情報と統合的に解析することで，包括的な理解を得る研究．

※2　インテグリン
α鎖とβ鎖のヘテロ二量体で構成される．細胞と細胞基質を架橋する細胞接着因子の1つ．細胞と基質の接着の場である焦点接着斑を形成し，細胞移動やさまざまなシグナル伝達の中心的役割を担う．

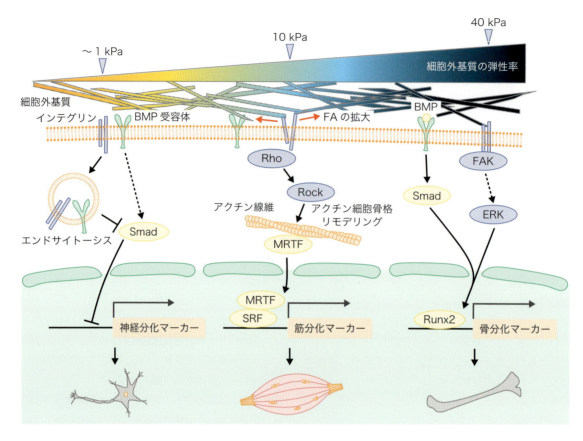

図1 細胞外基質の硬さに応じた間葉系幹細胞分化の分子機構（メカノトランスダクション）のモデル図
軟基質上では幹細胞は神経細胞へと分化し，中間基質上では筋分化する．硬基質上では骨細胞へと分化する．いずれもインテグリンに端を発するメカノトランスダクション経路が想定されている．

なメカノトランスダクションが想定されている．中間基質上で培養された細胞のインテグリンを含むFAは，他の硬さの基質上で培養された場合と比較して，構造的に大きく広がり，活性化すると言うことが明らかになっている[6]．この拡大されたFAにより，RhoA，Rockを介したシグナルが活性化されることで，アクチンリモデリングが強く誘導される．アクチンリモデリングは，筋分化を正に制御するSRF（serum response factor）の転写共役因子であるMRTF（myocardin related transcription factor）の核移行を誘導するため[7]，中間基質上では筋分化が亢進すると考えられている．FAが外部環境に応じて物理的に拡充されることが，中間基質上で筋分化マーカーの発現が誘導されるための重要な要素なのであろう．

硬基質上の細胞内ではα2インテグリン直下のFAK（focal adhesion kinase）が活性化していることが知られている[8]．FAKの活性化は下流のERKなどのMAPキナーゼシグナルを誘導し，Smadを介したBMPシグナルの活性化とともに，骨分化マーカーの発現を強力に誘導するため，硬基質上では間葉系幹細胞の骨分化が惹起されると考えられている．

2）既存のシグナルカスケードに依存しない新メカノトランスダクション

これまで解説してきたメカノトランスダクションの機構は，細胞外からの力学的な刺激や力学特性の変化を，いわば「力学リガンド」として細胞が受容し，既知のシグナルカスケードを活性化することで，細胞分化を制御するというものであった．この機構の場合，細胞外基質を介してメカニカルストレスが負荷されるのは，細胞表面のインテグリンであり，細胞内に直接，

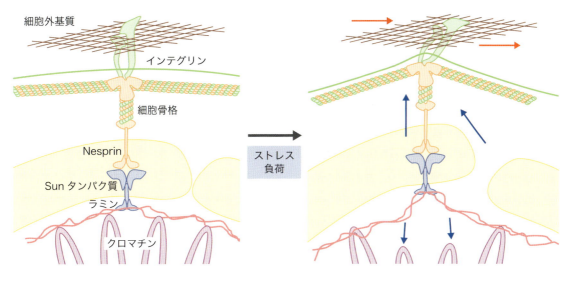

図2　LINC複合体が遺伝子発現を変化させる仮説図
LINC複合体は細胞表面から核までを結ぶ構造であり，細胞移動や力学特性の変化によって，LINC複合体が引張られると，メカニカルストレスは核内まで伝播し，核小体の移動やクロマチンの分布のパターンを惹起する．核膜直下のクロマチンはヘテロクロマチンとよばれ，転写活性が低いが，LINC複合体の働きによって強制的にこの構造が崩壊すれば，メカニカルストレス依存的に遺伝子発現が大きく変化する可能性がある．

力学刺激が伝わることは想定していない．しかし，細胞に外部から物理的な力が負荷されたとき，基質の硬さにも依存するが，細胞は確実に変形する．にもかかわらず，本当に，物理的な「力」は細胞内へと伝播されていないのであろうか？

これに関して近年，細胞内を経由して，メカニカルストレスが直接に核へ，そして遺伝子発現へとつながる機構が示されている．それがLINC複合体である[9]．LINC（linker of nucleus and cytoskeleton）複合体は，細胞表面のインテグリンから細胞骨格を介して核膜直下のゲノムまでを物理的に架橋しており，（a）細胞表面のインテグリン，（b）微小管，中間径フィラメント，アクチンなどの細胞骨格，（c）核膜外膜に繋留されているNesprin，（d）核膜内膜のSUNタンパク質，（e）核内のラミンなどの5つの成分で構成されている（**図2**）．また，インテグリンを光ピンセットで引張すると，核小体の移動やクロマチンの分布のパターンが変化することが報告されており[10]，LINC複合体を介したメカニカルストレスの核内への伝播が，遺伝子発現のプロパティを直接変化させている可能性が示唆されている．間葉系幹細胞の基質の硬さに応じた分化運命決定機構とLINC複合体の関係に関する研究はまだ少なく，より詳細な研究が待たれるところであるが，既存のシグナルカスケードに依存しない「新メカノトランスダクション」の機構として発展が期待される研究領域である．

3）メカノトランスダクションの課題 ―メカノセンシングの研究動向

これまでに報告された基質の硬さに応じたメカノトランスダクションの機構は，間葉系幹細胞が特定の力学特性を有する環境に置かれた際に確かに観察されたものであるが，硬さの程度を細胞がどのように感知しているのか，つまり硬さに応じた細胞分化の閾値を認識する機構は不明なままである．

このように，細胞が外部の物理的な環境を認識する機構をメカノセンシングとよぶが，細胞内の分子機構の解明に比べて，現在までのところ，この課題に対する有効なアプローチは存在しなかった．しかし近年，マイクロレオロジーという手法が注目を集めている[11]．この技術を利用すれば，細胞がどのように外力を認識し，応答しているのかが理解できる可能性がある．簡潔に述べれば，細胞を挟み込むように接着させた2つ

のコロイド粒子をトラップした後に，一方のコロイドを固定したまま，他方のコロイドに外力を加えることで，その運動から細胞と周囲の媒質の力学的相互作用を定量的に解析・測定する．この手法を利用して，水野らの研究グループは細胞自身の硬さと細胞外基質の硬さの平衡状態に応じて，細胞はアクチンリモデリングを制御することで外部の力学的特性を「計測」していることを示している[12]．つまり，細胞は焦点接着斑に連絡されたアクチン細胞骨格が収縮する際の「牽引力」により，細胞周囲が細胞自身と比較してどれほど硬いのかを計測しており，細胞外基質が硬くなることによって牽引力は強くなるため，細胞が周囲の物理特性を認識できるという．マイクロレオロジー分野は発展途上の分野であるが，このようなメカノセンシング機構に対する研究が進捗することが，メカノトランスダクション研究の今後の発展を左右することになるであろう．

2 特徴的な力学特性を有する新しい足場素材

足場の硬さが間葉系幹細胞の運命を決定するという驚きのデータは，間葉系幹細胞を用いた組織再生を目標とする再生医学分野に大きな影響を与えた．前述のDischerらのグループの研究では，硬さの異なる基質としてアクリルアミドゲルを用いていたが，組織再生に幹細胞を利用するためには，立体培養が必要不可欠であり，細かな成形やハンドリングが難しいアクリルアミドゲルでは，幹細胞培養に適しているとは言えない．ちなみに，一般的なプラスチックディッシュの硬さ（弾性率[※3]）はおよそ10 MPaであり，ガラスディッシュはおよそ5 GPaである．この数値だけでも，通常の細胞培養条件がいかに，生体内で細胞が接着している基質の条件と乖離しているかがわかるであろう．つまり，メカノトランスダクション研究にプラスティッ

> **※3 弾性率**
> 物体の変形のしにくさを表す数値．物体に力を加えて変形させるとき，その応力（物体の内部に生じる力）のひずみ（物体の変形状態）に対する比で求められる．つまり，外力に対してどれくらい元の形を保とうとするのか．単位はPa（パスカル）．

クやガラスディッシュを利用することは避けるべきであり，求められているのは，これらの問題を解決しうる新たな足場の素材の開発であると筆者は考えている．成形のしやすさや弾性率の可変領域幅，細胞接着性から考えると，PDMS（ジメチルポリシロキサン）シートがその候補としてあげられることが多いが，シリコーンの一種であるPDMSシートは空気を通さず，当然，液体も透過しないと言う欠点がある．

一方，筆者が注目しているのが，マシュマロゲルとよばれる新規の柔軟多孔性材料である[13]．PDMSと類似した分子構造をしているが，多孔質であり，触ると文字通りマシュマロのように柔らかい（図3）．孔の径を変えることにより，硬さも制御することが可能であり，型に入れて重合させるだけなので，成形が自由に行える．表面は疎水的だが，親水処理および細胞外基質によるコートを行うと表面，および内部に細胞を播種，培養することができる．3 mm程度の厚みであれば受動拡散により，内部までのガス交換や培地交換が可能で，株化培養細胞であれば2週間以上の培養を実現している．材料工学分野とのコラボレーションにより，このマシュマロゲル以外にも生体吸収性素材のゼラチンハイドロゲルやコラーゲンスポンジなど多くの新素材が幹細胞培養に使われはじめている[14]．生体組織の物理特性をこれらの素材を用いて再現できれば，今後，幹細胞研究の強力なツールになるだろう．

3 ダイレクトリプログラミングと細胞外基質の力学特性

これまで間葉系幹細胞の分化におけるメカノトランスダクションの機構について述べてきたが，幹細胞のような未分化な細胞から目的組織を誘導する手法に加えて，近年は，最終分化した細胞に特定の処理（遺伝子導入や化合物）を施すことで，幹細胞を経ずに目的組織の細胞へと直接分化誘導する，ダイレクトリプログラミングの手法に注目が集まっている．

1）メカニカルストレスはダイレクトリプログラミングを誘導しうるか

家田らの研究グループはマウスの線維芽細胞にGata4，Mef2c，Tbx5の3因子を遺伝子導入することで，線維芽細胞を直接心筋細胞へと分化させることが

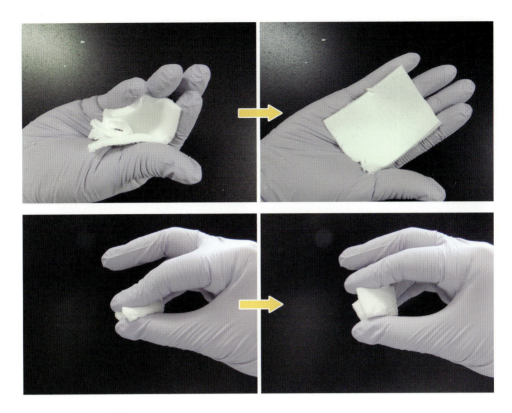

図3　マシュマロゲルの特徴
握る・つまむなどの操作をしても復元する．図の上段はシート状に加工したもの．下段はブロック状に加工したもの．内部の90％は空気で，耐熱温度が高く，オートクレーブも可能である．

できると報告した[15]．さらに興味深いことに，このダイレクトリプログラミングは培養皿上で誘導した場合に比べて，遺伝子導入した細胞を，拍動する心臓組織に移植して分化誘導させると，効率が大きく上昇するという[16]．この分化効率の上昇は，心臓組織内に存在する液性因子によるものであると考えることもできるが，筆者はこの現象は，移植された細胞が心臓組織特異的な細胞外基質と相互作用することによってもたらされたのではないかと想定している．さらに筆者らは心拍動というメカニカルストレスが心筋の分化を制御し，心臓発生に不可欠であると言う知見を得ており[17]，このダイレクトリプログラミングにおいても，拍動というメカニカルストレスが心筋分化誘導を惹起している可能性も想定している．

しかし，その仮説を検証するためには心臓の細胞外基質の力学特性を再現した足場に細胞を播種して，拍動のような物理的な刺激を負荷せねばならない．だが，心臓の細胞外基質の硬さを部位特異的に正確に計測したデータはなく，仮にあったとしてもそれを忠実に再現した立体構造の足場を構築することは，非常に難しい課題に思える．そこで筆者が注目したのが，脱細胞処理である．

2）生体由来の基質を用いた分化誘導

生体内では間葉系幹細胞に限らず，すべての細胞は組織に存在し，組織特有の細胞外基質と接着している．この当然とも言える事実に着目し，生体組織の細胞外基質を細胞培養の足場としてそのまま利用しようというアイディアが脱細胞処理である[18]．脱細胞化は，生体由来の組織に界面活性剤を灌流させることで，細胞外基質を残して細胞および，細胞由来の核酸を除去する手法である（**図4**）．脱細胞化した組織には再度，細胞を播種することが可能で，灌流用のポンプさえあれば，マウスの心臓組織を脱細胞化し，別種の細胞を再充填することができる．現在，筆者も脱細胞処理後に

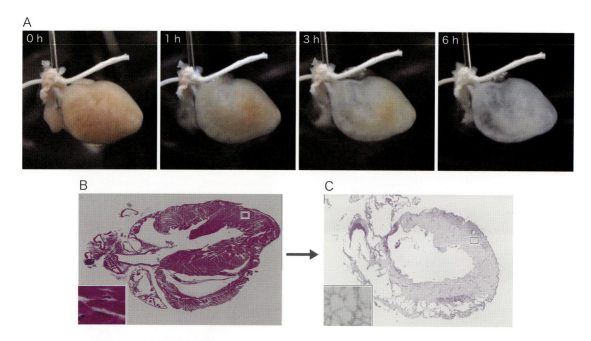

図4 脱細胞処理による心臓足場の作製
A）界面活性剤をマウスの心臓に灌流させると，6時間ほどですべての細胞は脱落する．B）灌流前のマウス心臓の切片．C）脱細胞処理後のマウス心臓．細胞が消失し，細胞骨格の足場だけが残っている様子が観察できる．

細胞を再充填した再生心臓に，心拍動を模したメカニカルストレスを負荷することで心筋分化誘導の効率が変化するか，詳細な検討を行っている．

おわりに

間葉系幹細胞が細胞外基質の力学特性に応じて分化運命を変化させる，というセンセーショナルな報告がなされたのが2006年．それから10年近くが経過し，幹細胞分化を制御するメカノトランスダクションの分子機構も徐々に明らかになってきた．この報告がもたらしたのは，メカノトランスダクション研究の隆盛と生体由来材料の重要性の再認識である．一方，今後，この研究分野の発展の鍵を握るのは，メカノセンシング機構の解明と細胞培養の足場となる多様な素材の開発であり，波及する分野は広いと考えられる．それを象徴するように，2015年度からは，革新的先端研究開発支援事業（AMED-CREST）として「メカノバイオロジー機構の解明による革新的医療機器および医療技術の創出」という一大プロジェクトが動き出している．

今後，メカノトランスダクションの医学分野への進出の潮流は拡大し，多くの研究グループや企業の参入が続くだろう．分子生物学分野だけではなく，工学，物理学，数学，医学分野などの研究者の方々も，自らの研究対象に潜むメカノトランスダクションを探してみてはいかがだろうか．

文献

1) Jaalouk DE & Lammerding J：Nat Rev Mol Cell Biol, 10：63-73, 2009
2) Wang J, et al：Protein Cell, 5：518-531, 2014
3) Engler AJ, et al：Cell, 126：677-689, 2006
4) Du J, et al：Proc Natl Acad Sci U S A, 108：9466-9471, 2011
5) Shou J, et al：Nat Neurosci, 2：339-345, 1999
6) Yu H, et al：Stem Cells Dev, 22：136-147, 2013
7) Selvaraj A & Prywes R：J Biol Chem, 278：41977-41987, 2003
8) Shih YR, et al：J Bone Miner Res, 26：730-738, 2011
9) Uzer G, et al：Curr Mol Biol Rep, 2：36-47, 2016
10) Mellad JA, et al：Curr Opin Cell Biol, 23：47-54, 2011
11) Nijenhuis N, et al：J R Soc Interface, 9：1733-1744, 2012
12) Mizuno D, et al：Phys Rev Lett, 102：168102, 2009

13) Hayase G, et al：Angew Chem Int Ed Engl, 52：10788-10791, 2013
14) Otani Y, et al：Tissue Eng Part A, 21：627-636, 2015
15) Ieda M, et al：Cell, 142：375-386, 2010
16) Qian L, et al：Nature, 485：593-598, 2012
17) Miyasaka KY, et al：Mech Dev, 128：18-28, 2011
18) Ott HC, et al：Nat Med, 14：213-221, 2008

<著者プロフィール>
宮坂恒太：2007～'10年 東北大学大学院生命科学研究科（小椋研究室）にて心臓発生の分子機構を研究し，博士号の学位を取得．その後，同年4月より東北大学脳科学GCOE助教，'11年3月より東北大学加齢医学研究所助教．心臓発生に必要なメカニカルストレスに興味を惹かれ，メカニカルストレスと細胞分化，発生などさまざまな生命現象とメカニカルストレスを結びつけて研究を行っている．今後は，代謝疾患とメカニカルストレスの関係性に迫っていきたいと考えている．

第2章 細胞-環境間シグナルからみた幹細胞の制御機構

2. Hippo-YAP/TAZシグナルによる幹細胞・前駆細胞の分化制御

石原えりか，仁科博史

> Hippoシグナル伝達経路は，転写共役因子YAPやTAZを介して細胞増殖や細胞死など多様な細胞応答を制御している．近年，YAP/TAZの活性は細胞外基質硬度に応じて制御され，間葉系幹細胞の分化運命決定を担うことが明らかになった．また，YAP/TAZの活性化は，胚盤胞における栄養外胚葉への分化促進や，ES細胞・iPS細胞の維持，網膜および腸上皮幹細胞・前駆細胞の増殖および分化を制御することが報告された．以上のように，Hippo-YAP/TAZシグナルは幹細胞・前駆細胞の分化制御に重要な役割を担っている．

はじめに

　Hippo-YAP/TAZシグナル伝達経路は，ショウジョウバエから哺乳動物まで保存されているキナーゼカスケードである[1]〜[3]．ショウジョウバエの複眼や翅において，本経路の破綻は細胞増殖や細胞死を制御し，複眼の過形成や翅の肥大を誘導することが報告された．また，肝臓でYAPを過剰発現させたマウスでは，肝臓の肥大やがんを誘発することが示され，本経路は細胞の数を調節して器官サイズや発がんを制御することが明らかになった．この他，本経路が制御する細胞応答として，細胞接触阻害や上皮間葉転換，細胞競合などが示されている．近年，本経路の活性が細胞外基質（ECM）の硬度に依存することが報告され，YAP/TAZの活性状態が間葉系幹細胞の分化運命を決定することが明らかになった[4]．本経路はメカノトランスダクションの主要なシグナル経路として機能し，細胞分化を制御することが示された．以上のように，本経路が制御する細胞応答は拡大しつつある．本稿では，Hippo-YAP/TAZシグナルが担う各種幹細胞，前駆細胞の分化制御について最新の研究成果を紹介する．

1 Hippo-YAP/TAZシグナル

　1990年代，p53やRbに次ぐ新たながん抑制関連遺伝子を探索するため，ショウジョウバエのモザイク解析法を用いた遺伝学的スクリーニングが行われた[1][2]．その結果，Hippoを含む複数のがん抑制遺伝子が単離

[キーワード＆略語]
Hippoシグナル伝達経路，YAP/TAZ，間葉系幹細胞，ES細胞，iPS細胞，組織幹細胞，前駆細胞

Amot：angiomotin
ECM：extracellular matrix（細胞外基質）
RhoGAP：Rho GTPase-activating protein（Rho GTPase活性化分子）

され，Hippoシグナルが同定された（**図1**）．その後，Hippoシグナルの標的分子として転写共役因子YAPとそのパラログであるTAZが同定された．Hippoシグナルは，セリンスレオニンキナーゼであるMst1/2（ショウジョウバエホモログHippo）やLats1/2，調節因子であるSav1やMob1a/1bの4種類の主要タンパク質から構成されている．Mst1/2とSav1複合体はLats1/2をリン酸化し，リン酸化されたLats1/2はMob1a/1bと複合体を形成し，標的分子であるYAP/TAZをリン酸化する．リン酸化されたYAP/TAZは，14-3-3と結合して細胞質に局在し，負に制御される．リン酸化されたYAP/TAZの一部は分解される．リン酸化されていないYAP/TAZは核へと移行し，転写因子TEADやp73などと結合し，遺伝子発現を制御する．

本経路の上流刺激の1つとして細胞接触が知られている．細胞間の接触によりHippoシグナルが活性化され，YAP/TAZは不活性化される．また，ECM硬度や細胞形態によるアクトミオシン束の収縮刺激が，Lats1/2を不活性化することが報告され，細胞外環境依存的なYAP/TAZ活性化機構が示された[5]．さらに，F-actinによるLats1/2非依存的なYAP/TAZの活性化機構の存在や，TGF-βシグナルとのクロストークなど，Hippoシグナル非依存的な経路も続々と報告されている．そのため現在では，研究の中心はHippoシグナルからYAP/TAZの機能解明に移りつつある．

2 細胞外環境依存的な細胞の分化制御

細胞が置かれている環境の硬度は，血液（弾性係数：50 Pa）から骨組織（2×10^9 Pa）までさまざまであることが知られ，細胞外の環境は細胞の分化状態を規定する一因であると考えられている[6]．実際に，間葉系幹細胞を用いた実験により，骨芽細胞周囲のコラーゲン線維の硬度を模倣したECM上で培養すると骨芽細胞へ，大脳組織の硬度では神経細胞へ，中間の硬度では筋芽細胞へと分化誘導されることが示された[7]．また間葉系幹細胞は，細胞が広がっている場合には骨芽細胞へ，広がりのない場合には脂肪細胞へ分化誘導されることが報告された[8]．細胞はアクトミオシン束の収縮により焦点接着斑を引き，外部抵抗力つまりECM硬度を感知しており，ECM硬度や細胞の広

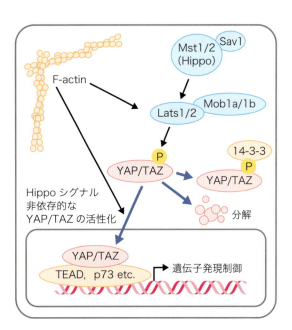

図1 Hippo-YAP/TAZシグナル伝達経路
Hippoシグナルは，Mst1/2, Sav1, Lats1/2, Mob1a/1bの4種類のタンパク質から構成され，YAP/TAZをリン酸化する．リン酸化されたYAP/TAZは14-3-3と結合し，細胞質に局在化し，一部は分解される．リン酸化されていないYAP/TAZは核へと移行し，転写因子TEADやp73と結合し遺伝子発現を制御する．アクチン骨格（F-actin）は，Lats1/2非依存的にYAP/TAZを活性化する．

がりの認識にアクチン骨格が重要であると考えられていたが，その分子実態は不明であった[5]．その後の研究により，YAP/TAZが本分子機構の一端を担うことが明らかになった（**図2**）[4]．細胞が硬いECMの上に存在する場合や，細胞が広がっている（伸展面積が広い）場合，アクチン骨格が誘導され，YAP/TAZは活性型として核に局在する．その結果，間葉系幹細胞は骨芽細胞へ分化誘導される．一方，細胞が柔らかいECMの上に存在する場合や，細胞の広がりがない（細胞が縮んでおり，進展面積が狭い）場合には，アクチン骨格は発達せず，YAP/TAZは不活性型として細胞質に局在する．その結果，間葉系幹細胞は脂肪細胞へ分化誘導される．

最近，われわれはメダカ変異体を用いた研究により，三次元組織の形成におけるYAPの役割を明らかにした[9]．臓器形成機構に関与する新たな分子を探索するため，メダカ胚を用いた大規模変異体スクリーニング

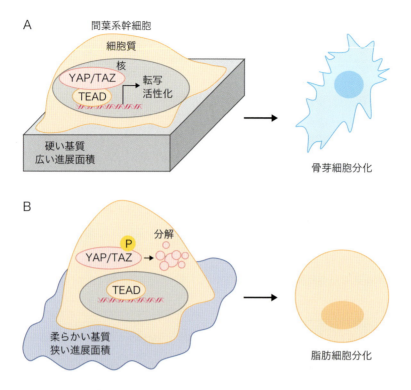

図2 細胞外環境依存的な間葉系幹細胞の分化制御
間葉系幹細胞が硬い基質の上や広い伸展面積上に置かれた場合には，YAP/TAZは核局在し，遺伝子の転写を誘導する．その結果，骨芽細胞へ分化が誘導される．一方，間葉系幹細胞が柔らかい基質の上や狭い伸展面積上に置かれた場合には，YAP/TAZは細胞質に局在し分解される．その結果，脂肪細胞へ分化が誘導される．

を行った．その結果，体が重力に抗して三次元構造をとれずに扁平化するhirame（hir）変異体の単離に成功した．ポジショナルクローニングの結果，hir変異体の原因遺伝子がYAPであることが明らかになった．本変異体において個体レベルの張力を計測した結果，YAPが組織や細胞の張力を生み出すアクトミオシンネットワークの活性を制御していることが示された．hir変異体では細胞張力の低下により細胞が正常に積み上がらず，その結果，神経管などの上皮組織が扁平化したと考えられた．また，YAPはアクトミオシンの活性制御を介して細胞外のフィブロネクチンの重合化を誘導し，細胞外基質環境を変化させることを見出した．フィブロネクチンの重合は，眼のレンズと網膜の正常な組織配置に必須であることも示された．さらに，hir変異体により見出されたYAPの機能は，ヒトにおいても保存されていることが明らかになった．ヒト培養細胞を用いた三次元培養法により，YAPはRho GTPase活性化分子（RhoGAP）を制御し，アクトミオシン活性を調節することが示された．

本研究により，細胞外環境からの力学刺激はアクチン骨格を介してYAPを活性化するのみならず，逆に活性化されたYAPはアクトミオシン活性を介して細胞外環境を制御すること（フィードバック機構）が示唆された．これらの報告から，YAP/TAZは力学刺激のエフェクター分子として機能し，細胞外環境依存的な細胞分化や臓器形成を担っていることが示された．

3 胚盤胞およびES細胞・iPS細胞における細胞分化制御

哺乳動物の受精卵は，数回の卵割により桑実胚となる．桑実胚は外側の細胞が単層の上皮細胞である栄養外胚葉へと分化し，内側の細胞が多分化能を有する内部細胞塊となることにより，胚盤胞になる．この細胞

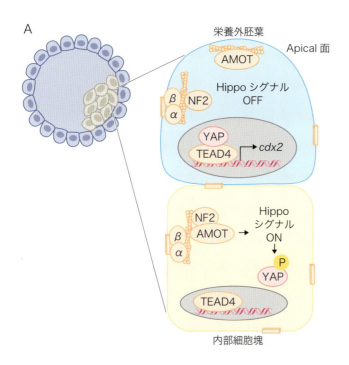
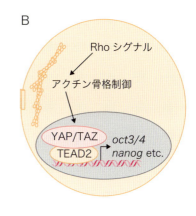

図3　胚盤胞の分化制御およびES細胞の未分化維持機構
A）栄養外胚葉では細胞間接着が疎であり，細胞極性が存在し，細胞膜タンパク質であるAngiomotin（Amot）は細胞接着のないApical面に限局している．このときHippoシグナルは不活性化状態となり，YAPは核へと移行する．核内においてYAPはTEAD4と結合し，Cdx2などの栄養外胚葉特異的遺伝子を発現誘導する．その結果，栄養外胚葉への分化が促進される．内部細胞塊では，細胞間接着が密であり，AmotはNF2，F-actin，α-catenin（α），β-catenin（β），E-cadherinと複合体を形成し，細胞接着面に局在している．このときHippoシグナルは活性化状態となり，YAPは負に制御される．B）ES細胞ではRhoシグナルによりアクチン骨格が制御され，YAP/TAZは核に局在する．YAP/TAZはTEAD2と結合し，Oct3/4やNanogの発現を誘導する．Aは文献3をもとに作成．

分化現象が，哺乳動物における最初の細胞分化として知られている[3]．ノックアウトマウスを用いた解析により，栄養外胚葉への分化に転写因子TEAD4が必須であることが報告された[10) 11)]．その後の解析により，栄養外胚葉では細胞極性や細胞間接着の減弱，細胞膜タンパク質であるAngiomotin（Amot）のApical面への限局などによりHippoシグナルが不活性化され，活性化されたYAPがTEAD4を介してCdx2などを発現誘導し，栄養外胚葉へ分化誘導することが明らかになった（**図3A**）[12) 13)]．内部細胞塊では，密な細胞間接着が存在し，細胞極性は存在しない．AmotはF-actinおよびα-catenin，β-catenin，E-cadherinと複合体を形成して細胞接着面に限局し，Hippoシグナルは活性化される．その結果，YAPは不活性化され，分化は抑制される．

胚盤胞の内部細胞塊から樹立される胚性幹（ES）細胞は，自己複製能や多分化能を有することが知られている．ES細胞ではYAPやTEAD2の発現量が高く，YAP-TEAD2がOct3/4およびNanogの発現を亢進させていることが明らかになった（**図3B**）[14]．また，ES細胞の維持に重要なYAP活性化機構が，Rhoシグナルによるアクチン骨格制御により担われていること，ES細胞におけるYAPやTEAD2の発現抑制は内胚葉系細胞への分化を誘導すること，分化誘導されたES細胞ではYAPおよびPcGやNanog，Oct3/4，Sox2などの幹細胞マーカー遺伝子の発現が抑制されることが報告された[15) 16)]．さらに，人工多能性幹（iPS）細胞においてもYAPが活性化していることや，マウス線維芽細胞にYAPを発現させるとiPS細胞へのリプログラミング効率が上昇することが報告された[16]．以上の報告から，YAP/TAZは胚盤胞やES細胞・iPS細胞の分化および未分化維持の制御に重要な役割を果たしていることが示された．

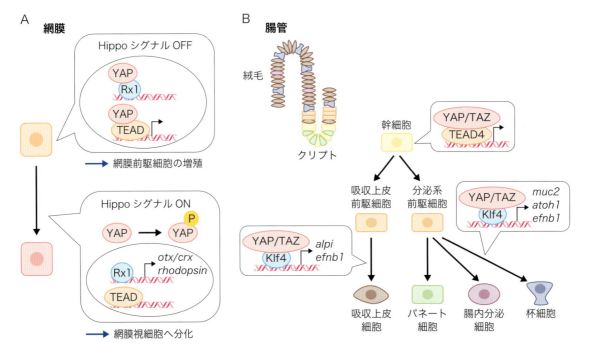

図4 組織幹細胞・前駆細胞の分化制御
A）網膜前駆細胞においてHippoシグナルが不活性化すると，YAPは核に局在する．YAPは，TEADと結合すると遺伝子発現を誘導し，細胞増殖を促進する．また，YAPはRx1と結合し，細胞分化を抑制する．一方，Hippoシグナルが活性化すると，YAPは細胞質に局在する．Rx1はOtxやCrx，Rodopsinの発現を誘導し，網膜視細胞分化を促進する．B）腸上皮組織には絨毛とクリプトが存在する．クリプトに存在する腸上皮幹細胞は，自己複製と分化により，吸収上皮前駆細胞および分泌性前駆細胞の産生を行う．腸上皮幹細胞や前駆細胞では，YAP/TAZはTEADと結合して増殖を促進する．吸収上皮前駆細胞では，YAP/TAZは転写因子Klf4と結合し，AlpiやEfnb1などを発現誘導し，吸収上皮細胞へ分化誘導する．分泌系前駆細胞では，YAP/TAZはKlf4と結合し，Muc2やAtoh1，Efnb1などを発現誘導し，杯細胞へ分化誘導する．Bは文献21をもとに作成．

4 組織幹細胞・前駆細胞における分化制御

ゼブラフィッシュ胚におけるYAPのノックダウンは，脳や眼，神経堤の前駆細胞の増殖を抑制することが示された[17]．また，出生時マウス網膜におけるYAPの過剰発現は，網膜前駆細胞の増殖と網膜分化抑制を誘導することが報告された[18]．われわれは，ゼブラフィッシュ胚を用いて，Mst2に対するモルフォリノを導入した際の表現型を観察した．その結果，Mst2機能阻害胚は網膜形態異常ならびに網膜色素細胞の色素形成異常を呈することを見出した．また，YAPの活性型を導入した胚においても，同様の結果が確認された．さらに，生化学的解析により，①YAPはTEAD結合ドメインを介して転写因子TEADと結合し，増殖を促進すること，②YAPはWWドメインを介して網膜分化因子Rx1と結合し，網膜視細胞の分化抑制を担うこと，③Hippoシグナルが活性化状態になると，Rx1は標的であるOtxやCrx，Rodopsinの発現を誘導し，その結果，網膜視細胞への分化が誘導されることを見出した（図4A）[19]．以上の結果から，YAPは自身の異なる2種類の機能ドメインを介して増殖促進能と分化抑制能の二面性を発揮し，網膜前駆細胞の増殖と分化の切り換えを行っていると考えられた．

成体組織に存在する体性幹細胞・前駆細胞おいても，Hippo-YAP/TAZシグナルは細胞分化を制御している．腸上皮組織には絨毛の他に陰窩（クリプト）とよばれる窪みがあり，クリプトの底部に腸上皮幹細胞が存在する．腸上皮幹細胞は，分化によって吸収上皮前駆細胞と分泌系前駆細胞の2種類の前駆細胞を産生し，吸

収上皮前駆細胞は吸収上皮細胞へ，分泌系前駆細胞は杯細胞，腸内分泌細胞，パネート細胞のいずれかの成熟細胞へ分化することがわかっている（**図4B**）[20)21)]．腸上皮組織においてMst1/2をノックアウトしたマウスでは，腸上皮においてYAPの核局在が亢進し，腸上皮幹細胞の増殖と幹細胞マーカーの発現が促進されることが示された[20)]．また，腸上皮におけるYAP/TAZのノックダウンにより杯細胞の数が減少することが明らかになった[21)]．さらに，腸上皮幹細胞や前駆細胞ではYAP/TAZはTEAD4と結合して増殖を促進すること，YAP/TAZが転写因子Klf4と結合すると，吸収上皮前駆細胞ではAlpiやEfnb1などが発現誘導されて吸収上皮細胞へ，分泌系前駆細胞はAtoh1やMuc2，Efnb1などが発現誘導されて杯細胞へと分化が誘導されることが報告された[21)]．以上の報告から，腸上皮組織においてYAP/TAZは腸上皮幹細胞・前駆細胞の増殖と，杯細胞への分化という2つの役割を担っており，YAP/TAZによる細胞応答の切り替えは，転写因子TEAD4あるいはKlf4の選択により行われていることが示された．腸上皮組織では，Wnt/β-catenin経路が上皮幹細胞・前駆細胞の増殖および分化の制御に重要な役割を担っていることが知られており，Hippo-YAP/TAZシグナルとのクロストークも明らかになりつつある．この他，ニワトリ雛の脊椎神経管では，YAPやTEADの過剰発現が，神経分化抑制と神経前駆細胞の増殖を誘導することが報告されている[22)]．

おわりに

以上のように幹細胞・前駆細胞の未分化維持と分化制御にYAP/TAZが重要な役割を果たしていることが明らかにされつつある．しかし，YAP/TAZによる転写パートナーの選択による運命決定機構は不明な点が多い．また，がん幹細胞においてもYAP/TAZの関与が示唆されつつある．髄芽腫のがん幹細胞ではYAPおよびTEADが高発現していること，乳がんのがん幹細胞においてTAZは自己複製や発がんに必須の役割を担うことが報告されている[3)23)]．今後は正常および病態時の幹細胞・前駆細胞におけるYAP/TAZの役割解明が期待される．

文献

1) Pan D：Dev Cell, 19：491-505, 2010
2) Piccolo S, et al：Physiol Rev, 94：1287-1312, 2014
3) Mo JS, et al：EMBO Rep, 15：642-656, 2014
4) Dupont S, et al：Nature, 474：179-183, 2011
5) Dupont S：Exp Cell Res, 343：42-53, 2016
6) Butcher DT, et al：Nat Rev Cancer, 9：108-122, 2009
7) Engler AJ, et al：Cell, 126：677-689, 2006
8) McBeath R, et al：Dev Cell, 6：483-495, 2004
9) Porazinski S, et al：Nature, 521：217-221, 2015
10) Yagi R, et al：Development, 134：3827-3836, 2007
11) Nishioka N, et al：Mech Dev, 125：270-283, 2008
12) Nishioka N, et al：Dev Cell, 16：398-410, 2009
13) Hirate Y, et al：Curr Biol, 23：1181-1194, 2013
14) Tamm C, et al：J Cell Sci, 124：1136-1144, 2011
15) Ohgushi M, et al：Cell Stem Cell, 17：448-461, 2015
16) Lian I, et al：Genes Dev, 24：1106-1118, 2010
17) Jiang Q, et al：Biochem Biophys Res Commun, 384：114-119, 2009
18) Zhang H, et al：Dev Biol, 361：103-115, 2012
19) Asaoka Y, et al：PLoS One, 9：e97365, 2014
20) Zhou D, et al：Proc Natl Acad Sci U S A, 108：E1312-E1320, 2011
21) Imajo M, et al：Nat Cell Biol, 17：7-19, 2015
22) Cao X, et al：Genes Dev, 22：3320-3334, 2008
23) Cordenonsi M, et al：Cell, 147：759-772, 2011

＜筆頭著者プロフィール＞
石原えりか：2012年，広島大学薬学部薬科学科卒業．同大学院医歯薬保健学研究科修士課程修了．細胞内シグナル伝達研究に興味をもち，'14年，東京医科歯科大学大学院博士課程に進学．現在の研究テーマは「Hippo-YAP/TAZ経路による組織恒常性維持機構の解明」であり，細胞社会の基本原理を追求している．

第2章 細胞−環境間シグナルからみた幹細胞の制御機構

3. メカニカルストレスによる骨恒常性制御

中島友紀

> 骨の恒常性は，破壊と形成の動的なバランスにより保たれている．この再構築は"骨リモデリング"とよばれ，強靭な骨を維持し生命維持に必須なミネラル代謝を制御している．骨リモデリングは，骨構成細胞のクロストークによって制御されており，このバランスの破綻が，さまざまな骨疾患につながる．骨細胞は，骨基質に埋め込まれた特殊な細胞であり，神経細胞様の細胞突起によって骨内の骨細胞同士，そして，骨表面の破骨細胞や骨芽細胞とも密接にコンタクトしている．この細胞間ネットワークが，メカニカルストレスなどの力学的な環境変化を感受し，機能的な応答反応を可能にすることで，骨の動的な恒常性を維持している．

はじめに

　生体の基軸である骨は，動的な恒常性を維持しながら統合的な運動機能を支えている．レジスタンストレーニングやスポーツなどの運動に伴うメカニカルストレスに応答し，骨はその組織量や強度を増加させる．一方，疾患による寝たきりや宇宙空間など力学的負荷が少ない環境においては，すみやかな骨量の減少と脆弱化を引き起こすことを，人類は経験的に理解している．

　骨は，破壊と形成のバランスにより常に新しくつくり替えられており，この再構築は"骨リモデリング[※1]"とよばれ，強靭な骨組織の維持のみならず，生命維持に必須なミネラルの代謝器官である骨を巧妙に制御している．骨組織は造血幹細胞を起源とする破骨細胞と間葉系幹細胞を起源とする骨芽細胞，骨細胞によって構成されており，その細胞間クロストークが骨リモデリングを制御している．そして，この動的な骨恒常性の破綻が，骨粗鬆症などさまざまな骨疾患につながる[1,2]．

[キーワード&略語]
骨恒常性，骨リモデリング，メカニカルストレス

Nrp1：neuropilin-1
ODF：osteoclast differentiation factor
OPG：osteoprotegerin
RANKL：receptor activator of NF-κB (RANK) ligand
Sema4D：semaphorin 4D
SOST：sclerostin
TRP：transient receptor potential

Mechanical stress and bone homeostasis
Tomoki Nakashima[1,2,3]：Department of Cell Signaling, Graduate School of Medical and Dental Sciences, Tokyo Medical and Dental University[1] /Japan Agency for Medical Research and Development, Core Research for Evolutional Science and Technology (AMED-CREST)[2] /Japan Science and Technology Agency (JST), Precursory Research for Embryonic Science and Technology (PRESTO)[3] (東京医科歯科大学大学院医歯学総合研究科分子情報伝達学[1] /日本医療研究開発機構AMED-CREST[2] /科学技術振興機構さきがけ[3])

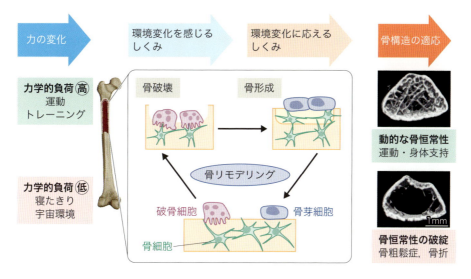

図1 力の変化を感じ，応えることで，骨の量や構造は決定される
力の変化を"感じるしくみ"と"応えるしくみ"により，骨は動的な恒常性を維持している．力の変化に適応できるように骨構成細胞によって，骨リモデリングが制御されており，このシステムが破綻すると骨粗鬆症などの骨疾患を発症する．

1 骨リモデリング

骨は外界からのメカニカルストレスの変化を感知し応答することで，荷重の大きい部位では太い骨梁と密集した配列構造を配置し，有効に身体を支持できる構造を実現している[3]．骨リモデリングは骨表面に存在する破骨細胞と骨芽細胞による連関した制御システムであり，破骨細胞が古い骨組織を破壊することで開始され，その破壊部分を骨芽細胞が新生骨により充填する（図1）．骨リモデリングは無秩序に行われるものではなく，新生骨に転換されると数年は同じ場所で骨リモデリングが開始されることはないと考えられている[1,2]．しかしながら，いつ，造血幹細胞から細胞分化が誘導され破骨細胞に成熟し，どのように古い骨を認識することで骨破壊を開始するのか？そして，どの段階で骨破壊を停止するのか？また，骨破壊後，骨芽細胞がどのように破壊部位を認識し動員され，欠失部分に過剰な骨を形成することなく，恒常性を保ちながら新生骨を補填していくのか？間葉系幹細胞から，いつ，骨芽細胞に分化が決定されるのか？など，いくつかの仮説が提示されているものの，いまだに不明な点が多いのが現状である．

2 骨を破壊する細胞，破骨細胞

破骨細胞は，造血幹細胞を起源とし，単球・マクロファージ系の前駆細胞から分化誘導される多核の巨細胞で，酸とプロテアーゼにより，骨を破壊する細胞である．1980年代初頭に，間葉系細胞（軟骨細胞，骨芽細胞，骨細胞など）を豊富に含む胎生期骨原基と破骨前駆細胞の共存培養実験から，破骨細胞の分化に間葉系細胞の支持が必要なことが見出された[1]．その後，破骨前駆細胞を含む骨髄細胞と頭蓋骨由来の間葉系細胞の共存培養系によっても破骨細胞が分化誘導されることから，間葉系の支持細胞が破骨細胞の分化促進因子（osteoclast differentiation factor：ODF）を発現することが提唱された[1]．そして，1990年代後半に，破骨細胞分化抑制因子OPG（osteoprotegerin），および分化促進因子RANKL[※2]（receptor activator of NF-κB ligand）が相次いでクローニングされた[1]．

※1 骨リモデリング
骨リモデリングは，破骨細胞と骨芽細胞による連関した制御システムである．具体的には破骨細胞が古い骨を破壊し開始され，骨芽細胞がその欠失部分に骨基質を充填し骨形成を行う現象のことを指す．このバランスの破綻がさまざまな骨疾患につながる．

表　RANKL/RANK/OPGの遺伝子変異と表現型

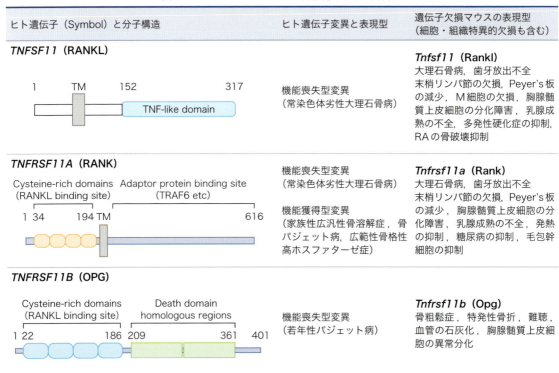

文献1より改変して転載．

RANKLはTNFファミリーに属するサイトカインであり，間葉系細胞などの破骨細胞分化支持細胞上での発現がみられ，破骨前駆細胞に発現するRANK受容体を介して，分化マスター転写因子NFATc1の活性化を誘導する．また，可溶性デコイ受容体であるOPGは，RANKより高い親和性でRANKLと結合し，このシグナル伝達を阻害する（**表**）．

RANKおよびRANKL欠損マウスの骨組織では，破骨細胞が全くみられず，重篤な大理石骨病を呈するのに対し，OPG欠損マウスは破骨細胞分化の異常な亢進の結果，顕著な骨粗鬆症とそれに伴う骨折を生ずる[1]．ヒトにおいてもRANKの機能獲得型変異によって起こる破骨細胞の異常活性化が，家族性広汎性骨溶解症や家族性骨パジェット病の病因であること，また，OPGの欠損によって骨破壊が恒常的に亢進した結果，若年性骨パジェット病が発症することが見出された．さらにRANKLの機能喪失型変異によって起こる破骨細胞の分化異常とそれに伴う重篤な大理石骨病も報告され，これら分子機能がヒトにおいても重要であることが実証されている（**表**）[1]．また，RANKL/RANKシステムは，破骨細胞の運命を決定するだけでなく，乳腺の成熟，乳がんの発症と骨転移においても重要な役割を担うことが見出されており，現在，完全ヒト型抗RANKL抗体療法が確立され，骨粗鬆症やがんの骨転移に対する有効性が実証されている（**図2**）[4]．

3 骨を形成する細胞，骨芽細胞

骨芽細胞は，骨表面上で破骨細胞によって骨破壊された部位に新たな骨を新生する細胞であり，コラーゲン，オステオカルシンなどの骨基質タンパク質を分泌する．これらの骨基質は，直ちに石灰化するのではな

> **※2　RANKL**
> 骨代謝系，免疫系やがんの研究領域にとどまらず，心血管系の石灰化制御や体温・発熱の制御，糖尿病，毛髪発育，筋肉制御など，多彩な機能が生体レベルで明らかにされている．RANKL biologyとも言うべき，生体の新たな制御機構を解明する駆動力になっているサイトカインである．

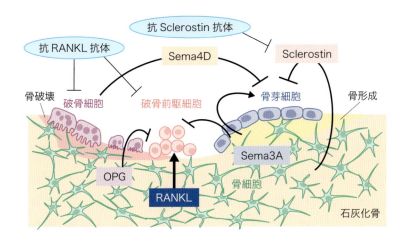

図2　骨構成細胞のクロストークと骨リモデリング制御
骨は恒常性を司る骨リモデリングの制御機構を解明することで，新たな治療戦略が実現している．RANKLの阻害は，破骨細胞の分化・活性化を抑制し，骨破壊を著明に抑制する．Sclerostinの阻害は，骨芽細胞を活性化させ，骨形成を促進させる．

く，類骨とよばれる未熟な骨を形成する．その後，骨芽細胞が分泌する基質小胞により石灰化が進行し，ハイドロキシアパタイトを主とするリン酸Ca結晶とコラーゲン線維により強靭な骨が形成される[5]．

　骨芽細胞は，軟骨細胞，筋芽細胞，脂肪細胞などと共通の前期細胞である間葉系幹細胞から細胞運命が決定され，分化誘導される．これら異なる細胞集団への分化の決定には，特異的な転写因子の発現が必須である．1990代後半からマウスジェネティクスを駆使した解析により，骨芽細胞の分化を司るマスター転写因子Runx2やOsterixが同定され，この研究領域に大きな貢献をもたらした[5]．加齢やメカニカルストレスの低下などに伴って骨髄では骨芽細胞の分化や骨形成が低下する一方で，間葉系幹細胞から脂肪細胞への分化が亢進し，脂肪髄を呈し骨量が低下する．多くの因子がこの過程にかかわっており，特に古典的Wntシグナルが，間葉系幹細胞から骨芽細胞への分化促進と脂肪細胞への分化抑制することが見出されている[5]．

4 骨の中に埋め込まれた細胞，骨細胞

　破骨細胞や骨芽細胞が骨表面上で機能する一方で，骨細胞は骨の中に埋め込まれた状態で存在する細胞である[2]．骨芽細胞が骨形成に伴い自らが産生した骨基質に埋め込まれ，最終的には石灰化した骨組織の骨小腔に個別で存在すると考えられている[2]．骨細胞は骨組織において細胞集団の90％以上の数を占め，実に骨芽細胞数の約10倍もあり，その寿命も数年単位と言われている．その最終的な運命についてもよくわかっておらず，骨深部で細胞変性や壊死に至る骨細胞も存在すれば，破骨細胞によって骨から掘り出された後，細胞死に至る場合や，骨芽細胞やlining cell（休止期骨芽細胞）へ脱分化するなど，諸説提唱されているが，現時点において明確な回答は得られていない[2]．

　骨細胞は骨の中で個別に骨小腔に存在するが，骨細管とよばれる微細管構造の中に神経細胞のように無数の突起を伸ばしながらネットワークを形成し，骨細胞同士あるいは骨表面の細胞と接触している．この骨小腔と骨細管の総体積に存在する大量な細胞外液の循環が，骨細管内部の石灰化を抑制したり，ホルモンなどの生理活性物質を他の細胞や臓器に伝達すると考えられている．特に，骨細胞ネットワークは骨基質にかかる力学的な環境変化をとらえるために都合のよい構造であることから，骨細胞がメカニカルストレスを感知し，その応答機構として，骨細胞同士，また，骨表面上の破骨細胞や骨芽細胞へのシグナル伝達を介して，骨リモデリングを制御する司令細胞である可能性が想定されている[2,3]．

5 骨細胞による破骨細胞を介した骨恒常性の応答システム

骨細胞が，骨表面の細胞を制御することは，骨移植の実験の結果から示唆されている．骨細胞が存在する骨を移植した場合，破骨細胞による骨破壊が起こり，それに引き続き骨芽細胞による骨形成が観察できる．一方，凍結処理で骨細胞を死滅させた骨を移植して場合，骨破壊は起こらない．同様に頭蓋骨と破骨細胞を共存培養する実験系でも，骨細胞を死滅させた骨では，骨破壊が抑制されている．また，遺伝子改変マウスを用いて骨芽細胞特異的に細胞死を誘導した場合，骨形成は低下するが，RANKL発現や破骨細胞の形成，機能に影響がないことが見出されている[1]．さらに骨細胞様細胞株MLO-Y4細胞やニワトリから単離された骨細胞が，破骨細胞形成を支持することも報告されている．一方，骨細胞特異的なβ-catenin欠損マウスでは，RANKLを抑制するOPG産生が抑制され，破骨細胞分化が促進された結果，骨粗鬆症を発症する．これらの報告は，骨細胞が破骨細胞を制御し骨リモデリングに関与する証拠として重要な知見である[1]．

メカニカルストレスの低下や加齢，エストロゲン欠乏により，生体は骨粗鬆症を発症する．その骨組織では，骨細胞の細胞死が増加し，結果的に骨内の骨細胞数の低下と空の骨小腔の増加が見出されている[3]．骨細胞を特異的に死滅させたマウスでも，皮質骨に微細な骨損傷が発生し，骨量が低下している[6]．加齢に伴い脆弱になった骨組織においてもまた，微細な骨損傷部位が増加する．荷重による骨細胞死と空の骨小腔の増加し，骨細胞死と骨損傷部位および骨破壊部位は相関することも見出されている．これらの知見から骨細胞とそのネットワークが，骨損傷部位の感知と修復，つまり，骨リモデリングの開始と，その後の骨恒常性の制御に深く関与していると考えられる[7]．

われわれは以前，骨細胞におけるRANKLが，骨芽細胞のそれをはるかに凌ぐ発現量であること，そして，骨細胞による破骨細胞分化を支持する能力もまた，骨芽細胞や骨髄ストローマ細胞に比べ優れていることを見出した[8]．さらに，細胞特異的なRANKL欠損マウスの解析から，四肢骨の発生期から成長期における内軟骨性骨化の破骨細胞分化に必要なRANKLの主な供給源は，軟骨細胞や骨芽細胞であり，成体においては骨細胞がRANKLを主に発現し，破骨細胞を分化させる司令細胞として，骨リモデリングの開始を司っていることが明らかにされている（図2)[8〜10]．そして，骨細胞特異的なRANKL欠損マウスを，メカニカルストレスが低下する微少重力環境にさらした場合，骨量の低下が誘導されないことが見出されている．この結果は，力学的な環境変化を骨細胞が感受・応答し，骨恒常性を司っている重要な知見である[9]．

6 骨細胞による骨形成制御系を介した骨恒常性の応答システム

硬結性骨化症（sclerosteosis：OMIM269500, van Buchem disease：OMIM239100）は，骨形成の異常亢進による高骨密度を病態とする遺伝性疾患であり，その病因として，骨細胞から分泌される因子SclerostinをコードするSOST遺伝子の機能消失型変異であることが明らかにされている[11]．Sclerostin欠損マウスでも同様に著明な骨形成亢進による骨量の増加が観察される[11]．骨細胞から分泌されたSclerostinは，骨芽細胞のWnt受容体の共受容体であるLRP5/6に結合し，そのシグナル伝達を阻害することで，骨形成を負に制御している．興味深いことにSclerostinは，メカニカルストレスがかかるとその発現が低下し，力学的な負荷が減る微少重力環境では，その発現は亢進する[11]．また，ヒトの身体活動の違いにより，血清Sclerostinのレベルが異なることや[12]，計画的な運動トレーニングにより，力学的負荷が大きくなる環境になると血清Sclerostinが，抑制される[13]．さらに，脳卒中に伴う不動性骨粗鬆症の閉経後女性患者では，一般的な閉経後女性に比べ血清Sclerostinのレベルが高く，その濃度と骨形成マーカーは，負の相関を示す[14]．このような背景から，Sclerostinの機能阻害が，骨形成を促進する新たな治療戦略として注目されている．現在，抗Sclerostin抗体による卵巣摘出ラットやカニクイザルでの顕著な骨量の増加が見出されており，健常閉経後女性を対象とした臨床試験においても良好な結果が得られている[11]．この分子の発見と臨床応用への展開は，メカノバイオロジーを基盤とした医療戦略の成功例であり，幅広く人類の福祉に貢献すると考えられる（図2）．

Sclerostinにとどまらず，Wntシグナルを制御することによって，骨量を制御する分子は，創薬の観点からも注目を集めている．Sclerostinと同様にWnt受容体と共受容体LRP5/6に結合し，そのシグナル伝達を阻害するDkk1も力学的な負荷により発現制御されていることが知られており，その標的創薬の可能性が示されつつある[11]．

骨細胞が産生する骨形成抑制因子が，力学的な環境変化により発現制御されるこれらの事実は，骨基質に埋め込まれた骨細胞がメカニカルストレスを感受し，その応答機構として骨表面の骨リモデリングを実行する細胞を制御する司令細胞である証拠として重要な知見であり，次世代創薬の開発に大きな意味をもつと考えられる．

7 骨恒常性を司る新たな細胞間クロストーク・ファクター

最近，骨構成細胞間で，その機能に影響を与えるクロストーク因子が次々に同定されている．ゲノムワイドスクリーニングから，破骨細胞が骨破壊時に発現する遺伝子としてCthrc1が同定され，破骨細胞特異的Cthrc1欠損マウス（CtsK-Cre）では骨量の低下が観察されている[15]．この報告では，破骨細胞の数や吸収能に変化がみられず，骨芽細胞の数や骨形成能の低下が骨量減少の原因であることが示唆されている．また，近年の研究でEphrinファミリーなど神経軸索のガイダンス因子が，骨を構成する細胞のコミュニケーションにも重要な役割を果たしていることがわかってきた[16]．そして，破骨細胞分化の網羅解析から，Sema4D（semaphorin 4D）とよばれるガイダンス因子が，RANKLによって，破骨細胞に強く発現誘導されることが明らかになった．Sema4D欠損マウスの骨組織では，破骨細胞には影響がみられず，骨芽細胞分化や骨形成が亢進することで骨硬化症様の表現型を示すことが見出されている[17]．すなわち，Sema4Dは，骨芽細胞の成熟と骨形成を抑制し，骨芽細胞の運動能をも制御することで，破骨細胞から離れた場所に骨芽細胞をとどまらせ，骨形成を抑制し，十分な骨吸収が行われるよう，骨リモデリングを制御していると考えられた（図2）．

骨形成系細胞（骨細胞や骨芽細胞）は，RANKLを発現し破骨細胞分化を促進する一方で，OPGを発現し，破骨細胞分化を負にも制御している．われわれは骨形成系細胞由来の新規破骨細胞抑制因子を同定するため，OPG欠損頭蓋冠細胞の培養上清を分画し，破骨細胞分化抑制活性を指標とした機能スクリーニングと質量分析によって，Sema3Aを同定した[18]．Sema3Aは前述のSema4Dと同様，semaphorinファミリーに属する分子であり，神経細胞の軸索伸長におけるガイダンス因子として知られており，ほかにも免疫系などさまざまな機能が報告されているが，骨代謝における役割はわかっていなかった．

Sema3A欠損マウスは，著明な骨量低下を示し，破骨細胞分化の亢進が観察された．RANKL添加前にSema3Aを作用させると強力に破骨細胞分化を抑制することが見出されたが，RANKL添加後に作用させても，その抑制効果はみられなかった．これは，RANKL刺激によって受容体であるNrp1（neuropilin-1）の発現が急激に低下することに起因していると考えられた[18]．以前，Plexin-A1はSema6Dがリガンドの場合TREM2，DAP12と複合体を形成し，ITAMシグナルを活性化することで破骨細胞分化を正に制御することが報告されているが，Sema3Aが結合したNrp1は，Sema6DとPlexin-A1を競合することで，破骨細胞分化を負に制御していることが明らかになった．さらに，Sema3A欠損マウスにおいて骨芽細胞分化や骨形成が低下し，骨髄脂肪細胞の増加を示すことも見出され，網羅解析から古典的Wnt経路にかかわる分子が広く影響を受けていること，そして，Sema3AがWntシグナルを増強することが明らかになった[18]．Sema3Aの生体への投与は，破骨細胞の分化抑制，骨芽細胞の分化促進を伴った有意な骨量の増加を認めることができる．また，骨再生モデルや卵巣摘出骨粗鬆症モデルなど病的状態においても，Sema3Aは破骨細胞分化抑制・骨芽細胞分化促進を同時に実現することによって顕著な骨量増加作用を有する[18]．Sema3Aは骨破壊を抑制すると同時に骨形成を促進し骨量を高める理想的なクロストーク・ファクターであり，骨関連疾患の新たな治療戦略につながることが期待される（図2）．

8 骨における力学的な環境変化の感知システム

　生体の組織や細胞は，メカニカルストレスなどさまざまな外界からの刺激を，感知システム（センサー）で感受し，細胞内情報伝達系につなげることで，機能的な応答反応を導き環境変化に適応している．この環境適応の入り口である"感じるしくみ"を解き明かすことは，メカノバイオロジーを理解するうえで，大きなブレイクスルー・ポイントである．しかしながら，骨研究において重要なテーマである骨のメカノセンサーについて，その全貌の解明には至っていない．

　骨小腔に存在する骨細胞は，骨細管を通して無数の突起を用いてネットワークを形成しており，この細胞外液の循環が，細胞の活動に影響を与えていると考えられている．実際，力学的な環境を変化することで，細胞外液の循環が観察されることから，流体せん断応力（fluid shear stress）などの力の変化が，骨細胞ネットワークへ発生している[19]．このような骨構造と細胞環境の背景から，細胞接着に重要な分子であるインテグリン[20]や細胞間のgap junctionを形成するconnexin43ヘミチャネル[21]などを介した細胞内シグナルの研究が，骨細胞でも報告されている．さらに，さまざまな細胞の表面で観察されるプライマリーシリア[※3]も骨細胞で確認されており，細胞外液によるその変形が，polycystin complexの形成を介した細胞内Caの上昇やadenylyl cyclaseを介したcAMPを誘導することも注目されている[22) 23)]．

　TRP（transient receptor potential）は，1989年にショウジョウバエで発見されて以来，さまざまな細胞の表面で外的な物理的刺激（温度，機械刺激，光刺激，音刺激）と化学物質刺激を感知し，細胞内シグナルにつなげる6回膜貫通型のイオンチャネルであることが明らかにされている．TRPイオンチャネルファミリーは，哺乳類で28チャネルが，そして，ヒトでは27チャネルが同定されサブファミリーを構成しており，さまざまな臓器での機能が近年明らかにされ，創薬標的としも注目されている[24]．TRPV4は，浸透圧感受性チャネルとして同定され，皮膚，神経，腎臓などで発現し，力学的な機械刺激や温度を感知する可能性が示唆されている．ヒトにおいてTRPV4変異が同定されており，脊椎の異常により体幹の短縮を起こす短体幹症の病因遺伝子の可能性が示されている[25]．また，TRPV4欠損マウスは，これまでに異なるいくつかのラインが確立されている．骨解析の結果，通常の状態では骨構造への影響はなく，尾部懸垂実験によってメカニカルストレスが低下する微少重力環境では，通常，減少する骨量が維持されることが報告されている[26]．一方，別ラインの欠損マウスでは，通常の状態でも顕著な骨量の上昇が見出されている．これは破骨細胞の分化に重要なCaシグナルをTRPV4が制御するためと結論づけられている[27]．しかしながら，TRPV4を含めTRPイオンチャネルファミリーが，骨を構成する細胞にどのような分布で発現し，機能しているかはいまだ不明であり，網羅的な発現プロファイリングや骨構成細胞特異的な遺伝子改変マウスの解析から，骨のメカノセンサーとしての可能性を解明することに，今後，大きな期待がかかる．

おわりに

　生体は，外界からのメカニカルストレスを感受・情報伝達し，機能的な応答反応によって環境変化に適応すべく自らを再構築している．この環境適応を司るメカニズムの解明は，生命現象の本質に迫るだけでなく，生体の再生技術の開発や革新的な疾患治療法の確立などに貢献する（図1）．宇宙空間など新たな環境に人類が進出している現在でも，力学的な環境変化を骨組織がどのように感知し，骨構造と骨量の決定に至っているか，十分に理解されているとは言い難い．そして，骨構成細胞のクロストークが，骨の動的な恒常性の理解に不可欠であり，その制御メカニズムの解明が，骨粗鬆症など骨疾患の理解や新たな人為的制御法を確立するうえで，重要な足掛かりになると考えられる．

※3　プライマリーシリア

プライマリーシリア（一次線毛）は，非運動性の細胞小器官であり，さまざまな細胞に存在し，細胞周期依存的に形成される．細胞膜に局在する線毛状の形体が，環境変化に伴う力学シグナルなどさまざまな刺激を感知することで，細胞機能を司っていると考えられている．

文献

1) Nakashima T, et al：Trends Endocrinol Metab, 23：582-590, 2012
2) Dallas SL, et al：Endocr Rev, 34：658-690, 2013
3) Seeman E & Delmas PD：N Engl J Med, 354：2250-2261, 2006
4) Lacey DL, et al：Nat Rev Drug Discov, 11：401-419, 2012
5) Long F：Nat Rev Mol Cell Biol, 13：27-38, 2011
6) Tatsumi S, et al：Cell Metab, 5：464-475, 2007
7) Chapurlat RD & Delmas PD：Osteoporos Int, 20：1299-1308, 2009
8) Nakashima T, et al：Nat Med, 17：1231-1234, 2011
9) Xiong J, et al：Nat Med, 17：1235-1241, 2011
10) Xiong J, et al：PLoS One, 10：e0138189, 2015
11) Ke HZ, et al：Endocr Rev, 33：747-783, 2012
12) Amrein K, et al：J Clin Endocrinol Metab, 97：148-154, 2012
13) Armamento-Villareal R, et al：J Bone Miner Res, 27：1215-1221, 2012
14) Gaudio A, et al：J Clin Endocrinol Metab, 95：2248-2253, 2010
15) Takeshita S, et al：J Clin Invest, 123：3914-3924, 2013
16) Sims NA & Martin TJ：Bonekey Rep, 3：481, 2014
17) Negishi-Koga T, et al：Nat Med, 17：1473-1480, 2011
18) Hayashi M, et al：Nature, 485：69-74, 2012
19) Price C, et al：J Bone Miner Res, 26：277-285, 2011
20) Wang Y, et al：Proc Natl Acad Sci U S A, 104：15941-15946, 2007
21) Plotkin LI & Bellido T：Bone, 52：157-166, 2013
22) Nguyen AM & Jacobs CR：Bone, 54：196-204, 2013
23) Yuan X, et al：Ann N Y Acad Sci, 1335：78-99, 2015
24) Moran MM, et al：Nat Rev Drug Discov, 10：601-620, 2011
25) Rock MJ, et al：Nat Genet, 40：999-1003, 2008
26) Mizoguchi F, et al：J Cell Physiol, 216：47-53, 2008
27) Masuyama R, et al：Cell Metab, 8：257-265, 2008

＜著者プロフィール＞

中島友紀：長崎大学大学院医歯薬学総合研究科修了（薬学博士）．修士・博士課程時に薬学部から医学部内科学第一教室に出向・在籍し，長瀧重信教授から内分泌骨代謝学を，江口勝美教授よりリウマチ学の指導を受ける．博士取得後，トロント大学オンタリオがん研究所 Josef Penninger 教授に師事．Penninger 教授とともにオーストリア科学アカデミー分子生物工学研究所（IMBA）に移籍，欧州連合（EU）マリー・キュリー財団国際特別研究員を兼任し，マウスジェネティクスを駆使した骨生物学の研究に従事．2006年から東京医科歯科大学高柳広教授（現東京大学免疫学教授）のもと骨免疫学の研究に従事，JST ERATO プロジェクトグループリーダーを歴任．'13年より高柳教授の後任として分子情報伝達学分野長（独立准教授），同年から JST さきがけ研究代表者を兼任．'15年より AMED-CREST 研究開発代表者を兼務し，'16年，同分野教授に就任．現在，骨恒常性の制御機構の解明，運動器と他の生命システムの連環機構の解明に取り組んでいる．マウスジェネティクスを用いた生体レベルでの運動器研究に興味と熱意のある大学院生を募集しています（naka.csi@tmd.ac.jp）．
研究室HP; http://bonebiology.jimdo.com/

第2章 細胞-環境間シグナルからみた幹細胞の制御機構

4. 生命維持装置として登場した巨核球による造血幹細胞制御機構

杠　明憲，江藤浩之

造血分子機構の解明において造血幹細胞の維持・分化の解析は最重要課題である．造血幹細胞の本質である自己複製による恒常性や，需要に応じて分化する応答性については，造血幹細胞単独のしくみではなく，自身を含めた造血幹細胞ニッチという環境集合体によるものであることが示されてきた．最近の"はやり"は，造血幹細胞自身から分化した血球細胞がニッチとしての役割を担っているとする知見で，その1つとして巨核球も登場してきた．本稿では，その新たな概念の背景と提案された巨核球が分担している分子機構について概説する．

はじめに

赤血球，白血球，血小板を含むすべての血液系譜細胞へ分化可能な幹細胞である造血幹細胞（HSC）は成体骨髄にごく少数存在し自身が枯渇しないよう自己を増殖・維持させており，この「多分化能」と「自己複製能」の両者を保持することでわれわれ個体が毎日に必要としている膨大な数の血球細胞を一生にわたって供給し続けている．

実地臨床においては，他家HSCを"造血の種"として移植することで正常な血球産生をとり返す同種造血幹細胞移植が，造血器腫瘍や骨髄不全疾患（再生不良

[キーワード＆略語]
休眠期造血幹細胞，増殖期造血幹細胞，巨核球，巨核球ニッチ

CAMT：congenital amegakaryocytic thrombo-cytopenia（先天性無巨核球性血小板減少症）
CLEC-2：C-type lectin-like receptor 2
CLP：common lymphoid progenitor
CMP：common myeloid progenitor
CXCL4：CXC chemokine ligand 4
EryP：erythroid progenitor（赤芽球前駆細胞）
FGF1：fibroblast growth factor 1
GMP：granulocyte-macrophage progenitor（顆粒球・単球系前駆細胞）
HSC：hematopoietic stem cell（造血幹細胞）
LMPP：lymphoid-primed multipotent progenitor
MEP：megakaryocyte-erythrocyte bipotent progenitor（巨核球赤芽球共通前駆細胞）
MKP：megakaryocytic progenitor（巨核球前駆細胞）
MPP：multipotent progenitor（多能性造血前駆細胞）
PF4：platelet factor 4
TGF-$\beta 1$：transforming growth factor-$\beta 1$
TPO：thrombopoietin（トロンボポエチン）

Megakaryocytes regulate a novel homeostasis machinery of hematopoietic stem cells
Akinori Yuzuriha/Koji Eto：Department of Clinical Application, Center for iPS Cells Research and Application, Kyoto University（京都大学iPS細胞研究所臨床応用研究部門）

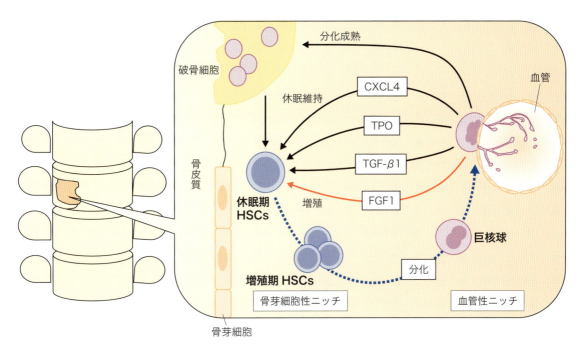

図1 巨核球のニッチとしての役割
骨髄において，HSCは骨芽細胞性ニッチから血管性ニッチへと移動しながら巨核球へと分化していく．一方で血管の近傍にある巨核球自体もHSCのニッチ細胞として[3]，HSCに休眠維持と増殖・分化誘導という双方のシグナルを送り，HSCの恒常性を制御していると考えられている．CXCL4およびTPO，TGF-β1はHSCの維持に働き，FGF1はTGF-β1存在下でもHSCを増殖へ誘導できる．また巨核球は破骨細胞の分化成熟を促すことで間接的にHSCの維持に貢献している．

性貧血など）に対する治療法として確立されている．実験的には1個のHSCを移植することによって造血幹細胞移植が成立することからHSCが単独で造血系を再構築可能な優れた幹細胞であることが叫ばれてきた歴史があるが，同時に多くのHSC以外の血球細胞も移植しなければ移植が成立しないという本実験の肝を再度検証する時代に変遷しつつある[1]．

HSCの「多分化能」と「自己複製能」という特性を維持するためにはHSC自身だけではなく周囲の細胞群の助けが必要であることが明らかにされてきたことで，このHSC周囲の細胞群からなる微小環境，すなわちニッチ（niche）に焦点が向けられ，現在までにニッチは複数の細胞や組織で構成されていることが理解されるようになった．

1 巨核球

血小板は「止血」「バクテリア免疫」「薬物運搬」において重要な役割を果たす約2μmほどの脱核小細胞[2]であり，「止血」においては血管壁の近傍を流れることで微小血管の破綻や外傷による出血部位に急速に凝集して生体の維持に貢献する．巨核球は，HSCから生成される血小板への分化過程に存在する血小板の前駆細胞であり，教科書的には巨核球1個あたり1,000～2,000個の血小板を産生するとされている．ヒト巨核球は直径約35～160μmほどの多様性を呈する巨大な細胞であり，細胞分裂せずに多倍体化したクロマチン凝集による形状不整の分葉状核を有する（**図1**）．

現在までに多くのレビューが想定している分化過程では，HSCが骨芽細胞性ニッチから血管性ニッチへと移動するなかで増殖型単核巨核球が生み出され，細胞分裂せず巨大化して特長的な形態へと姿を変えていくとされている．ヒト骨髄組織標本あるいはマウス骨髄ライブイメージング画像により血管近傍に成熟型巨核球が存在することが明らかにされているが[4]，これは血小板を放出産生するために都合がよい一方で，HSC

の主たるニッチの多く（間葉系幹細胞系譜のCAR cell：第1章-4参照；非ミエリンSchwan細胞[5)6)]）が血管近傍に局在するという近年の知見と照らし合わせると，分裂を停止した多核化巨核球とHSCの解剖学的な関係性は注目に値する．

最近報告された3グループの巨核球ニッチ説も，この骨髄血管周囲のHSCと巨核球との解剖学的近傍性に着目して研究がなされている．いずれもマウス骨髄におけるものであるが，それぞれが異なる角度で巨核球がニッチの機能を果たしていることを報告している．HSCにとって巨核球は血小板を産生する途中の存在であり，この分化下流の細胞が幹細胞を制御しているという構図は理にかなっているといえる．HSCは生体内の血球の需要に応じて，休眠状態から脱して増殖分化をはじめなければならないが，「分化下流の細胞がない＝血球の需要がある」ときには増殖分化を，「分化下流の細胞が十分にある＝血球の需要がない」ときには休眠維持に入り自己を保存するといったように，分化後細胞の有無がHSCにとって自己を調節するバロメータになりうる．以降にそれぞれのグループの巨核球ニッチ機構を紹介する．

1）CXCL4

CXCL4（CXC chemokine ligand 4）はPF4（platelet factor 4）ともよばれ，成熟巨核球に発現するタンパク質だが，巨核球の分化成熟阻害因子として知られている[7)]．CXCL4は，巨核球から血小板へも移行し，血小板が凝集に向けて活性化された際に放出されるα顆粒中に含まれ，血管新生のコントロールや免疫などにも働いている．

Brunsらはこの CXCL4 が HSC の休眠維持にも重要な役割を果たしていると報告した[8)]．彼らはマウス骨髄において，約20％ものHSCが巨核球に隣接しているという事実から，巨核球とHSCの関連について検討をした．まずCXCL4存在下でジフテリア毒素受容体を発現するCXCL4-iDTRマウスを用いて，成熟巨核球を死滅させる系を解析した．その結果，コントロールの骨髄に比べ巨核球が死滅した骨髄ではLin$^-$ c-Kit$^+$ Sca1$^+$ CD105$^+$ CD150$^+$ HSC分画の増加を認めた．骨髄の各細胞分画の遺伝子発現解析からは，CXCL4は巨核球のみに強く発現していると考えられた．マウスHSCに対して*in vitro*にリコンビナントCXCL4（rCXCL4）を添加するとHSCの増殖が抑制され，さらにCXCL4阻害剤であるHeparinを添加するとHSCの増殖が回復した．*in vivo*でもマウスにrCXCL4を投与するとHSCは減少し，またCXCL4欠損マウスではHSCが増殖したこともあわせて，CXCL4が分裂増殖阻害によるHSCの休眠維持機構を担っていると主張している．

2）TGF-β1

同じくHSCを休眠維持するための因子として，Zhaoらは巨核球から放出されるTGF-β1（transforming growth factor-β1）を提唱した[9)]．もともと，山崎らはTGF-β1がHSCの休眠維持機構に重要であること，その機構に非ミエリンSchwan細胞が関与するメカニズムを提唱しており[5)6)]，巨核球は骨髄内で最もTGF-βを保持していることから着目された．また，TGF-β1はその他にもMyeloid-biased HSC（骨髄球系へ分化傾向のあるHSC）の増殖やLymphoid-biased HSC（リンパ球系へ分化傾向のあるHSC）の抑制に働くなど分化方向の決定にも関与しており，HSCと深く関係しているタンパク質である[10)]．

ZhaoらもCXCL4-Cre；iDTRマウスにおいて巨核球を死滅させた骨髄を観察したところ，巨核球死滅後5日目には短期型多能性造血細胞集団short-term HSC（stHSC；CD34$^+$ Flk2$^-$ Lin$^-$ Sca1$^+$ c-Kit$^+$）の増加を認めた[9)]．stHSCは長期骨髄再建に貢献するlong-term HSC（ltHSC；CD34$^-$ Flk2$^-$ Lin$^-$ Sca1$^+$ c-Kit$^+$）と比較して，再構築能を維持できる期間が短いが白血球系の構築に優れるという特徴をもっており，休眠状態のHSCより分化へ移行した存在と考えられている[11)]．また，巨核球死滅後9日目ではltHSC数も増加しており，巨核球の存在自体がHSCの休眠状態維持に寄与していることを示唆した．巨核球とその他の間質細胞のRNA-sequence解析では，巨核球ではTGF-β1が高いレベルで発現していることを確認した．また，巨核球死滅後の骨髄ではTGF-β1タンパク質量は低下しており，TGF-β受容体シグナル下流のpSMAD2/3はHSC核内で減少していた．巨核球を除去したマウスにリコンビナントTGF-β1を投与するとHSCの休眠状態への回復がみられ，他方，巨核球からTGF-β1を欠損させると，stHSC, ltHSC, 多能性造血前駆細胞（multipotent progenitor cells）のいずれ

も増加した．さらにはTGF-β1に拮抗する因子として，巨核球由来のFGF1（fibroblast growth factor 1）を示している．5FU投与などの血球減少を惹起するストレス状況下では，巨核球からのFGF1シグナルがTGF-β1による休眠状態を解除し，HSCを増殖へ移行させていた[9]．

3）TPO

石津らはマウス骨髄内で巨核球がTPO（thrombopoietin）を産生していることに注目した[12]．造血幹細胞の維持と巨核球の分化にとってTPOは必須の因子として知られている．TPO受容体であるc-MPLの遺伝子異常は先天性無巨核球性血小板減少症（congenital amegakaryocytic thrombocytopenia：CAMT）を示す．TPO/c-MPLシグナルが阻害される結果，CAMT症例は誕生後すぐに血小板減少を呈し3～6歳頃までには骨髄不全を伴う汎血球減少症へと進展してしまう[13]．われわれは同種造血幹細胞移植によって生存中のCAMT患者の皮膚から，c-MPL遺伝子異常が保持されている線維芽細胞を採取してiPS細胞を樹立し，in vitroの血球分化実験により，ヒトにおいては古典的な造血モデルにおける多能性造血前駆細胞から巨核球赤芽球共通前駆細胞（megakaryocyte-erythrocyte bipotent progenitor：MEP），および巨核球前駆細胞への分化にTPO/c-MPLシグナルが必須であることを明らかにしている[14]．

巨核球のTPO発現量は，巨核球が成熟し多核化が進むほどに上昇しており[12]，巨核球を死滅させた骨髄内ではTPO濃度が下がっていることが確認されたが，同条件のマウスの血中TPO濃度は変化を認めなかった．巨核球死滅後のマウスにリコンビナントTPO（rTPO）を投与したところ，ltHSCの数は正常マウスとほぼ同じ程度に回復した．shRNAによって巨核球のTPOをノックダウンするとltHSCの数が減少したことから，巨核球から産生されるTPOがHSCの維持に重要であることが裏付けされた．

一方でMPL欠損およびTPO欠損マウスでは野生型と比べ，胎生12.5日までは胎仔肝内の造血前駆細胞数がほぼ同じであること[15]，また胎生14.5日の胎仔肝内の造血細胞を移植した際の造血再構築能にほとんど違いがないこと[16]から，TPOの役割はHSCの発生過程にあるのではなく成体骨髄造血でのHSCの維持にある

とも考えられる．

このTPOの産生にCLEC-2がかかわっているとする報告が同グループから発表されている[17]．CLEC-2（C-type lectin-like receptor 2）はリンパ管内皮細胞などに発現するPDPN（podoplanin）をリガンドとする細胞膜上の血小板活性化受容体である．CLEC-2欠損マウスの巨核球はCLEC-2シグナル下流のSyk，Lcp2，Plcg2の発現が低下し，TPOの産生が低下することを見出している．前述のMPL欠損やTPO欠損マウスと同様，HSCは休眠状態が失われて造血再構築能が低下している一方，髄外造血の亢進が観察された．また，rTPOの投与によってHSC状態の回復が認められ，CLEC-2シグナルを介したTPOの伝達がHSCの維持に重要であると結論した．

TPOがHSCの維持に重要な理由として，TPO/c-MPLシグナルによるHSC細胞膜表面上のインテグリンαvβ3の活性化が寄与しているとの報告もされた[18]．インテグリンは細胞接着分子の1つで，種々のα鎖とβ鎖の2つのサブユニットからなるヘテロダイマーである．マウスHSCのc-MPLにTPOが結合すると，「細胞内部から細胞外のインテグリン構造を変化させるシグナル」（Inside-outシグナル）が入力され，インテグリンαvβ3はconformation変化を起こし，細胞外部位はリガンドと結合できる準備状態となる．ここに「リガンドが結合することで細胞外から内部へ伝達されるシグナル」（outside-inシグナル）が入ると，インテグリンβ3サブユニットの細胞内領域でチロシンリン酸化が起きる．この2段階のシグナル伝達によって下流のVps72，Mll1，Runx1の3因子が活性化されてHSCの維持に働くことが示された．一方，Dickらは，ヒトHSCの重要なインテグリンとしてα6β1インテグリンを提唱し，α6β1陽性単一HSCの移植による免疫不全マウスの造血再構築を報告した[19]．またヒトHSCのプロファイリングデータからは，マウスで報告されたαvβ3の特異性が認められないことから，ヒトとマウスのHSC機能維持機構の違いに関してさらなる検証が必要である．

4）ニッチ構成細胞を介する間接的機序

前述まではHSCと巨核球の直接的な関係について述べたものだが，巨核球がニッチ構成細胞へ作用し，結果として間接的にHSCの維持に影響しているとする考

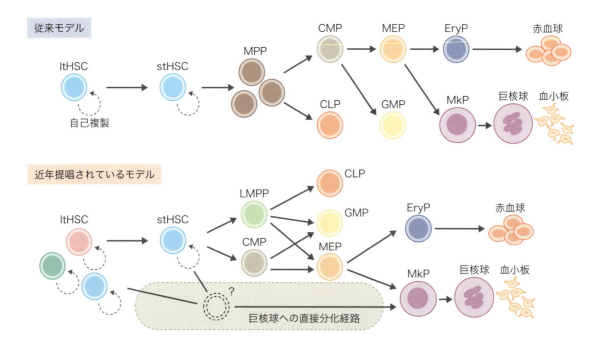

図2　血球の分化経路モデルの変遷
血球の分化経路は従来は単純に分枝していくモデルが提唱されていたが，新たな手法の開発や実験の蓄積によって，徐々にその複雑な経路の全貌が明らかにされてきている．特に巨核球は，ltHSCより直接分化する経路の存在が報告されてきている．略称については本稿略語一覧を参照．文献24をもとに作成．

え方もある．例えば巨核球がosteoprotegerinやRANKL，TGF-β1，GM-CSF，IL-10，IL-3を産生することで骨芽細胞の分化を阻害しつつ破骨細胞の成熟を促進しているとの報告があり[20]，この破骨細胞の増生がニッチとしての役割を担っているとする報告と合わせると[21)22]，巨核球が破骨細胞を通じてHSCの維持に何らかの役割を担っている可能性は高い．直接インテグリンなどの接着分子受容体を介してニッチ機能を有するかどうかの細胞膜および細胞骨格レベルでの機構解明が待たれる．

おわりに

HSCの維持を担っているとされる諸々の因子の研究知見について紹介した．一方で，どの因子が最も重要であるのか，またヒトHSCでもマウスと同様の分子機構が存在しているのかといった大きな課題は未解決のままである．

解剖学的近傍性だけでなく，近年は血球分化ヒエラルキーの解析においても，HSCと巨核球が近い存在であることが明らかになった．従来の分化経路ではHSCを頂点として，まずCLP（common lymphoid progenitor）とCMP（common myeloid progenitor）にわかれ，CMPからはさらにMEPが派生すると想定されている．しかし近年，マウス骨髄においては「HSCの中に巨核球系へ直接分化しやすい系統がある[23]」との報告や，「巨核球産生にはCMPやMEPを介さない直接的なMKP分化経路がある」といった解析結果が発表されており（**図2**）[25)26]，こちらに関してはHSCから直接分化した巨核球が偶然にもHSCに隣接して観察されただけなのではないか，という見方も存在している．この"疑念"を払拭するためには，今後も巨核球がニッチとして働くというメカニズムのさらなる検証およびヒト造血システムでの確認が望まれるだろう．

文献

1) Osawa M, et al：Science, 273：242-245, 1996
2) Jenne CN & Kubes P：Platelets, 26：286-292, 2015

3) Eto K & Kunishima S：Blood, 127：1234-1241, 2016
4) Nishimura S, et al：J Cell Biol, 209：453-466, 2015
5) Yamazaki S, et al：Cell, 147：1146-1158, 2011
6) Yamazaki S, et al：Blood, 113：1250-1256, 2009
7) 「血小板生物学」（池田康夫，丸山征郎／編），メディカルレビュー社，pp111-118, 2004
8) Bruns I, et al：Nat Med, 20：1315-1320, 2014
9) Zhao M, et al：Nat Med, 20：1321-1326, 2014
10) Challen GA, et al：Cell Stem Cell, 6：265-278, 2010
11) Yang L, et al：Blood, 105：2717-2723, 2005
12) Nakamura-Ishizu A, et al：Biochem Biophys Res Commun, 454：353-357, 2014
13) Al-Qahtani FS：Clin Med Insights Pathol, 3：25-30, 2010
14) Hirata S, et al：J Clin Invest, 123：3802-3814, 2013
15) Alexander WS, et al：Blood, 87：2162-2170, 1996
16) Qian H, et al：Cell Stem Cell, 1：671-684, 2007
17) Nakamura-Ishizu A, et al：J Exp Med, 212：2133-2146, 2015
18) Umemoto T, et al：Blood, 119：83-94, 2012
19) Notta F, et al：Science, 333：218-221, 2011
20) Bord S, et al：Br J Haematol, 126：244-251, 2004
21) Calvi LM, et al：Nature, 425：841-846, 2003
22) Saki N, et al：Cell J, 13：131-136, 2011
23) Sanjuan-Pla A, et al：Nature, 502：232-236, 2013
24) Woolthuis CM & Park CY：Blood, 127：1242-1248, 2016
25) Yamamoto R, et al：Cell, 154：1112-1126, 2013
26) Nishikii H, et al：Stem Cells, 33：2196-2207, 2015

＜筆頭著者プロフィール＞
杠　明憲：2007年，群馬大学医学部医学科卒業．同臨床研修医修了．'09年より同生体統御内科学血液内科．群馬県内で臨床医としての経験を積んだ後，'15年より京都大学大学院医学研究科医学専攻博士課程入学，現研究室所属となる．臨床に還元できる成果を目標に，iPS細胞を用いて「巨核球と血小板の分化過程」について研究を行っている．

第2章 細胞-環境間シグナルからみた幹細胞の制御機構

5. 血管周囲環境による骨芽細胞分化制御

小野法明

> 骨髄は2種類の幹細胞,すなわち造血系幹細胞と間葉系幹細胞が共存する場であり,そのどちらも骨髄の微小血管の周囲に存在する.骨髄の血管ネットワークは,部位ごとに特徴的な間質細胞によりとり囲まれており,そのそれぞれが多様な分化能を示す間葉系幹細胞の集団を含む.これらの骨髄間質細胞は,血管内皮細胞とのさまざまなシグナルを通じて互いを制御し,骨の形成や血管の新生などの重要な現象を司る.本稿では,骨髄における血管の周囲の環境と間葉系幹細胞の分化,特に骨芽細胞系への分化を中心として,近年の研究動向を紹介する.

はじめに

体性幹細胞は,他の細胞や細胞外基質から構成される特殊な微小環境である幹細胞ニッチとの相互作用を通じ,その性質を維持する.硬組織である骨の内部に形成される骨髄は,外界からの刺激を適度に遮断する好適な環境であり,体性幹細胞の良好なニッチを提供する.骨髄は他の臓器と異なり,造血系幹細胞と間葉系幹細胞[※1]の2種類の幹細胞が共存するユニークな場である.近年の研究から,これら2種類の幹細胞はともに骨髄の微小血管の周囲に存在し,幹細胞同士が互いに近接し複雑に相互作用しながら,それらの幹細胞としての基本的な性質を維持するメカニズムが存在することが明らかとなりつつある.本稿では,骨髄における血管の周囲の環境と間葉系幹細胞の分化,特に骨芽細胞系への分化を中心として,近年の研究動向を紹介する.

[キーワード&略語]
間葉系幹細胞,骨芽前駆細胞,骨髄間質細胞,骨髄洞様毛細血管,血管内皮細胞

CAR細胞:Cxcl12-abundant reticular cells
　(Cxcl12高発現網状細胞)
CFU-F:colony-forming unit fibroblast
　(コロニー形成ユニット線維芽細胞)
Cxcl12:chemokine (C-X-C motif) ligand 12
Hif1α:hypoxia-inducible factor 1-alpha
Ihh:indian hedgehog
　(インディアン・ヘッジホッグ)
LepR:leptin receptor (レプチン受容体)
Nes:nestin (ネスチン)
NG2:neural/glial antigen 2
PDGFR:platelet-derived growth factor receptor(血小板由来増殖因子受容体)
Runx2:runt-related transcription factor 2
　〔別名 Cbfa1 (core-binding factor subunit alpha 1)〕
Sca1:stem cell antigen 1
SMA:smooth muscle actin (平滑筋アクチン)
VEGF:vascular endothelial growth factor
　(血管内皮細胞増殖因子)

Regulation of osteoblast differentiation by perivascular microenvironment
Noriaki Ono:Department of Orthodontics and Pediatric Dentistry, University of Michigan School of Dentistry(ミシガン大学歯学部矯正・小児歯科学講座)

1 骨髄の発生過程（図1）

長管骨を含む大部分の骨は，内軟骨性骨化により形成される．この過程においてはじめに形成される軟骨原基は無血管組織である．やがて原基が増大し中心部の軟骨細胞が肥大化すると，血管内皮細胞増殖因子（VEGF），インディアン・ヘッジホッグ（Ihh）をはじめとするパラクライン因子※2を産生する．その結果，原基をとりまく周軟骨膜から原基内部への血管の侵入と増殖が促される．この血管新生に伴い間葉系細胞が原基内部へ侵入し，続いて骨芽細胞および間質細胞へと増殖分化し一次骨化中心を形成する．血管に随伴する間葉系細胞の起源としては，周軟骨膜に存在する骨芽前駆細胞，および原基内部に存在する骨軟骨前駆細胞の少なくとも2つが提唱されている．すなわち，転写因子オステリックス（Osx）を発現する周軟骨膜の骨芽前駆細胞が血管に伴い原基内部へ移動することが示されており[1]，またII型コラーゲンの制御領域を用いて標識される骨軟骨前駆細胞も一次骨化中心の間葉系細胞に活発に寄与することが示されている[2]．成体における間葉系幹細胞は，Nes（ネスチン）遺伝子の制御領域を用いたNes-GFPレポーターを発現することが報告されている[3]．一次骨化中心の形成の過程において，このNes-GFPの活性は血管内皮細胞と血管周囲の間葉系細胞の双方において認められる[4]．一方でNes-GFPの活性はIhh欠損マウスおよび転写因子Runx2欠損マウスにおいて消失することから，軟骨細胞の肥大化とそれに追随するIhhをはじめとするパラクライン因子の発現が，これらの血管新生と血管周囲の間葉系細胞の活動の制御において必須であることが推察される．このように血管内皮細胞とその周囲の

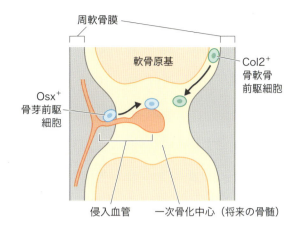

図1　骨髄間質細胞の起源
発生過程において，骨髄は軟骨原基内に形成する一次骨化中心をもとに形成される．一次骨化中心の間葉系細胞は，周軟骨膜の骨芽前駆細胞，および原基内部の骨軟骨前駆細胞の少なくとも2つの起源から由来する．すなわち，骨髄間質細胞の基本的な分化能は骨芽細胞系に設定されている．

間葉系細胞の複雑な相互作用を経て一次骨化中心が形成された後，マウスでは胎生16日前後において，造血系幹細胞が胎生肝臓から骨の内部へ遊走して定住し，そこで活発に増殖して骨髄造血を確立する．

2 骨髄の血管ネットワークとその周囲の骨髄間質細胞※3のサブタイプ（図2, 3）

骨髄における造血の確立は，骨髄内部における特徴的な血管ネットワークの確立と密接に関連している．まずここで，骨と骨髄の主要な構造について述べる．長管骨の両端，すなわち骨端部に存在する成長板軟骨は生後長期にわたり増殖を維持し，骨が長軸方向へと

※1　間葉系幹細胞（mesenchymal stem cells：MSCs）
骨芽細胞，軟骨細胞および脂肪細胞の三系統への分化能を示す幹細胞で，コロニー形成ユニット線維芽細胞（CFU-F）の一部に含まれる．骨格系幹細胞（skeletal stem cells：SSCs）とも称される．

※2　パラクライン因子
細胞から分泌される生理活性ペプチドであるサイトカインのなかで，主に近傍の細胞を標的として局所的に作用するものを指す．傍分泌因子とも称される．一方で遠方の細胞を標的するものは内分泌因子としてホルモンと称されるが，両者の差異は明らかでないこともある．

※3　骨髄間質細胞
骨髄に存在する非血球系の間葉系細胞の総称．主に血管周囲に存在する周皮細胞や網状細胞などを指し，場合によっては骨芽細胞を含む場合もある．造血系幹細胞のニッチを構成し，間葉系幹細胞を含むと考えられる．

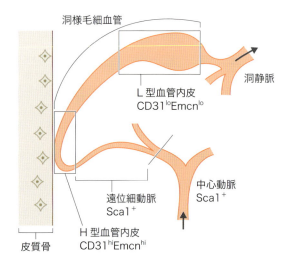

図2　骨髄の血管ネットワーク
動脈は骨髄中央部を走行し，分岐しながら遠位細動脈へと移行し，骨表面近傍で洞様毛細血管へと移行する．洞様毛細血管は動静脈吻合を経て，骨髄腔中央の洞静脈へと集合する．洞様毛細血管の骨表面近傍の移行部のサブセットはH型血管内皮，移行部以降のサブセットは，L型血管内皮に分類される．

活発に延伸する原動力となる．この成長板軟骨はヒトでは成長期後期に消失するが，マウスにおいては終生残存する．成長板軟骨直下の領域，すなわち骨幹端部には緻密で複雑な骨梁が豊富に存在し，海綿骨と称される．骨幹端部の骨髄は骨梁の間隙に存在し，骨表面と接触する面積は広い．一方で骨幹部は海綿骨が少ない単純な構造であり，骨髄は皮質骨内面の内骨膜を介して骨表面と接触する．

さて，この硬組織である骨によって半ば閉鎖された場である骨髄に対する血管の支配であるが，海綿骨表面あるいは内骨膜近傍を動静脈の分岐点とする特徴的な構造を示すことが近年の研究から明らかとなっている．動脈は骨端幹部付近から骨髄内部へと入り，骨幹部骨髄中央部を走行した後，徐々に分岐しながら遠位細動脈へと移行し骨表面へと接近する．動脈および遠位細動脈はSca1（stem cell antigen 1）を高発現する[5]．これらの細動脈は海綿骨表面および内骨膜近傍で洞様毛細血管へと移行する．洞様毛細血管は骨表面から骨髄腔中央へと連続し，動静脈吻合を経て洞静脈へと集合した後に，再び骨端幹部付近から静脈として骨髄から出る経路をとる．洞様毛細血管の内皮細胞は2型および3型VEGF受容体（VEGFR2およびVEGFR3）を発現し，そのうちさらに骨表面近傍の移行部のサブセットはCD31およびendomucinを高発現するH型血管内皮に分類される．一方で移行部以降の洞静脈に至るサブセットは，CD31およびendomucinを低発現するL型血管内皮に分類される[6]．

前述のような血管の支配の結果，骨髄内の酸素分圧に関して部位により著しい差が存在することが示されている．低酸素状態を示すマーカーであるpimonidazoleおよびHif1αを用いた解析によると，骨幹部の骨髄の酸素分圧は，骨幹端部の骨髄と比較して著しく低いことが報告されている[6]．一方で骨幹端部においては，これらのマーカーの発現に関しては内骨膜近傍と骨髄中心部の間に大きな差異はない．骨髄には造血系の幹細胞および前駆細胞に対する複数の幹細胞ニッチが存在することが示されており，特に造血系幹細胞に関しては遠位細動脈および洞様毛細血管のいずれも重要な幹細胞ニッチを構成することが報告されている[7]〜[9]．

前述の骨髄における血管のネットワークを支持するため，各部位に特徴的な周皮細胞あるいは間質細胞が血管周囲に存在する．骨幹部骨髄中央部を走行する動脈は，α平滑筋アクチン（αSMA）を発現する平滑筋細胞によって支持されている．一方で骨表面により近い遠位細動脈は，平滑筋細胞はもたないものの，血小板由来増殖因子受容体β（PDGFRβ）およびneural/glial antigen 2（NG2）などを発現する周皮細胞にとり囲まれる．平滑筋細胞とこれらの周皮細胞はNes-GFPを高発現する[7][10]．

洞様毛細血管には基本的には周皮細胞は存在しないが，骨髄間質細胞によりとり囲まれている．特に骨表面の近傍に存在する前述のH型血管内皮の周囲には，PDGFRβを発現する間質細胞や，Osxを発現する骨芽細胞系の前駆細胞を含む細胞集団が認められる[6]．一方で，さらに骨髄中央部に移行したL型血管内皮細胞を含む洞様毛細血管は，CD146や，ケモカインであるCxcl12を豊富に発現する外膜網状細胞（adventitial reticular cells：ARC）によりとり囲まれる[11]．これらの網状細胞はNes-GFPを低発現する．

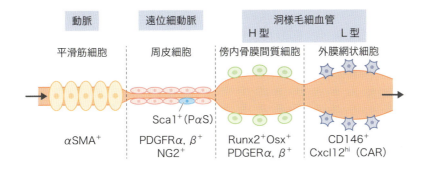

図3 血管周囲の骨髄間質細胞のサブタイプ
動脈はα平滑筋アクチン（αSMA）を発現する平滑筋細胞によって支持されている．遠位細動脈は血小板由来増殖因子受容体αおよびβ（PDGFRα/β）およびneural/glial antigen 2（NG2）などを発現する周皮細胞に取り囲まれる．一部はSca1を共発現する（PαS細胞）．洞様毛細血管は，骨芽細胞の前駆細胞や外膜網状細胞など多様な骨髄間質細胞により取り囲まれている．一部はCD146やCxcl12を豊富に発現する．

3 骨髄間質細胞と間葉系幹細胞

　間葉系幹細胞は，in vitroおよびin vivoにおいて自己複製能をもち，さまざまな誘導条件下において骨芽細胞，軟骨細胞および脂肪細胞の三系統へ分化する能力をもつ細胞と定義される．骨髄においてこの間葉系幹細胞は，血管周囲の骨髄間質細胞，すなわち細動脈に付随する周皮細胞，および洞様毛細血管に付随する網状細胞の双方のなかに見出されることが提唱されている．間葉系幹細胞は，骨髄細胞の培養においてコロニー形成能をもつコロニー形成ユニット線維芽細胞（colony-forming unit fibroblast：CFU-F）と長らく同意語として扱われてきた経緯があるが，近年その生体内における性質および挙動について徐々に明らかとなってきている．間葉系幹細胞は幹細胞として定義されているものの，生体内における恒常状態においては，基本的には骨芽細胞のみへの分化能を有する[12]．一方で骨折の治癒あるいは骨粗鬆症などの状況においては，生体内においても軟骨細胞や脂肪細胞などへの分化能を示す可塑性をもつ．

　間葉系幹細胞が洞様毛細血管周囲の網状細胞に見出されるという概念は，Sachettiらによりはじめて提唱された．彼らは免疫不全マウスへの異所移植を用いた系において，ヒト骨髄細胞のうちCD146を発現する画分にすべてのCFU-Fが含まれ，さらに洞様毛細血管の周囲の外膜網状細胞がCD146を発現することを示した[13]．これらの網状細胞は骨芽細胞系および脂肪細胞系への分化プログラムをすでに備えていることが推察される．すなわちCxcl12のGFPノックイン・アレルは，Cxcl12を豊富に発現する網状細胞，すなわちCAR細胞を標識するが，おのおののCAR細胞は骨芽細胞系の転写因子であるRunx2およびOsxを，さらには脂肪細胞系の転写因子であるPPARγを発現している[14]．

　一方で，細動脈周囲の周皮細胞が間葉系幹細胞としての挙動を示すという報告も成されている．血小板由来増殖因子α型受容体（PDGFRα）およびSca1を発現する非血球系細胞（PαS細胞）の画分にはCFU-Fが豊富に含まれており，骨髄においては細動脈の周皮細胞の一部がこれらの表面抗原を共発現する．PαS細胞は放射線照射を受けたレシピエントマウスに対して移植能を示し，移植後PαS細胞自身を複製し多分化能をもつことから，間葉系幹細胞としての挙動を示す[15]．

　近年，間葉系幹細胞のマーカーとして着目されたNes-GFP陽性の間質細胞であるが，やはりその画分にすべてのCFU-Fが含まれる[3]．一方で前述の通り，Nes-GFP陽性細胞は平滑筋細胞，周皮細胞および網状細胞，さらには血管内皮細胞および骨芽細胞などの多様な細胞に発現されるため，そのCFU-Fに寄与するサブタイプは明らかとされていない．Cre-loxPシステムを用いた生体内における細胞系譜解析は強力なツールであり，特定の細胞の運命を生体内で追跡できることから，近年間葉系幹細胞の解析において多用されている．Mendez-Ferrerらはさらに，タモキシフェン誘導

型のNes-creERを用いた生体内における細胞系譜解析を行い，Nes陽性細胞が骨芽細胞，軟骨細胞および骨髄間質細胞へ分化することを示した．一方でわれわれが骨成長期において同様の解析を行ったところ，このシステムで標識される細胞の大半は血管内皮細胞であった[4]．すなわちネスチンは広範な細胞に発現されていることから，その制御領域を用いたシステムでは特定の細胞集団を特異的に標識するのは困難である[16]．

一方で，レプチン受容体（LepR）の発現は骨髄間質の間葉系細胞に限局しており，そのCreノックイン・アレル（LepR-cre）で標識される細胞はすべてのCFU-Fを含む[17]．さらにLepR-creによる標識細胞は，漸進的に骨芽細胞および脂肪細胞へと分化し，骨折治癒過程においては仮骨の軟骨細胞へと貢献することから，生体内における骨髄の間葉系幹細胞を含むことが明らかとされている．一方でLepR-creは恒常活性化型のCreであることから，時期特異的にレプチン受容体陽性の細胞系譜の解析を行うことはできない．またレプチン受容体は，細動脈の周皮細胞と洞様毛細血管周囲の網状細胞の双方に発現していることから，それらのうちどちらが主要な間葉系幹細胞としての挙動を示すのかを明らかにすることはできない．

よって，詳細に間葉系幹細胞の生体内における性質と挙動を明らかにするためには，より特定のサブセットを特異的に標識することができる誘導型CreERリコンビナーゼを作製あるいは同定し，より慎重な細胞系譜解析を行う必要がある．動脈の平滑筋細胞に発現するαSMAの制御領域を用いたαSMA-creERは，骨芽細胞の前駆細胞を標識するものの[18]，その発現パターンは平滑筋細胞に限局せずにより広汎に認められる．また細動脈の周皮細胞に発現するNG2の制御領域を用いたNG2-creERが報告されているが[7]，その発現パターンは周皮細胞に限局せずより広汎に認められる．骨芽細胞系の前駆細胞に発現するOsxに関しては，前駆細胞と同時に成熟骨芽細胞および終末分化した骨細胞にも発現している．その制御領域を用いたOsx-creERは生後直後において一過性に骨髄間質細胞の前駆細胞を標識するが，成体においてはそのような前駆細胞を標識することはできない[19]．さらに，BMPのアンタゴニストであるGremlin 1の制御領域を用いた

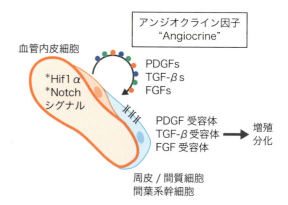

図4　血管内皮細胞と骨髄間質細胞の相互制御
洞様毛細血管の骨表面近傍の特殊なサブセットであるH型血管内皮は，血小板由来増殖因子（PDGF），トランスフォーミング増殖因子β（TGF-β）および線維芽細胞増殖因子（FGF）などのサイトカインを豊富に発現する．これらの発現はHif1αおよびNotchシグナルによる制御を受ける．一方で周囲の骨髄間質細胞はこれらの受容体を発現する．

Grem1-creERは，ネスチンで標識される洞様毛細血管周囲の集団とは別個の間葉系幹細胞の集団を標識するが[20]，軟骨細胞など他の細胞も含めた広範な細胞を標識する．すなわち，この領域の研究のさらなる発展のためには，骨髄間質細胞のおのおののサブセットに限局して発現を制御できる，より特異的なツールが必要とされると考えられる．

4 血管内皮細胞と骨髄間質細胞の相互制御（図4）

血管内皮細胞とその周囲をとり囲む周皮細胞および網状細胞は，活発に作用しあい互いを制御する．骨髄に存在する間質細胞は，発生時には周軟骨膜あるいは軟骨原基の前駆細胞から由来する．そのため骨芽細胞系の記憶がエピジェネティックに刻まれていると考えられ，そのため基本的な分化能は骨芽細胞系に設定されている．このことはすでに述べた通り，CAR細胞が骨芽細胞系の転写因子を発現することからも推察される[14]．血管内皮と周囲の細胞の相互作用は，骨格筋組織など他の組織でも同様に起こる．しかしながら，これらの組織では重度外傷や，BMP受容体遺伝子の変異による進行性骨化性線維形成異常症（fibrodysplasia ossificans progressiva：FOP）などの特殊な条件下でない限り，骨芽細胞への分化は起きない．このことから骨芽細胞への分化に関しては，血管内皮自体は許容的な一方で，その周囲の間質細胞の方が指示的であることが推察される．

前述のH型血管内皮は，血小板由来増殖因子（PDGF），トランスフォーミング増殖因子β（TGF-β）および線維芽細胞増殖因子（FGF）などのサイトカイン，すなわちアンジオクライン因子[※4]を豊富に発現し，周囲の間質細胞はこれらの受容体を発現する．血管内皮細胞における前述のHif1αシグナルおよびNotchシグナルは，H型血管内皮を形成とこれらのアンジオクライン因子の発現を制御し，骨芽細胞系の前駆細胞の分化を制御することが報告されている[6) 21)]．一方すでに述べた通り，骨芽細胞あるいは軟骨細胞はVEGFやIhhを通じて血管の新生を直接的あるいは間接的に制御する．すなわち，血管内皮細胞と血管周囲の間質細胞との間には，双方向的な制御のメカニズムが存在することが推察される．

おわりに

骨髄において血管周囲の環境は，造血系幹細胞のみならず，間葉系幹細胞にとっても好適な環境であり，血管と幹細胞との相互作用が幹細胞の基本的な性質やその分化能を制御することが考えられる．近年の研究は，これまで生体内で捉えることができなかった間葉系幹細胞の本質を徐々に明らかにしており，骨髄の間質細胞について，特に血管との関連性に関してより詳細な情報が明らかになりつつある．一方で，今後のこの分野の飛躍的な発展を期待するためには，血管周囲の間質細胞の特徴的なサブセットのおのおのを特異的に標識することができる遺伝学的なツールが必要である．このようなツールは，これらの細胞と微小血管との相互作用を介する分子学的なメカニズムを追求するのに多いに役立つ．そのような観点から，現在われわれの研究室では，骨髄間質細胞の特定のサブセットに限局する発現するCxcl12などの遺伝子の制御領域を用い，タモキシフェン誘導型CreER[※5]を発現するマウスを作成し検索を行っている．これらの新規モデルを用いて，遺伝的細胞系譜の解析と遺伝子発現の制御を組合わせることにより，間葉系幹細胞に関する知見を深め，さらに将来的には再生医療の発展に貢献できるのではないかと考えている．今後さらにこの分野の研究を推進するために，微力ながらも貢献したい．

文献

1) Maes C, et al：Dev Cell, 19：329-344, 2010
2) Ono N, et al：Nat Cell Biol, 16：1157-1167, 2014
3) Méndez-Ferrer S, et al：Nature, 466：829-834, 2010
4) Ono N, et al：Dev Cell, 29：330-339, 2014
5) Nombela-Arrieta C, et al：Nat Cell Biol, 15：533-543, 2013
6) Kusumbe AP, et al：Nature, 507：323-328, 2014
7) Kunisaki Y, et al：Nature, 502：637-643, 2013
8) Ding L & Morrison SJ：Nature, 495：231-235, 2013
9) Itkin T, et al：Nature, 532：323-328, 2016
10) Wang L, et al：EMBO J, 32：219-230, 2013
11) Sugiyama T, et al：Immunity, 25：977-988, 2006
12) Park D, et al：Cell Stem Cell, 10：259-272, 2012
13) Sacchetti B, et al：Cell, 131：324-336, 2007
14) Omatsu Y, et al：Immunity, 33：387-399, 2010
15) Morikawa S, et al：J Exp Med, 206：2483-2496, 2009
16) Ding L, et al：Nature, 481：457-462, 2012
17) Zhou BO, et al：Cell Stem Cell, 15：154-168, 2014
18) Grcevic D, et al：Stem Cells, 30：187-196, 2012
19) Mizoguchi T, et al：Dev Cell, 29：340-349, 2014
20) Worthley DL, et al：Cell, 160：269-284, 2015
21) Ramasamy SK, et al：Nature, 507：376-380, 2014

<著者プロフィール>
小野法明：東京医科歯科大学歯学部卒業（2003年）および同大学院修了（'07年）．大学院時代には同大学難治疾患研究所・野田政樹教授の指導の下，骨代謝の研究を行う．'09年より渡米し，マサチューセッツ総合病院内分泌科・ヘンリー・クローネンバーグ教授の指導の下，骨軟骨の発生成長と幹細胞を主なテーマとして研究を行う．'14年よりミシガン大学歯学部にてアシスタント・プロフェッサーとして研究室を立ち上げている．

※4　アンジオクライン因子
血管の形成を制御するさまざまな生理活性分子の総称であり，パラクライン因子の一亜型である．血管の新生が活発に行われている部位においては血管内皮細胞が豊富にこれらの因子を発現し，血管内皮細胞自体とその周皮細胞の増殖と分化を制御する．

※5　タモキシフェン誘導型CreERシステム
DNA上のLoxP配列を認識し組換えを起こすCreリコンビナーゼの改変型で，通常は細胞質に隔離される．エストロゲン類似体のタモキシフェンの投与で核内に移行し，一時的に組換えを起こすことができる．

羊土社のオススメ書籍

時間と研究費にやさしい エコ実験

村田茂穂／編

時間がない，お金もない，でもここにアイデアがある！小さな工夫で大きな成果を生み出す技を，ベテラン研究者がお教えします．日々の実験からラボ運営に役立つものまで，節約研究術の数々をどうぞお試しください！

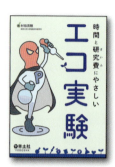

- 定価（本体2,500円＋税） ■ A5判
- 192頁 ■ ISBN 978-4-7581-2068-5

実験医学別冊　NGSアプリケーション
RNA-Seq 実験ハンドブック
発現解析からncRNA、シングルセルまであらゆる局面を網羅！

鈴木 穣／編

次世代シークエンサーの最注目手法に特化し，研究の戦略，プロトコール，落とし穴を解説した待望の実験書が登場！発現解析はもちろん，翻訳解析など発展的手法から，各分野の応用例まで，広く深く紹介します．

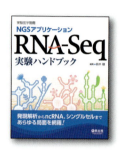

- 定価（本体7,900円＋税） ■ A4変型判
- 282頁 ■ ISBN 978-4-7581-0194-3

実験医学別冊　最強のステップUPシリーズ
初めてでもできる！ 超解像イメージング
STED、PALM、STORM、SIM、顕微鏡システムの選定から撮影のコツと撮像例まで

岡田康志／編

これまでの光学顕微鏡の限界200nm以下の分解能での観察を可能にする夢の技術「超解像イメージング」．現場のプロトコール・原理・関連技術をまとめた実験書がついに誕生！撮像例のフォトグラビアとWEB動画付き．

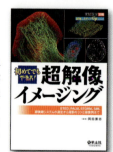

- 定価（本体7,600円＋税） ■ B5判
- 308頁 ■ ISBN 978-4-7581-0195-0

実験医学別冊
論文だけではわからない ゲノム編集 成功の秘訣 Q&A
TALEN、CRISPR/Cas9の極意

山本 卓／編

あらゆるラボへ普及の進む，革新的な実験技術「ゲノム編集」初のQ&A集です．実験室で誰もが出会う疑問やトラブルを，各分野のエキスパートたちが丁寧に解説します．論文だけではわからない成功の秘訣を大公開！！

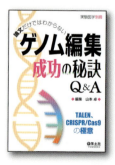

- 定価（本体5,400円＋税） ■ B5判
- 269頁 ■ ISBN 978-4-7581-0193-6

発行　羊土社 YODOSHA
〒101-0052　東京都千代田区神田小川町2-5-1　TEL 03(5282)1211　FAX 03(5282)1212
E-mail: eigyo@yodosha.co.jp
URL: www.yodosha.co.jp/

ご注文は最寄りの書店，または小社営業部まで

第3章
オルガノイドからみた幹細胞の制御機構

第3章 オルガノイドからみた幹細胞の制御機構

1. 腸管上皮オルガノイド
─幹細胞制御機構の理解と腸管上皮オルガノイド培養法

佐々木伸雄, 佐藤俊朗

> 腸管上皮は, 3〜4日ごとに再生をくり返すダイナミックな挙動を示し, 体内でも増殖能が最も高い組織である. すべての腸管上皮細胞は, 陰窩底部にある腸管幹細胞により産出され, 腸管上皮組織の恒常性を維持している. 近年の研究成果により, 腸管幹細胞の自己複製能や分化能を制御する分子メカニズム（ニッチ）が解明されてきた. この腸管幹細胞ニッチによる制御機構の理解が, 細胞外基質マトリジェル®を用いた腸管上皮細胞の長期間三次元培養法の開発につながった. そこで本稿では, 腸管上皮オルガノイド培養法を中心に, 腸管幹細胞制御機構に関して概説する.

はじめに：オルガノイドとは

1960年代頃に, "オルガノイド"実験がさかんに行われるようになってきたが, その当時のオルガノイド実験は, バラバラにした組織細胞から器官を再構成させるというものだった[1]. しかし1987年にBissellらは, 乳腺上皮細胞を細胞外基質中で培養したところ, 三次元の乳腺構造をもった小導管の培養に作製に成功し, Janningsらは, 同様な方法で胎仔の肺の培養を報告した[2,3]. この頃より, オルガノイドの定義が徐々に変化し, 幹細胞から自己組織化により産出されたさまざまな機能性分化細胞を含む三次元構造物のことをオルガノイドとよぶようになった[1]. 現在のオルガノイドは, ①胚性幹細胞（ES細胞）や人工多能性幹細胞（iPS細胞）から作製されたもの, ②組織特異的な成体幹細胞から作製されたもの, のように, 大きく2つに分類される. 前者の場合は, 未分化状態を長期間培養することが可能で, かつすべての分化細胞を産出

［キーワード＆略語］
組織性幹細胞, 腸管上皮細胞ニッチ, オルガノイド, Lgr5, 腸管上皮幹細胞, パネート細胞, DCS細胞

BMP：bone morphogenetic protein
　（骨形成タンパク質）
CBC細胞：crypt base columnar cell
DCS細胞：deep crypt secretory cell
DSS：dextran sodium sulfate
　（デキストラン硫酸Na）
EGF：epidermal growth factor
　（上皮細胞増殖因子）
ES細胞：embryonic stem cell（胚性幹細胞）
iPS細胞：induced pluripotent stem cell
　（人工多能性幹細胞）
Lgr5：leucine-rich repeat-containng G coupled receptor5
　（Gタンパク質共役受容体の1種）

The understanding of regulatory mechanism of intestinal stem cells and organoid culture
Nobuo Sasaki/Toshiro Sato：Department of Gastroenterology, Keio University School of Medicine（慶應義塾大学医学部消化器内科）

できる点が，名前のpluripotent（多能性）を意味することからも前提条件であった．それに対し後者の組織幹細胞については，長年のあいだ体外培養は不可能であると考えられてきた．しかし近年の組織幹細胞の恒常性維持機構に関する研究により，それぞれの組織幹細胞特異的なニッチシグナルが同定され，それらを模倣するような形で成長因子のカクテルを培地中に添加することで，組織幹細胞の長期間培養を可能にした．さらに，培地中に添加した成長因子をコントロールすることで，オルガノイドは機能性分化上皮細胞を産出し，その組織の重要な機能を反映しながら，三次元構造体のまま増殖するという自己組織化能力を示す．

1 腸管上皮幹細胞

腸は体内にとり入れた栄養素の消化吸収を行う重要な器官の1つであるが，食餌とともに常に異物をとり入れる危険性があるため，腸管上皮細胞は新陳代謝を早くすることで，この危険を回避している．そのため腸管幹細胞は，この恒常性を維持するために毎日（約24時間に1回）自己複製するとともに，腸管上皮細胞を産出し続けている活動性幹細胞であることが知られていた．1974年にLeblondらは，オートラジオグラフィーを用いたパルスチェイス法により，未分化細胞のみならず，吸収上皮細胞，杯細胞，内分泌細胞など，すべての腸管粘膜における分化細胞で放射線ラベルされたものが観察されたことから，すべての腸管上皮細胞は幹細胞由来であるという説を提唱した[4]．また，このときにLeblondらは，腸管陰窩底部に存在するパネート細胞に挟まれたCBC細胞（crypt base columnar cell）が腸管における幹細胞であると提唱した（図1）．その後2007年にCleversらは，Wntシグナルがマウス腸管の恒常性維持に重要であるという発見をもとに，Wntシグナルの標的遺伝子の1つである$Lgr5$がCBC細胞特異的に発現していることを見出し，この遺伝子座にタモキシフェン誘導型Cre組換え酵素をノックインしたマウスを作製し（Lgr5-EGFP-ires-CreER^{T2}），Rosa26-lacZレポーターマウスと交配させて，$Lgr5$陽性細胞の子孫細胞の細胞系譜の追跡実験を行った[5]．その結果，2カ月間以上経過しても，すべての分化細胞を含む陰窩-絨毛軸がlacZ陽性となって観察された[5]．このことにより，$Lgr5$陽性CBC細胞は，成体における腸管上皮幹細胞であることが証明された．

2 オルガノイド培養法による腸管上皮幹細胞の証明

$Lgr5$陽性CBC細胞が幹細胞であることをさらに証明するために，$Lgr5$陽性細胞の自己複製能を実証する必要があった．これまでのノックアウトマウスやトランスジェニックマウスなどの$in\ vivo$表現型の知見をもとに，腸管上皮幹細胞を培養するのに必須な増殖因子の探索が行われ，Wntシグナルの活性化因子R-Spondin，細胞増殖因子として有名なEGF，幹細胞の分化制御に重要なBMPタンパク質の阻害タンパク質Nogginの3種類の成長因子が，腸管上皮幹細胞の増殖維持や自己組織化に必要，かつ十分であることがわかった．また腸管上皮細胞の培養には，成体内の陰窩同様に基底膜と接触している必要があるため，基底膜成分を模倣した細胞外基質マトリジェル®内での培養が必要である．これらの条件で培養された腸管上皮細胞は，腸管上皮幹細胞の自己複製能を維持したまま，すべての分化細胞を産出し，ゲル内で絨毛-陰窩構造を擬似化した三次元組織構造体を形成することが明らかとなった（図1）[6]．さらに培養法は，マウスの腸管から単離された"たった1つ"の$Lgr5$陽性細胞からもオルガノイド形成し，半永久的に培養することが可能であったため，$Lgr5$陽性細胞が腸管上皮幹細胞であることの証明に貢献した．また，マウス小腸上皮組織のオルガノイド培養法に改良を加えることで，マウス大腸やヒトの小腸・大腸由来のオルガノイドも作製されるようになり，さらにはマウス大腸陰窩からの単一の$Lgr5$陽性細胞からもオルガノイドが作製可能であることが証明されたため，大腸においても$Lgr5$陽性細胞が幹細胞であることが強く示唆された[7]〜[10]．したがって現在では，マウスだけではなく，ヒトの腸管，さらに胃，肝臓，肺などのさまざまな臓器における特定の細胞が幹細胞として機能する可能性について，このオルガノイド培養によって証明するという方法がとられている[11]．ヒト腸管においては，$LGR5$と同様にWntシグナルの標的遺伝子である$EPHB2$が腸管幹細胞マーカーとして用いられ，単一化したEPHB2高発現細胞から

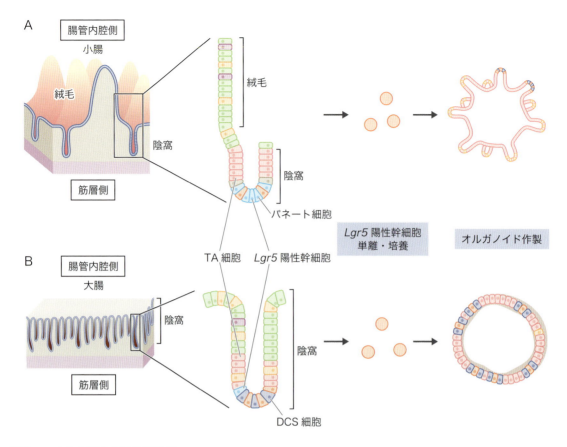

図1　マウス小腸と大腸の相違点
A）小腸は，絨毛-陰窩構造を取っている．陰窩底部には，Lgr5陽性幹細胞（橙色）と分化細胞のパネート細胞（水色）が存在している．小腸オルガノイドは，陰窩様構造物による突起物が観察される．B）大腸は，陰窩のみで構成されている．陰窩底部には，パネート細胞は観察されないが，その代わりにDCS細胞（青色）と杯細胞（黄色）が存在する．それぞれの組織の単一化したLgr5陽性幹細胞からオルガノイドは作製可能であり，作製されたオルガノイドにも幹細胞とニッチ細胞は存在する．ピンク：一過的増殖細胞〔transit-amplifying（TA）cell〕，緑：吸収上皮細胞，紫：腸内分泌細胞．

ヒト腸管オルガノイドが作製できたことから，ヒト腸管におけるEphB2高発現細胞は幹細胞であるということが証明された[7]．これに対し，現在までにセルソーターで使用できる抗ヒトLGR5抗体は，いまだに報告されていないため，ヒト腸管陰窩底部でのLGR5陽性細胞の存在は確認されているが，これが腸管幹細胞であるという証明は厳密にはなされていない．

3 幹細胞ニッチ

マウスの小腸陰窩では，幹細胞の恒常性を維持する主要ニッチシグナルであるWnt/EGF/Notchシグナルのリガンドは，幹細胞と隣接するように存在している分化細胞の1つである，パネート細胞から供給されていることが報告された（図2）[12)13)]．前述したように，マウス大腸においてもLgr5陽性幹細胞は存在するが，大腸陰窩はパネート細胞をもたないことが知られていた．しかし，1983年にカナダの解剖学者であるAltmannは，電子顕微鏡を用いてラットの大腸陰窩を詳細に観察して，DCS（deep crypt secretory）細胞という特殊な細胞が幹細胞に挟まれるように存在することを明らかにしていた[14)]．そこでわれわれや米国の研究グループは，この細胞が大腸幹細胞ニッチであると仮説を立てて，遺伝子改変マウスを作製し，RNA

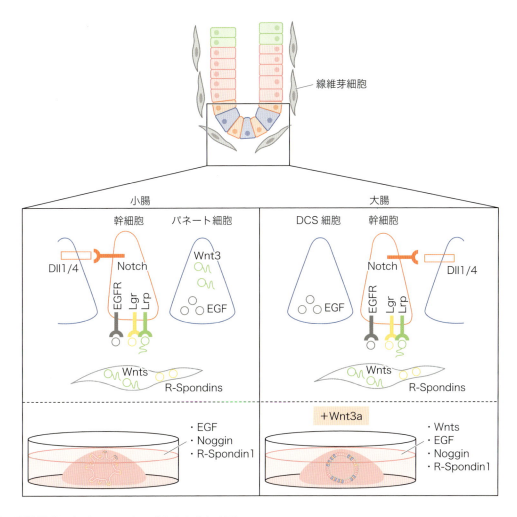

図2　腸管陰窩におけるニッチシグナルのまとめ図
小腸・大腸共に主要なニッチシグナルは共通しているが，大腸におけるWntリガンドは腸管上皮細胞ではなく，繊維芽細胞由来である．そのため，オルガノイドは上皮細胞だけの培養であるため，大腸オルガノイドの培地中にはWnt3aを添加する必要がある．

シークエンスによる網羅的遺伝子発現パターン解析を行った．その結果，このDCS細胞が，EGF/Notchシグナルのリガンドを発現することで，大腸幹細胞の恒常性をコントロールするニッチであることを証明した（図2）[10)15)]．DCS細胞から産出されるニッチシグナルは，小腸のパネート細胞のものとほとんど同じであったが，決定的に異なっていたのは，幹細胞の自己増殖に必須な古典的Wntシグナルのリガンドの発現が全く観察されなかったことである．大腸幹細胞におけるWntシグナルのリガンドは，上皮細胞の周辺に存在する線維芽細胞から供給されることが知られており[12)]，マウス大腸オルガノイド培養には培地中にWntを添加することが必須であるという事実と一致する結果であった．

さらに近年われわれは，オルガノイドの培養中のニッチ（成長因子）を操作することで，大腸がん患者に高頻度にみられるAPC，KRAS，TP53，SMAD4，PIK3CAの5つの遺伝子の突然変異をヒトの大腸幹細胞に体外で加えることに成功し，がん化の過程を人工的にシャーレ上で再現することに成功した[16)]．このようにオルガノイドは，成体内での幹細胞‒ニッチの相互関係を成体外で正確に再構築可能な培養法であり，組織性幹細胞の基礎研究の発展に大きく寄与するもの

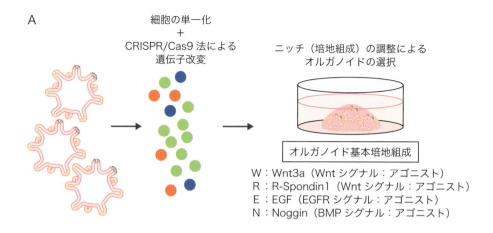

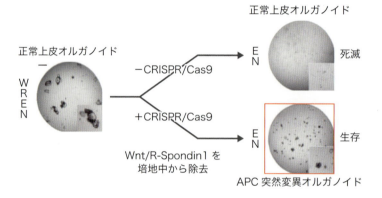

図3 オルガノイド培地中の成長因子（ニッチ）を操作することによる腺腫細胞の作製法
A）培養しているオルガノイド上皮細胞を単一化し，遺伝子改変技術（CRISPR/Cas9法）を用いて，目的の遺伝子の突然変異を誘発する．再度幹細胞を含む上皮細胞を細胞外基質マトリジェル® に包埋した後，培地組成を変化させることで突然変異細胞のみ生育するように選択する．B）ヒト大腸がん患者に90％以上の割合で突然変異がみられる，Wntシグナルの負の因子APC突然変異体を誘導した例．Bは文献16より改変して転載．

である（図3）．

4 腸管オルガノイドを用いた再生医療の可能性

　幹細胞研究の大きな目標の1つに，幹細胞移植による再生医療があげられる．ES細胞を用いる場合には，ES細胞作製自体に受精卵を用いる倫理的な問題があるが，iPS細胞やオルガノイドは患者本人の皮膚や臓器検体を用いるために，倫理的問題だけではなく免疫拒絶反応問題もクリアできると考えられる．2012年に，オランダと日本の共同グループは，DSS誘発潰瘍性大腸炎モデルマウスに，大腸オルガノイドの移植を試みた．その結果，移植された大腸オルガノイドは，炎症障害を受けた腸管上皮において定着・増殖が確認されただけでなく，人腸オルガノイド由来の幹細胞が，分化細胞を永続的に産出していたことから，移植したオルガノイドは，成体内でも正常に機能し，障害を受けた大腸粘膜の修復に寄与することが実験的に証明された[17]．

　また，マウス大腸オルガノイドの移植実験に続き，体外培養したマウス小腸オルガノイドが，大腸へ移植されて正常に定着し，移植細胞が正常上皮を産出する幹細胞として機能することが報告された[18]．興味深い

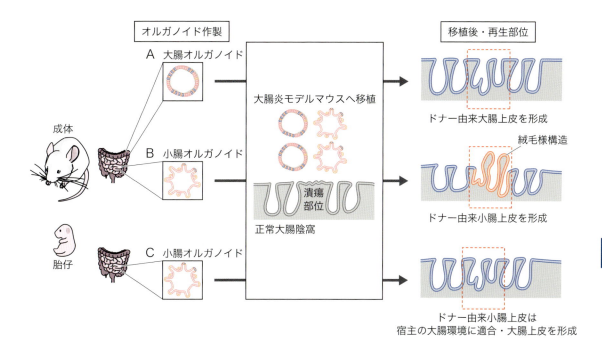

図4　オルガノイドの可塑性
A）成体マウス大腸由来オルガノイドをマウス大腸へ移植．移植片は大腸上皮を形成．B）成体マウス小腸由来オルガノイドをマウス大腸へ移植．移植片は宿主の微小環境非依存的に小腸上皮を形成．C）胎仔マウス小腸由来オルガノイドをマウス大腸へ移植．移植片は，大腸へと運命を変化させる可塑性が観察された．

ことに，大腸に移植された小腸オルガノイドから産出される上皮細胞は，小腸特異的に存在するパネート細胞を含む小腸上皮細胞であったり，小腸にしか観察されない絨毛構造をつくったりすることがわかった．この結果は，体外培養された小腸上皮オルガノイドは，移植先の環境（この場合，大腸）に長期間曝露されても，小腸型幹細胞の性質を保つことが明らかになった．この結果は，陰窩上皮細胞の周辺にある間充織細胞からのニッチシグナルより，上皮幹細胞ニッチであるパネート細胞からのシグナル，もしくは幹細胞自身のシグナルによって，小腸幹細胞の性質が決定されることが示唆された．

これまでのオルガノイド研究は，すべて成体マウスの腸管から単離し作製されたものである．しかし，成体マウスと生後直後，もしくは胎仔の腸管の構成細胞や形状はそれぞれ異なっている．そこで，胎仔の腸管幹細胞からもオルガノイドがつくれるのか？また，移植可能であるのか？という疑問が残る．これらの問いに対し，デンマークのグループは，既存のオルガノイド培地を改変することで，マウス胎仔の小腸上皮からオルガノイドを樹立に成功した[19]．この胎仔小腸由来オルガノイドを，成体マウスの大腸の間質へ移植したところ，正常に生着し，長期間にわたり上皮細胞を産生した．興味深いことに，Fukudaらが行った成体小腸オルガノイド移植実験と異なり，この胎仔由来小腸上皮オルガノイドの移植片において，杯細胞は観察されるが，小腸上皮細胞特異的なパネート細胞は確認されなかった．その代わりに，大腸上皮特異的マーカーであるカルボニックアンヒドラーゼⅡの発現が観察された．この結果は，マウス胎仔上皮腸管幹細胞は成体上皮腸管幹細胞と異なり可塑性をもっていることを示唆するものであった（図4）．

近年，iPS細胞から腸管上皮細胞へ分化誘導させることでオルガノイドを作製する方法が報告された[20]．このiPS細胞由来腸管上皮オルガノイドにおける遺伝子発現パターンは，胎仔小腸上皮由来オルガノイドのものに似ており，未成熟な腸管上皮であることが示された．したがって，この未成熟な腸管上皮は一定の可塑

性をもつ可能性があるために，小腸だけではなく，大腸でみられる潰瘍性大腸炎などの慢性的な腸疾患患者に対する新規治療法としてのオルガノイド移植の確立が期待される．

おわりに

本項では，これまでの腸管上皮幹細胞とニッチシグナル，近年急速に発展してきた三次元組織培養法である腸管オルガノイドについて概説した．オルガノイド培養法は，さまざまな臓器から単離した組織性幹細胞を適切な環境で培養することではじめて成功することから，組織性幹細胞の性質・動態などを研究するのに適したモデル培養法である．しかし，既存のオルガノイド培養法は成体内の機能を生理学的に擬似化するうえでいくつかの制約がある．オルガノイド培養法では腸管上皮のみの培養であり，免疫細胞，血管，神経細胞などが存在しない状況であるため，われわれの体内で実際に起こっている疾患の一部のみを再現している．近年，マウス腸管上皮オルガノイドとリンパ球細胞の共培養系法が報告された[21]．実際にがん組織の周辺に存在する間葉細胞や血管から供給される成長因子などががん細胞の増殖に重要であることが報告されていることから，これらの共培養システムによる新型オルガノイド培養法は，今後の疾患モデルを作製するうえで重要な技術になると思われる．また，がん患者由来のオルガノイドを作製するとともに，同一患者由来のリンパ球など免疫系も解析することで，患者ごとのがん細胞に対する免疫応答性なども解析できることから，今後のがん患者における免疫治療法の開発にも大きな貢献をすることも期待される．したがって，オルガノイド培養法を起点とした，難治性疾患に関する新薬開発・新規治療法の開発，そして再生医療の実現化が近い将来に成功することを期待したい．

文献

1) Lancaster MA & Knoblich JA：Science, 345：1247125, 2014
2) Li ML, et al：Proc Natl Acad Sci U S A, 84：136-140, 1987
3) Shannon JM, et al：Biochim Biophys Acta, 931：143-156, 1987
4) Cheng H & Leblond CP：Am J Anat, 141：537-561, 1974
5) Barker N, et al：Nature, 449：1003-1007, 2007
6) Sato T, et al：Nature, 459：262-265, 2009
7) Jung P, et al：Nat Med, 17：1225-1227, 2011
8) Miyoshi H, et al：Science, 338：108-113, 2012
9) Sato T, et al：Gastroenterology, 141：1762-1772, 2011
10) Sasaki N, et al：Proc Natl Acad Sci U S A, in press (2016)
11) Date S & Sato T：Annu Rev Cell Dev Biol, 31：269-289, 2015
12) Farin HF, et al：Gastroenterology, 143：1518-1529.e7, 2012
13) Sato T, et al：Nature, 469：415-418, 2011
14) Altmann GG：Am J Anat, 167：95-117, 1983
15) Rothenberg ME, et al：Gastroenterology, 142：1195-1205.e6, 2012
16) Matano M, et al：Nat Med, 21：256-262, 2015
17) Yui S, et al：Nat Med, 18：618-623, 2012
18) Fukuda M, et al：Genes Dev, 28：1752-1757, 2014
19) Fordham RP, et al：Cell Stem Cell, 13：734-744, 2013
20) Spence JR, et al：Nature, 470：105-109, 2011
21) Nozaki K, et al：J Gastroenterol, 51：206-213, 2016

<筆頭著者プロフィール>

佐々木伸雄：2006年，東京理科大学大学院基礎工学研究科（松野健治教授）博士後期課程単位取得満期退学，'07年博士号（工学）取得．'06年より国立遺伝学研究所（相賀裕美子教授）にて，プロジェクト研究員，'11年よりオランダHubrecht研究所（Hans Clevers教授）でアステラス病態代謝研究会・日本学術振興会海外特別研究員，博士研究員を経て，'16年より慶應大医学部内科学（消化器）教室の特任助教．

3D CELL CULTURE PLATE Elplasia®

Elplasia® 3D Discovery Tools

◆ 細胞を播種して培養するだけで、三次元培養可能

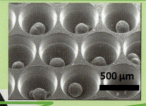
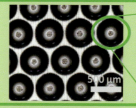

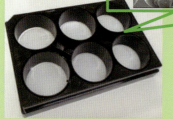

品番	パターン径 [μm]	スフェロイド数 [個]/well (6 well)	スフェロイドの大きさ [μm]*
RB 500 400	500	3,000	100- 350
RB 900 700	900	970	350- 500

*社内実績

Elplasia® Spheroid Generators

◆ 数百個のスフェロイドを力学的ストレスなしで一度に回収可能

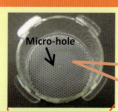
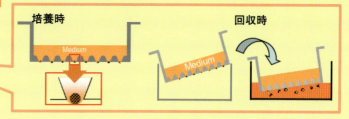

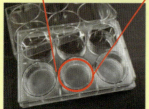

品番	パターン径 [μm]	スフェロイド数 [個]/well (6 well)	スフェロイドの大きさ [μm]*
MPc 500	500	648	100- 350
MPc 700	700	348	350- 500

*社内実績

■ 多種多様なパターンを取り揃えております

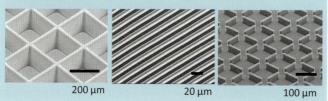

200 μm　　20 μm　　100 μm

<お問い合わせ先>
株式会社クラレ
マイクロデバイス開発チーム
Tel：03-6701-1512（担当：細田）
E-mail: elplasia.3d@kuraray.com
Website: http://www.elplasia.com/

kuraray

第3章 オルガノイドからみた幹細胞の制御機構

2. 肝オルガノイド
―器官発生・再生機構の制御に基づく肝オルガノイド創出

小井土 大，武部貴則

> 発生・再生過程で生じる複雑な生物学プロセスを人為的に再構成することにより，生体器官に類似した立体組織（オルガノイド）を創出する技術が多数報告されている．肝臓分野においても，幹細胞制御機構の新たな理解を通じ，肝オルガノイドを人工的に作出する手法が次々と報告されている．本稿では，近年解明が進みつつある肝発生・再生現象を支える分子・細胞生物学的メカニズムを概説するとともに，それらを起点とした肝オルガノイド作製手法における最新の動向・課題・今後について議論したい．

はじめに

脳死・生体臓器移植は，臓器不全状態に陥った患者に対して実施される唯一無二の治療手段である．しかし，米国だけで，毎年8万人以上の臓器不全患者が移植手術を待ちながら移植を受けることができない状況が厳然として存在していることからも明らかであるように，臓器移植の代替治療法を実現するべくヒト臓器の人為的構成を可能とする革新的な細胞操作技術を開発する必要がある[1)2)]．近年，このような臨床的な重要課題を解決するため，進歩の著しい発生生物学（developmental biology）や幹細胞生物学（stem cell biology）の新知見（図1）を駆使することを通じて，器官類似体（オルガノイド）の創出を試みる技術開発が次々と報告されている．そこで本稿では，肝臓に焦点を当て，器官発生・再生機構の制御に基づいて，オルガノイド創出をめざす研究の開発動向を紹介する．さらに，現時点のオルガノイド研究における未解決課題，およびそれらの改良手法の創発に向けたアプローチについて議論したい．

1 肝再生機構と肝オルガノイド創出

肝臓の高い再生能力は，古くより知られる肝臓に特徴的な機能の1つであるが，原則として単純な細胞更新（simple duplication）によって担われることが明らかとなっており，ながらく提唱されてきた肝幹細胞の存在については見解がわかれていた[3)4)]．一方，

[キーワード＆略語]
肝幹細胞，肝芽，自己凝集，自己組織化，
リバースエンジニアリング

A1AT：α1-antitrypsin（α1アンチトリプシン）
HUVEC：human umbilical vein endothelial cells（ヒト臍帯静脈内皮細胞）
MSC：mesenchymal stem cells（間葉系幹細胞）

State-of-art of liver organoid generation by modeling organogenesis
Masaru Koido[1)] /Takanori Takebe[1) 2)]：Department of Regenerative Medicine, Yokohama City University Graduate School of Medicine[1)] /Division of Gastroenterology, Hepatology and Nutrition, Division of Developmental Biology, Cincinnati Children's Hospital Medical Center, University of Cincinnati[2)]（横浜市立大学大学院医学研究科臓器再生医学[1)] /シンシナティ大学シンシナティ小児病院消化器部門・発生生物学部門[2)]）

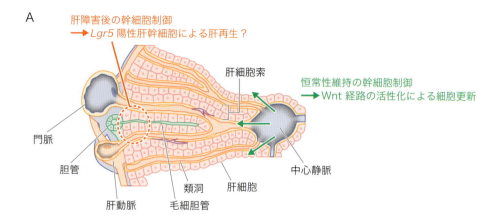

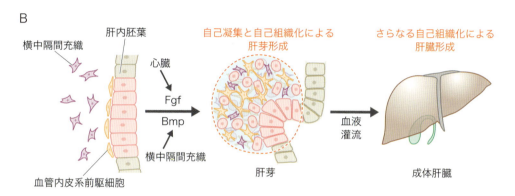

図1 肝発生と肝再生機構
A）3種の細胞の相互作用に由来する肝芽形成と，さらなる成熟刺激が加わる成体肝臓形成の模式図を示した．緑：中心静脈から分泌されるWntによって肝細胞の増殖と自己複製が実現され，肝臓の恒常性が維持されている[3]．赤：肝障害後，胆管でWnt経路が活性化し，肝細胞へ分化可能なLgr5陽性細胞が出現する．B）肝臓の階層的小葉構造を示した．

Cleversらの研究により，腸幹細胞マーカーとして知られる*Lgr5*が，肝臓においても有効な幹細胞マーカーであると報告され注目を集めた（図1A）[5]．通常の肝組織では*Lgr5*の発現が認められないものの，肝障害が誘導されることで*Lgr5*陽性細胞が出現したのである．ここから単離された*Lgr5*陽性細胞は，試験管内の三次元培養環境下においてオルガノイド様に増殖可能であるとともに，適切な分化誘導刺激を加えることで肝細胞へと成熟した．こうして形成された肝オルガノイドは，肝細胞マーカーや薬物代謝酵素などを発現し，移植により遺伝性肝疾患のモデルマウスの生存期間延長に一定の寄与を示した．さらに，ヒト成人より採取した肝生検サンプルからも同様の肝幹細胞を分離し，肝オルガノイドの長期維持・再分化誘導が可能であると

後に報告されている[6]．興味深いことに，A1AT（α1-antitrypsin）欠損症の患者から取得した肝生検サンプルから作製したオルガノイドを用いることで，異常A1ATの蓄積と小胞体ストレス応答，そして肝細胞のアポトーシス増加というA1AT欠損症の特徴を試験管内で再現でき，今後の疾患モデル研究への応用が拓かれた[6]．しかし，この手法では成人肝臓から採取した細胞を用いるという侵襲性の高さが最大の障壁である．そこで，生体肝移植や疾患モデルへ広く活用可能な組織を創出するために，ヒトiPS細胞を用いて肝オルガノイドを作製する代替手法の開発が重要となる．

2 肝発生機構と肝オルガノイド（肝芽）創出

iPS細胞の発見以降，数多くの再生医療研究者がめざしていることは，疾患治療に有益となる「細胞」の創出である．実際，発生過程で生じる分子相互作用を順次，試験管内で再現することで，多能性幹細胞を肝細胞（hepatocyte）へと分化誘導する試みがなされてきた．しかし，初期の肝内胚葉細胞の段階以降では，著しく分化誘導効率が限られてしまうばかりか，肝細胞マーカーの発現が著しく低い，いわば肝細胞様細胞（hepatocyte-like cell）が分化誘導できるのみであった[7]．

一方，これらの課題解決を目的として，生体発生で生じる多細胞間の相互作用を人工的に再現することを通じて，従来の分化誘導手法の抜本的改良を試みる研究に近年注目が集まっている．われわれのグループでも，肝臓の発生における最も初期のプロセス，すなわち肝芽形成過程で生じる相互作用を模倣した全く新たな肝オルガノイドの創出手法の確立を試みてきた．

体節形成の初期段階において，腹側前腸内胚葉（ventral foregut endoderm）は発生中の心臓に由来するFgfシグナルと，横中隔間充織（septum transversum mesenchyme）に由来するBmpシグナルからの刺激をうけることで予定肝臓領域（肝内胚葉，hepatic specified endoderm）へ運命決定する[8)9)]．そして，肝内胚葉は血管内皮系前駆細胞と協調的に働きつつ，横中隔間充織方向へと浸潤し，やがて立体的な肝芽（liver bud）を形成する（図1B）[10]．一度，肝芽が形成されると，後に続く血液灌流を契機としてさらなる成熟刺激を受け，最終的に肝細胞索や胆管に加えて，門脈，肝動脈，中心静脈などの階層的な小葉構造をもったいわゆる肝臓へと発生が進展してゆく[8)]．このように，肝臓は最終的にはきわめて複雑な構造を構成するものであるが，その初期段階である肝芽形成段階においては比較的シンプルな細胞間相互作用にもとづき発生が進行すると考えられる．

そこでわれわれは，肝臓の発生初期における細胞間相互作用を模倣し，肝芽に類似したヒトiPS細胞由来の肝オルガノイドの創出を世界に先駆けて報告した．すなわち，ヒトiPS細胞から分化誘導した肝内胚葉細胞とヒト臍帯静脈内皮細胞（HUVEC），ヒト間葉系幹細胞（MSC）を試験管内で共培養することにより，肝芽に類似した組織（肝オルガノイド）が形成されることを形態学的解析や網羅的な遺伝子発現解析などから見出した[11]．このiPS細胞由来の肝芽を免疫不全マウスに移植すると，移植後わずか48時間程度で血液が灌流し，成人肝臓組織に匹敵する遺伝子発現や各種肝細胞マーカーの分泌，そしてヒト特異的な薬剤代謝機能を発現する機能的な肝組織へと成熟した．さらに，このヒトiPS細胞由来肝芽を大量に移植することにより，薬剤誘導性亜急性肝障害モデル（TK-NOG）マウスの生存率を著明に改善した[11]．以上の結果から，肝芽形成段階における発生現象が試験管内で模倣可能であること，さらには，肝芽（オルガノイド）移植法が全く新たな肝疾患の治療手法となる可能性が示された．

3 肝芽形成の動作原理

オルガノイド研究は，ヒトを対象とした生命科学研究の視点からも，重要な意味をもつと期待されている．すなわち，一般に扱うことがきわめて困難であった胎内で生じるヒト発生現象を，少なくとも部分的に人為的に再現するモデルと捉えることも可能だからである．われわれは，こうしたヒトiPS細胞由来肝芽の創出手法を起点としたオルガノイド形成における原理解明を進めている．

1）自己凝集

肝芽の自律的形成は，自己凝集とよばれる現象から開始することが判明している．これは異なる系譜の細胞種から構成された二次元混合物が自律的に凝集し，mm～cmオーダーの半球状の三次元集合体に至るステップである（図2）．この凝集過程では，間葉系幹細胞の存在が必要不可欠であり[12]，その自己凝集反応の速度は最大500 μm/hという，細胞の自発的な移動では説明不可能な急速な反応である[13)14)]．興味深いことに，細胞間に生じる力学的収縮を仲介する分子の1つであるミオシンⅡ（MⅡ）の活性化阻害により，自己凝集反応も完全に阻害された．よって，間葉系幹細胞におけるMⅡを起点とした細胞骨格系タンパク質の収縮が自己凝集反応において中心的な役割を担うと考えられる[12]．

A
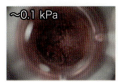
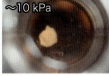
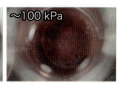
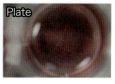

B

図2　自己凝集の形成過程と足場の硬さ依存性
A) ヒトiPS細胞から分化させた肝内胚葉，ならびにヒト臍帯静脈内皮細胞とヒト間葉系幹細胞を混合し播種後0時間（0 hr）～24時間（24 hr）の経時的ダイナミクスを示した．自己凝集が，非常にすみやかに誘導されることが観察される．B) ヒト臍帯静脈内皮細胞とヒト間葉系幹細胞の混合物を，足場の硬さが異なる条件で播種し，24時間後の状態を比較した．Plateはプラスチックプレートであり，～GPaに相当する硬さを意味する．～10 kPaが最適な硬さであり，より硬い条件でも，逆に柔らかい条件でも，自己凝集の効率が落ちていることが確認される．A，Bはともに文献12より引用．

近年の研究で，基板の硬さ条件が，細胞の接着力や収縮力など力学的相互作用に強く影響を与えることが，単一種の細胞を観察した系において報告されている[15)16)]．そこで，多細胞系から器官原基が形成される過程において基板の硬さが与える影響を検証したところ，比較的柔らかい基質の硬さ条件〔E（ヤング率）～10 kPa〕のみ細胞凝集反応を効率的に誘導することがわかった（図2）．以上の検討から，間葉系幹細胞が惹起する収縮力と，細胞と基質間の接着力の2つの力の均衡点を調整するパラメータとして，基質の物理学的特性が重要であると考えられる[12)]．

2）自己組織化

肝内胚葉細胞と内皮細胞，そして間葉系幹細胞が自己凝集を経て形成される三次元集合体は，自己組織化を経て試験管内で肝芽を形成し，さらにマウスへの移植で迅速（～48時間）に血液灌流に至る．その後，自己組織化はさらに進展し，高い肝機能を発現するヒト肝オルガノイドが形成される（図3）[11)]．興味深いことに，これら自律的な細胞集合現象による立体組織形成の過程は，腸，腎臓，心臓，膵臓の細胞を用いた場合でも同様に実現されることが判明している[12)]．すなわち，われわれの開発した肝芽の作製方法は，さまざまな器官を作成するうえで重要な自己組織化技術である

と考えられた．しかし，いまだ自己組織化を仲介する詳細な分子メカニズムや，器官特異的な最適な細胞混合条件などが未解明であることから，今後それらの原理解明に基づく細胞操作技術の開発が待たれている[17)]．

4 肝オルガノイドのリバースエンジニアリング

リバースエンジニアリングとは，既存のモノやシステムを構成要素に一度分解し，その要素について詳細な解析を行うことで，新規の，あるいはより洗練された技術開発をめざすための工学的アプローチである．われわれは肝芽の自己凝集過程における間葉系幹細胞の具体的役割を明らかにし，その原理・原則が他の臓器にまで応用可能なことを見出してきたが[12)]，これは発生生物学研究におけるリバースエンジニアリングとも捉えることができる[18)]．

われわれがアイディアの出発点とした肝臓形成の発生生物学的知見は，マウスなどの動物実験から得られたものが多くを占める．しかし，薬剤の肝代謝がヒトと他の動物種間で異なる特徴を示すように[19)]，異なる種で見出された肝発生の知見にはヒトと原理原則が異なる部分も多数存在する．しかしながら，ヒトの胚を

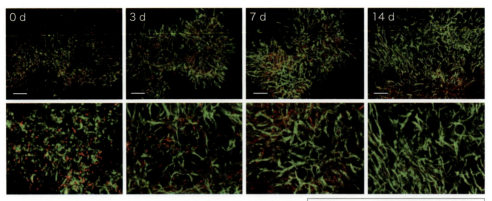

色なし：ヒトiPS細胞由来肝内胚葉
緑：ヒト臍帯静脈内皮細胞
赤：ヒト間葉系幹細胞

図3　マウス体内におけるヒトiPS細胞由来肝芽の時間的・空間的な自己組織化過程
ヒトiPS細胞由来肝芽をマウスに移植し，血管形成の過程を移植後14日目（14 d）まで経時的に，混合した細胞ごとに蛍光イメージングした．移植当日（0 d）には形成されていない，秩序だったヒト血管ネットワークが日を追うごとに緻密に構成される様子が確認される．文献11より引用．

試験管内で培養することは手技的に困難であり，可能だったとしても受精後14日以上のヒト胚を用いた研究が倫理的観点などから禁止されている[20]．このような制約下では，先に述べたようにヒト由来の幹細胞から作製されるオルガノイドの形成過程を解析することが，これまで全く未知であったヒト発生メカニズムを解明するための重要なツールとしての価値をもつ．

例えば，iPS細胞などの幹細胞からオルガノイドが形成される際の自己組織化過程において生じる細胞の時・空間動態を解明するため[17]，シングルセルトランスクリプトーム解析技術が注目を集めている[21]．1細胞の解像度でオルガノイド形成過程を解析することは，多細胞系の構造化に伴う，分化・成熟度・細胞間相互作用を評価するうえできわめて有益であるためである．さらにごく最近，空間局在を反映した遺伝子発現情報を理解するための，高密度マイクロアレイ技術[22]や光学系機器[23]を用いた空間トランスクリプトーム（spatial transcriptome）解析手法も次々に報告されている．これら解析技術基盤を組合わせることで，自己組織化過程における多細胞動態・相互作用を1細胞レベルの解像度で観察可能になると考えられる．

解析手法における技術革新が興りつつある一方で，得られたビッグデータを正確に理解・還元していくためにはバイオインフォマティクスの進歩にも注視する必要がある（**図4**）．実際，シングルセルの遺伝子発現解析では，分化・成熟に起因する影響が小さい場合に，個々の細胞周期の違いを無視できない．このような場合でも分化・成熟に関する情報を正確に抽出するため，遺伝子発現量から細胞周期などの交絡要因を補正する多変量解析モデルが提案されている[24]．また，従来から取り組まれてきた遺伝子セットのアノテーションに加えて，近年は遺伝子発現データから直接，細胞の状態や臓器の種類を推定することも，線形判別モデル[25]や機械学習[26]から実現されている．以上のようにオミクス解析に伴って発生するビッグデータから，細胞と遺伝子に関する情報を正確に抽出する情報解析基盤も進展しつつある．このようなインフォマティクス解析を経て明らかになる自己組織化の分子基盤をもとにして，オルガノイドの作製手法の再発明（リバースエンジニアリング）することにより，今後さらなる革新手法の創発が報告されるものと期待される．

おわりに

本稿では，肝臓の再生・発生メカニズムを概説するとともに，それらを活用したオルガノイドの創出技術

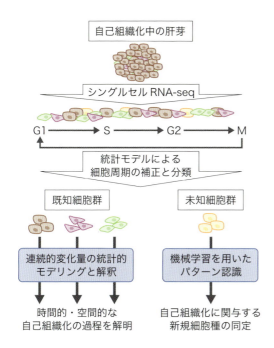

図4 自己組織化の制御機構解明をめざした統計モデルの活用例

自己組織化の制御機構を解明するための戦略を，統計モデルの観点から示した．個々の細胞が組織中で果たす役割を明確に議論するために，個々の細胞の遺伝子発現データから，細胞周期のような共変量にマスクされた部分を推定する必要がある．適切な前処理を施したデータに対し，公共データベースを用いつつ，さらには統計的手法・機械学習を駆使することで，取得データから最大限の情報が抽出可能になる．

について紹介した．われわれはこうして得られる機能的なヒト肝オルガノイドを用いた移植系を確立することにより，肝移植の代替治療法を確立できる日も近いと信じている．さらに，このようなオルガノイドモデルは，近年飛躍的な進歩を遂げている1細胞解析技術とそのインフォマティクスなどを組合わせていくことで，ヒト基礎生物学（human biology）やヒト病理学（human pathology）を研究するための強力なツールとなることが期待される．

文献

1) Rashid ST, et al：J Clin Invest, 120：3127-3136, 2010
2) Llovet JM, et al：Gut, 50：123-128, 2002
3) Wang B, et al：Nature, 524：180-185, 2015
4) Duncan AW, et al：Gastroenterology, 137：466-481, 2009
5) Huch M, et al：Nature, 494：247-250, 2013
6) Huch M, et al：Cell, 160：299-312, 2015
7) Si-Tayeb K, et al：Hepatology, 51：297-305, 2010
8) Si-Tayeb K, et al：Dev Cell, 18：175-189, 2010
9) Zorn AM：Liver development.「StemBook」（The Stem Cell Community, eds），Harvard Stem Cell Institute, 2008. http://www.ncbi.nlm.nih.gov/pubmed/20614624 （2016年6月30日閲覧）
10) Matsumoto K, et al：Science, 294：559-563, 2001
11) Takebe T, et al：Nature, 499：481-484, 2013
12) Takebe T, et al：Cell Stem Cell, 16：556-565, 2015
13) Dourdin N, et al：J Biol Chem, 276：48382-48388, 2001
14) Wolf K, et al：J Cell Biol, 160：267-277, 2003
15) Engler AJ, et al：Cell, 126：677-689, 2006
16) Zemel A, et al：Nat Phys, 6：468-473, 2010
17) Sasai Y：Nature, 493：318-326, 2013
18) Ingber DE：Cell, 164：1105-1109, 2016
19) Kola I & Landis J：Nat Rev Drug Discov, 3：711-715, 2004
20) Hyun I, et al：Nature, 533：169-171, 2016
21) Camp JG, et al：Proc Natl Acad Sci U S A, 112：15672-15677, 2015
22) Ståhl PL, et al：Science, 353：78-82, 2016
23) Nichterwitz S, et al：Nat Commun, 7：12139, 2016
24) Buettner F, et al：Nat Biotechnol, 33：155-160, 2015
25) Roost MS, et al：Stem Cell Reports, 4：1112-1124, 2015
26) Cahan P, et al：Cell, 158：903-915, 2014

＜筆頭著者プロフィール＞

小井土大：2013年，東京大学大学院新領域創成科学研究科メディカルゲノム専攻修士課程修了，同年，株式会社浜銀総合研究所入社，情報戦略コンサルティング部研究員．'16年より，横浜市立大学大学院医学研究科臓器再生医学特任助手．遺伝統計学に基づく疾患メカニズムの解明をめざし，DRYとWETの両観点からの研究に従事．

第3章 オルガノイドからみた幹細胞の制御機構

3. 皮膚オルガノイド
—iPS細胞からの皮膚器官系の再生

辻 孝

> 皮膚は生体を防御するほか，汗の排泄などの機能があり，生体の恒常性維持に重要な役割を担っている．皮膚は，上皮層や真皮層，皮下脂肪層から構成され，毛包や皮脂腺，汗腺など複数の皮膚付属器が存在し，三次元的に複雑な皮膚器官系である．われわれは，マウスiPS細胞から胚様体（EB）を形成し，これを複数個合わせて，マウス生体へ移植することにより，上皮・間葉相互作用を誘導して，天然皮膚と同様の構造と機能を有する皮膚器官系の再生に成功した．本稿では，多能性幹細胞からの器官や器官系の誘導の可能性について解説したい．

はじめに

21世紀の新たな医療として再生医療が期待されている．再生医療では，第一世代として，組織や器官の修復のために組織幹細胞を移入する「幹細胞移入療法」が進められており，幅広い疾患において臨床研究が進められている[1]．さらに第二世代再生医療として，単一の細胞種からなる組織を再生するための細胞シート工学や，人工担体と細胞とを組合わせた組織形成技術の開発が進められ，重度熱傷に対する皮膚シートや心疾患のための心筋シート，軟骨欠損のための再生軟骨が上市され，臨床応用がはじまっている[2]．

[キーワード&略語]
胚様体（EB），CDB法，皮膚器官系，毛包，上皮・間葉相互作用

CDB法：Clustering-Dependent embryoid Body method
EB：embryoid body（胚様体）
iPS細胞：induced pluripotent stem cells

一方，次世代再生医療として，疾患や外傷，エイジングにより機能不全に陥った器官を，再生した器官と置き換える「器官再生医療」が期待されている[3]．これまでに，組織工学分野において，器官を構成する複数種の細胞とその足場となる担体を組合わせた人工臓器再生が試みられてきたものの，高度な組織構造を人為的に再構築することは困難であり，いまだ実用化段階には至っていない．一方，発生・再生生物学や幹細胞生物学の進展により，生物の発生のしくみを利用して，胎仔の時期にできる器官のもととなる器官原基を再生して移植する器官再生の戦略や，多能性幹細胞や，組織，器官のなかに存在する幹細胞ニッチを再現して，脳[4]や眼杯[5]，脳下垂体[6]，腸[7]など，幹細胞オルガノイドを再生する戦略から，器官再生の実現可能性が実証されつつある．

本稿では，器官再生医療の実現に向けたこれらの戦略について解説すると共に，最近，われわれが開発した，iPS細胞からの三次元的な皮膚器官系再生について解説したい．

Regeneration of 3D integumentary organ system from iPS cells
Takashi Tsuji：Laboratory for Organ Regeneration, RIKEN Center for Developmental Biology（理化学研究所多細胞システム形成研究センター器官誘導研究チーム）

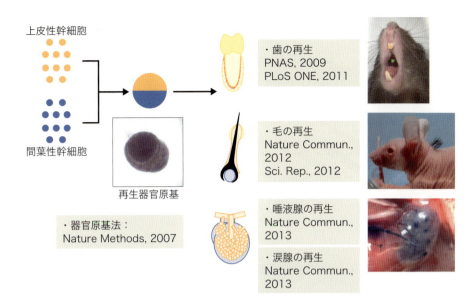

図1　再生器官原基移植による外胚葉性器官の生体内での機能的再生

1 器官発生システムを応用した器官再生の戦略

ほとんどすべての器官は，胎仔期のボディプランによる器官誘導の場の決定により，活性化因子と抑制因子の発現のバランスにより器官原基誘導の位置決定がなされ，その部位の未分化な上皮性幹細胞と間葉性幹細胞の相互作用によって，その場に適した器官原基が誘導されることが知られている（**図1**）．そのため毛包を除く器官原基は，胎仔期に1度しか誘導されず，器官形成能を有する上皮性幹細胞と間葉性幹細胞は胎仔期にしか存在しないと考えられている．この上皮性幹細胞と間葉性幹細胞の相互作用を再現しうる器官原基を細胞操作によって再生する技術開発は，歯や毛包の再生の領域で30年以上にわたり研究が続けられてきたものの，生体内で機能しうる再生技術は開発されていなかった．

われわれの研究グループは，胎仔期に存在する器官誘導能のある上皮性・間葉性幹細胞を用いて，三次元的な細胞操作技術である「器官原基法」を開発し[8]，歯[9]や毛包[10]，唾液腺[11]，涙腺[12]の再生に取り組み，生体内で神経や筋肉などの周囲組織と連携機能する器官再生が可能であることを実証してきた（**図1**）．しかしながら，器官再生可能な器官誘導能を有する幹細胞シーズは，毛包を除いて胎仔期にしか存在しないため，ES細胞（胚性幹細胞）やiPS細胞などの多能性幹細胞から誘導することが長らく期待されてきた（**図1**）．

2 皮膚器官系の構造と機能

皮膚は，上皮層と真皮層，皮下脂肪層の3層からなり，個体の体表面全体を覆っている（**図2A**）[13]．皮膚には，皮膚付属器として毛包や皮脂腺，汗腺などの複数の器官が一定の規則性をもって配置されており，体の中で最も大きく，複雑な器官系である．皮膚付属器は，それぞれ神経支配や生理活性物質を介して機能しており，生体の恒常性の維持に重要な役割を担っている．毛包は，毛幹を萌出することによって，体表の保護や保温，皮膚創傷治癒時の細胞の供給源としての役割を担っている（**図2B**）[14]．一方，皮脂腺は皮脂の分泌による生体の保護，汗腺は水分供給と排泄を調節していることが知られている．

皮膚は，個体の恒常性に重要であり，皮膚付属器をもった構造の複雑性のために，さまざまな疾患に関係している．例えば，外傷や熱傷，免疫疾患をはじめ，毛包における脱毛症，皮脂腺での皮脂の分泌異常や感

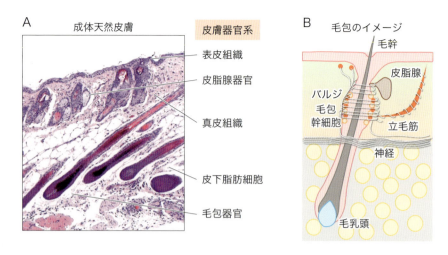

図2　天然皮膚の構造（A）と毛包のイメージ図（B）

染症などがあげられる．これらの疾患のなかには，薬物や外科的治療で治療可能なものもあるものの，重症の熱傷や外傷，先天性乏毛症，汎発性脱毛症など難治性の先天性皮膚疾患の治療は困難であり，新たな再生医療技術の開発が期待されている．

またこれまでに，再生医療製品として，重度熱傷患者の治療に向けた培養表皮や，再生真皮，またこれらを組合わせた人工皮膚が開発され[15]，熱傷の治療や動物実験代替法として化粧品や医薬部外品の安全性評価に用いられている．しかしながら，毛包や皮脂腺，汗腺などの皮膚器官系を有しないために，生体の生理機能を完全に再現した機能を有していないのが課題である．それゆえ，皮膚付属器官を有する皮膚器官系の再生は，再生医療への応用のみならず，動物実験代替法となる生体外評価モデルの構築としても重要な意義を有する．

3 iPS細胞からの皮膚器官系の再生

われわれは，これまで課題であった重篤な皮膚疾患に対する新たな再生治療法の確立をめざし，iPS細胞から毛包や皮脂腺，汗腺をもつ天然皮膚と同様な皮膚器官系を再生する技術の開発をめざした．われわれは，iPS細胞から胚様体（EB）を誘導し，そのEBから外胚葉性上皮組織を形成する技術を開発し，CDB法（clustering-dependent embryoid body）と名付けた[16]．

この方法は，iPS細胞単独移植や単一のEBを移植した場合と比較して多種類の上皮組織を形成し，その内部には皮膚付属器である毛包や皮脂腺，汗腺などをもつ皮膚器官系が形成された．この皮膚器官系が天然皮膚と同様の組織構造をもつことを明らかにするとともに，再生した皮膚器官系を生体内に移植することにより，その生理機能を再生できることを実証した．

1）CDB法による外胚葉性上皮組織の誘導

マウス歯肉の細胞から樹立したiPS細胞株を，1週間，低接着培養することによりEBを形成した．このEBから外胚葉性の上皮組織を形成するため，コラーゲンゲル内に30〜40個のEBを立体的に配置し，免疫不全マウスの腎皮膜下に移植した（図3）．移植30日後には，移植したEBはテラトーマ様の移植物を形成した．この移植物を組織学的に解析したところ，移植物は外胚葉や内胚葉性の上皮組織からなる空洞構造（囊胞）を多数有することが判明した．CDB法を用いると，iPS細胞単独移植や単一のEBを移植した場合と比較して，切片の断面積として約4倍の上皮組織からなる囊胞を形成した．

2）CDB法による移植物における皮膚器官系の再生

CDB法による移植物内の上皮組織を詳細に解析すると，移植物の上皮組織の一部に，皮膚や粘膜上皮細胞などさまざまな上皮組織が形成され，一部の上皮性囊胞に毛包が存在することが判明した．そこで，毛包の初期発生に重要な役割を担うWnt10bを，EB形成の最

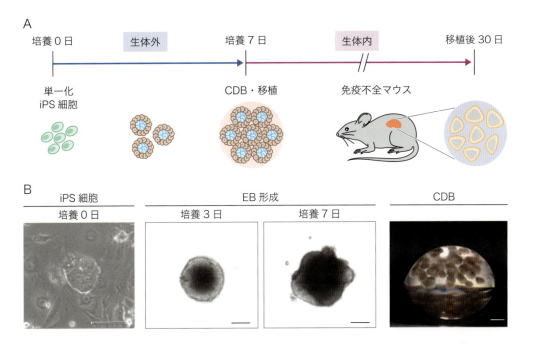

図3 胚様体（EB）の作製とCDB法
A）iPS細胞からEBを形成し，CDB法による移植のイメージ．皮膚器官系の再生には，EB培養の最終日1日間，Wnt10bで刺激．B）iPS細胞，EB，CDB法の写真．Aは文献16より改変して転載，Bは同文献より引用．

後の1日に添加して刺激することにより，皮膚器官系の誘導を試みた．その結果，Wnt10bによって刺激したEBを用いたCDB法による移植物には，Wnt10bで刺激しない場合と比べて，形成された移植物の毛包数が多く，より成熟していた（**図4**）．さらに皮膚と同等の組織構造が形成され，毛包や皮脂腺などの皮膚付属器を有する皮膚器官系が再生されていることが判明した．この皮膚器官系には，毛穴を介して毛幹が萌出している様子も観察された（**図4**）．

移植物内に形成された再生皮膚器官系に含まれる付属器官の組織構造を詳細に解析したところ，毛包器官内に毛包上皮性幹細胞や毛乳頭細胞が正常に再生され，毛包に付随する立毛筋も適切な位置に配置されていることが判明した．これらのことから，iPS細胞由来再生皮膚器官系は，天然の皮膚器官系と同等の組織構造を有することが示された．

3）マウスiPS細胞由来皮膚器官系の分離と移植
再生皮膚器官系が正常な機能をもつかどうかを解析するため，再生皮膚器官系から毛包を10〜20本含む全層組織を1つの再生皮膚器官系ユニットとして外科

図4 iPS細胞から再生した皮膚器官系の組織像

的に分離し，ヌードマウスの皮下へ移植した．その結果，移植した再生皮膚器官系は，少なくとも3カ月にわたりがん化することはなく，移植されたヌードマウス（レシピエント）に生着した（**図5**）．

生着した皮膚器官系が，iPS細胞から誘導した皮膚器官系由来であることを確認するため，雄マウス（性染色体：XY）由来の再生皮膚器官系ユニットを，雌マウス（性染色体：XX）に移植してY-染色体 *in situ* ハイ

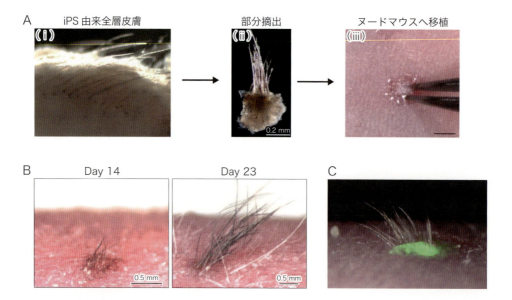

図5 再生皮膚器官系の生体移植
A）iPS細胞由来再生皮膚器官系を部分摘出し，ヌードマウスの皮下へ移植．B）移植再生皮膚器官系から萌出した毛幹（日にちは移植後の日数）．C）GFP標識したiPS細胞から再生した皮膚器官系の皮下移植像．Aの（ⅱ），（ⅲ），Bは文献16より引用．

ブリダイゼーションにより皮膚組織の由来を解析した．雄マウスの再生皮膚器官系ユニットを移植した部位では，Y染色体をもつ表皮や真皮，皮下脂肪，毛包や皮脂腺の細胞の局在が観察され，Y染色体をもたない雌マウスであるレシピエントの上皮組織内に生着していることから，iPS細胞に由来することが確認された．

さらに再生皮膚器官系の移植14日後には，再生毛がレシピエントの皮膚表面より萌出し，その後，天然毛と同様に成長した（図5B）．マウスの体毛はおよそ20日間という一定の毛周期で生え替わることが知られている．そこで再生毛包の毛周期を解析したところ，マウスの天然の体毛と同様に約20日間の毛周期で生え替わることから，毛包の幹細胞ニッチが完全に再生していることが実証された．また，毛包には立毛筋が接続し，寒さや緊張により収縮することが知られている．立毛筋が正常に機能，収縮するためには立毛筋と神経の接続が必要である．再生皮膚器官系の毛包には立毛筋が接続しており，さらに再生皮膚器官系を移植した毛包には，立毛筋と神経組織が接続していることが判明した．これらのことから，再生皮膚器官系は生体への移植が可能であり，レシピエントの皮膚組織に生着し，機能的な毛包を再生することが示された．

4）再生毛包の機能的評価

iPS細胞から再生された皮膚器官系が，天然の皮膚を再現しているかどうかを解析するため，皮膚に含まれる体毛の種類について解析した．マウスの体毛にはZigzag，Awl/Auchene，Guardという3種類の毛種があり，それぞれが一定の割合で，一定の距離に配置されている．再生皮膚器官系ユニットの移植によって再生された毛包についてこれらの毛種について調べてみると，萌出した毛種の割合や，毛種ごとの毛包間距離が天然の皮膚と同様であることが判明した．これらの結果から，再生皮膚器官系は，単に皮膚付属器を再生しているだけではなく，正常な発生に基づく皮膚器官系として再生されていることが明らかになった．

おわりに

われわれは，マウスiPS細胞からさまざまな上皮組織を誘導するCDB法を開発し，天然皮膚と同様の機能を有する皮膚器官系を再生することに成功した．この成果は世界に先駆けて，上皮・間葉相互作用を介して

誘導される器官を複雑に有する器官系を多能性幹細胞から再生可能であることを世界に先駆けて示した．

今回の成果では，立体器官を再生，育成するために生体内移植モデルを利用している．この技術では複数のEB間での相互作用により上皮組織が誘導され，さらにこの上皮組織に含まれる器官誘導能を有する上皮性幹細胞と間葉性幹細胞が相互作用し，皮膚領域の発生メカニズムを再現して，皮膚器官系を再生したと推測される．この相互作用は生体内移植過程で起こるために，今後，その作用メカニズムを詳細に解析していくことが重要であろう．

またこの技術をヒトへと応用，発展させるには，実験系を生体内移植系から生体外培養系へと発展させること，また，移植物がテラトーマ様組織を形成することなく皮膚器官系だけを誘導する実験系へと発展させることが必要である．本研究は，将来，皮膚の重度の外傷や熱傷などの完全な再生を可能にするとともに，先天性乏毛症などの深刻な脱毛症や皮膚付属器に関する疾患の再生治癒につながることが期待できる．また誘導する生理活性物質を適切なものにすることにより，発生の位置情報を変化させ，皮膚器官系以外の器官，器官系を誘導できる可能性を有していると考えられる．

さらに卵巣や眼で発症するデルモイドとよばれる嚢腫は，嚢腫内に上皮組織や毛包，皮脂腺，歯などの器官ができることが知られている[17]．しかし，その発症メカニズムの多くは，いまだ不明なままである．今回の研究成果を利用することによって，その発症メカニズムの解明につながる可能性が期待される．

文献

1) Brockes JP & Kumar A：Science, 310：1919-1923, 2005
2) Miyahara Y, et al：Nat Med, 12：459-465, 2006
3) Sasai Y：Nature, 493：318-326, 2013
4) Eiraku M, et al：Cell Stem Cell, 3：519-532, 2008
5) Eiraku M, et al：Nature, 472：51-56, 2011
6) Suga H, et al：Nature, 480：57-62, 2011
7) Spence JR, et al：Nature, 470：105-109, 2011
8) Nakao K, et al：Nat Methods, 4：227-230, 2007
9) Ikeda E, et al：Proc Natl Acad Sci U S A, 106：13475-13480, 2009
10) Toyoshima KE, et al：Nat Commun, 3：784, 2012
11) Ogawa M, et al：Nat Commun, 4：2498, 2013
12) Hirayama M, et al：Nat Commun, 4：2497, 2013
13) Watt FM：Science, 346：937-940, 2014
14) Jahoda CA & Christiano AM：Cell, 146：678-681, 2011
15) 熊谷憲夫：聖マリアンナ医科大学雑誌，30：147-160, 2002
16) Takagi R, et al：Sci Adv, 2：e1500887, 2016
17)「Pathology and Genetics: of Tumors of the Breast and Female Genital Organs」(Tavassoll FA & Devilee P, eds), World Health Organization, 2003

＜著者プロフィール＞
辻　孝：九州大学大学院理学研究科博士後期課程を満期退学．山之内製薬（株）（当時）研究員，日本たばこ産業（株）医薬探索研究所主任研究員を経て，東京理科大学基礎工学部助教授．2007年より教授．'09年より東京理科大学総合研究機構教授．'14年より独立行政法人理化学研究所発生・再生科学総合研究センターグループディレクター，11月より同研究所多細胞システム形成研究センター器官誘導研究チームチームリーダー．博士（理学）．器官発生のしくみの解明と，発生を再現した器官再生技術開発を進め，その臨床応用の実現を目指している．

第3章 オルガノイドからみた幹細胞の制御機構

4. 眼オルガノイド
―多能性幹細胞を用いた眼発生と再生医療への応用

林　竜平，西田幸二

われわれはヒト多能性幹細胞から，角膜や網膜等の原基を含む眼の細胞系譜が層状に規則正しく配行した未分化コロニーであるSEAM（self-formed ectodermal autonomous multi-zone）を誘導することに成功した[1]．さらには，そのなかから角膜上皮幹細胞・前駆細胞を単離し，機能的な角膜上皮組織を再生することに世界ではじめて成功した．本技術は，ヒトの眼組織発生研究に対して有用なツールになるのみならず，特にこれまで治療法がなかった難治性角膜疾患に対して，根治的な再生治療法の開発のための有望なツールとなりうる．そこで本稿では主に再生医療への応用について述べる．

はじめに

眼は，異なる細胞系譜の原基より構成される複雑な器官である．例えば，網膜は神経外胚葉に由来する眼胞から発生し，角膜上皮は表面外胚葉由来，虹彩や角膜実質は神経堤が起源である．近年，iPS細胞やES細胞といった多能性幹細胞を用いて，特に細胞の自己組織化に基づく網膜組織再生やその発生機構について詳細に研究されており[2,3]，2014年には世界初のiPS細胞由来網膜色素上皮移植が実施された．一方，前眼部の角膜については，多能性幹細胞から角膜上皮細胞の表現型が誘導可能であることは報告されているが[4,5]，それらは単にマーカー発現の確認にとどまり，その分化誘導過程も実際の眼発生の複雑性を反映しておらず，機能的な角膜上皮幹・前駆細胞の分化誘導と単離には長らく成功していなかった．前述のようにわれわれが開発したSEAM法では，眼を構成するさまざまな細胞系譜の原基が同一コロニー内誘導され，さらにその中の角膜上皮原基を用いて，機能的な角膜上皮組織を再生可能である．本稿では，われわれが開発したSEAM法を用いたiPS細胞からの眼組織発生ならびに角膜上皮の分化誘導および単離，さらには再生医療への応用と課題について述べる．

[キーワード&略語]
角膜上皮幹細胞，自律的発生，多能性幹細胞，角膜再生治療法，SEAM

SEAM：self-formed ectodermal autonomous multi-zone
（自己組織化多帯状外胚葉性コロニー）

1 角膜上皮幹細胞と角膜疾患

角膜は眼の最前部に存在する透明な組織で，上皮，

Co-ordinated ocular cell generations from human pluripotent stem cells and recovery of anterior eye function
Ryuhei Hayashi[1,2] /Kohji Nishida[2]：Department of Stem Cells and Applied Medicine, Osaka University Graduate School of Medicine[1] /Department of Ophthalmology, Osaka University Graduate School of Medicine[2]（大阪大学大学院医学系研究科幹細胞応用医学寄附講座[1] /大阪大学大学院医学系研究科眼科学[2]）

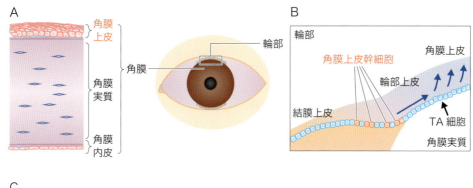

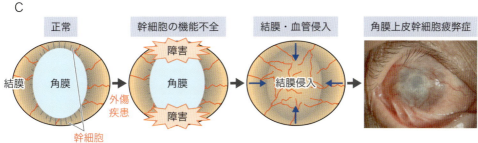

図1 角膜の構造と角膜上皮幹細胞疲弊症
A）角膜の場所とその構造．B）輪部の構造と角膜上皮幹細胞の局在．C）角膜上皮幹細胞疲弊症．輪部の幹細胞が外傷や疾患などにより機能不全に陥ると，周辺の結膜が血管を伴って侵入する．このような状態は角膜上皮幹細胞疲弊症とよばれる．

実質，内皮の3層からなる．角膜上皮は角膜最表層に存在する重層上皮細胞であり，バリア機能と透明性の維持に寄与している（**図1A**）．角膜上皮幹細胞は，角膜と結膜の境界に位置する輪部の上皮基底部に存在し，角膜中央部に角膜上皮細胞を供給することで，その恒常性の維持を行っている（**図1B**）．重篤な薬疹の1つであるStevens-Johnson症候群や熱傷などにより，輪部の角膜上皮幹細胞が障害を受け，その機能が完全に失われると，周辺の結膜が血管を伴い侵入し，角膜は混濁する（**図1C**：角膜上皮幹細胞疲弊症）．

角膜上皮幹細胞疲弊症に対して，ドナー角膜を用いた角膜移植が実施されているが，ドナー不足に加え，拒絶反応のため術後成績は良好ではない．

これらの問題を解決する方法として，健常眼の輪部組織より単離，培養した体性の角膜上皮幹細胞の疾患眼へ移植する再生治療法や[6]，口腔粘膜上皮細胞を代替細胞源に用いた再生治療法が開発されてきた[7][8]．しかし，前者では両眼性疾患に適用できず，また後者の方法では移植した口腔粘膜上皮に起因する角膜への新生血管の誘発が課題となっていた．このことから，角膜上皮の根治的な治療のためには，適切な細胞源を用いて「角膜上皮幹細胞」自体を移植することの必要性が強く示唆された．

2 多能性幹細胞からの眼組織の自律的発生

そこでわれわれは，特に両眼性角膜上皮疾患に対する根治的再生治療法の開発のために，ヒトiPS細胞から角膜上皮幹細胞・前駆細胞を分化誘導し，さらには単離した角膜上皮幹細胞・前駆細胞を用いて培養角膜上皮細胞シートの作製を試みた（**図2**）．われわれは，Laminin-511 E8 fragmentでコーティングした培養皿上で培養したヒトiPS細胞を，特別なサイトカインを含まない分化用無血清培地中で数週間培養を行うことで，多能性幹細胞の細胞自律的な分化を促した．その結果，3〜4週間程度の培養後，均一であったiPS細胞のコロニーは，主に4つの同心円状の帯状構造を有す

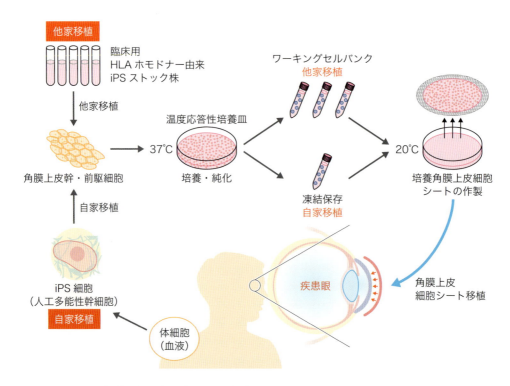

図2　iPS細胞を用いた角膜上皮再生治療法の開発の概要
①自家移植の場合は，末梢血などの体細胞より樹立したiPS細胞，②他家移植の場合は，HLAホモドナー由来のiPS細胞バンクを用いて，角膜上皮への分化誘導を行う．分化誘導により得られた角膜上皮幹細胞・前駆細胞をセルソーティングや培養法により純化し，それらを温度応答性培養皿上皮で重層化培養することで，ヒトiPS細胞由来角膜上皮細胞シートを作製する．

るコロニーへと分化した（**図3A**）．この各帯状構造の構成細胞について，免疫染色および定量的PCRで検討したところ，中心部（zone-1）は神経系細胞，zone-2は神経堤（初期）および網膜細胞，zone-2～3にかけては水晶体上皮，zone-3には眼表面上皮，zone-4には非眼表面上皮細胞の各原基細胞が出現していることが示された（**図3B**）．つまり，このコロニーの各帯には角膜上皮を含む各眼組織の原基になると考えられる外胚葉細胞が，規則正しく細胞自律的に誘導されたと考えられたことから，このコロニーをSEAM（self-formed ectodermal autonomous multi-zone）と名付けた．このSEAMコロニーにおける各眼細胞原基の配置は，眼発生期における配置と非常によく対応しており，SEAM形成が実際の眼発生を高度に模倣していることが示唆された（**図3C**）．特に，われわれが目的とする角膜上皮原基は未分化な眼表面上皮細胞（PAX6$^+$/p63$^+$）からなるzone-3に選択的に存在して

いることが示された．

3 SEAMからの角膜上皮幹細胞・前駆細胞の誘導と単離

そこで次に，この未分化な眼表面上皮細胞に対して，KGFなどを含む角膜上皮培養用の培地で培養することによりその角膜分化を促し，より成熟した機能的な角膜上皮幹細胞・前駆細胞を得ること試みた．その結果，本培養系で培養することにより，p63，PAX6に加えて，重層上皮マーカーK14，さらに角膜上皮特異的分化マーカーK12を発現する細胞を誘導することに成功した．さらに，セルソーターを用いて，角膜上皮幹細胞・前駆細胞をTRA-1-60陰性，SSEA-4陽性，ITGB4陽性細胞として単離することに成功した（**図4A**）．得られたヒトiPS細胞由来角膜上皮幹細胞・前駆細胞は，重層化培養を行うことで，角膜上皮分化

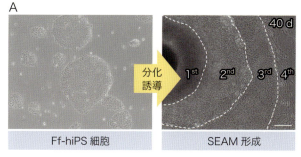

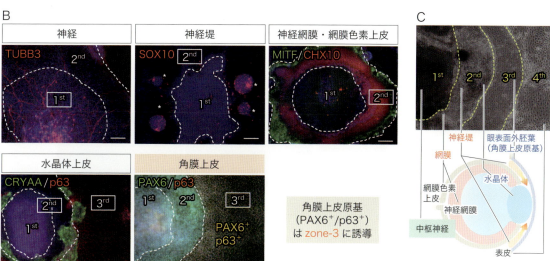

図3　ヒトiPS細胞からのSEAM形成
A) SEAM形成．ヒトiPS細胞の分化誘導後3～4週間で，ヒトiPS細胞はコロニー内に明瞭な帯状構造を示した．
B) SEAM構成細胞．免疫染色よりSEAM内の各zoneには，神経（zone-1），神経堤（zone-2：初期），網膜（zone-2），水晶体（zone-2～3），角膜上皮原基（zone-3）などが存在していることが確認された．C) SEAM形成と眼発生．SEAM内に誘導された各眼細胞原基は，発生期の眼における各眼細胞原基と対応した配置を示した．

マーカーのK12およびMUC16を発現する成熟した角膜上皮組織を再構築可能であった（**図4B**）．作製したヒトiPS細胞由来角膜上皮細胞シートは家兎眼への移植実験により，角膜上皮層を再建し，角膜バリア機能を回復させることを確認した（**図4C**）．移植後の組織切片の解析により，移植した細胞シートは角膜上に生着し（抗ヒト抗体染色陽性），表層には膜結合型ムチンMUC16を発現し，基底部にはp63陽性の幹細胞を保持していることが確認された．

4 再生医療への応用とその課題

われわれはSEAMを用いて，ヒトiPS細胞から角膜上皮幹細胞を誘導し，機能的かつ移植可能な角膜上皮細胞シートを作製する技術を確立した．免疫拒絶を回避するためには，患者自身のiPS細胞を用いた自家移植が治療法としては最も理想的である．一方で，自家移植の場合においては，iPS細胞樹立ならびに分化誘導を患者ごとに行う，テーラーメード型医療となるため，現状の技術水準では製造期間（約1年）と製造コストが課題である．そのため，今後の標準医療として普及させるためには，製造工程の最適化，自動化による低コスト化の検討も重要であるが，加えて他家同種iPS細胞の利用についても検討を開始している．現在，京都大学iPS細胞研究所（CiRA）が中心となって，医療用HLAホモ接合体iPS細胞バンクの構築が行われて

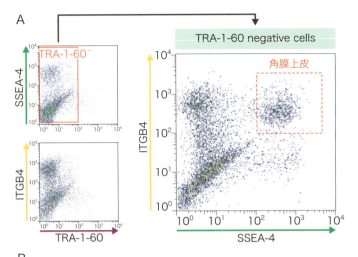

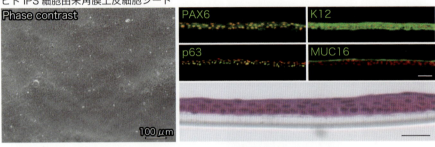

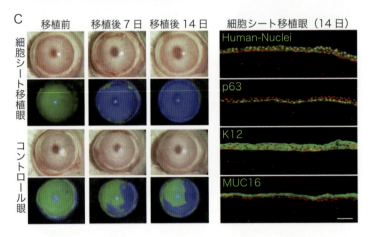

図4　SEAMからの角膜上皮幹細胞・前駆細胞の単離と角膜上皮組織の再生

A) 角膜上皮細胞の単離．分化誘導したヒトiPS細胞をTRA-1-60，SSEA-4，ITGB4抗体を用いてソーティングを行い，角膜上皮細胞をTRA-1-60陰性，SSEA-4陽性，ITGB4陽性細胞として単離した．**B)** ヒトiPS細胞角膜上皮細胞シートの作製．セルソーティングにより単離したヒトiPS細胞由来角膜上皮幹細胞・前駆細胞を培養することで，3〜4層程度に重層化し，角膜上皮分化マーカーを発現（K12，MUC16など）する成熟した角膜上皮細胞シートを作製可能であった．**C)** 動物眼への移植実験．作製したヒトiPS細胞由来角膜上皮細胞シートを，角膜上皮幹細胞疲弊症モデル家兎眼へ移植を行うことで，角膜バリア機能の改善が認められた（左図：フルオレセイン染色）．細胞シート移植後（14日）の眼組織の免疫染色による解析の結果，ヒトiPS細胞由来角膜上皮細胞シートの生着が確認された（右図）．

いる．日本人に頻度の高いHLA型のiPS細胞を集めることで，少ない株数から多くの患者に対して，免疫拒絶の少ないiPS細胞を提供することが可能となる．角膜領域においてもこの細胞バンクを利用して，HLAホモ接合体iPS細胞由来の角膜上皮幹細胞バンクを構築することで，自家iPS細胞を用いる場合に比べて，短期間（2〜3週間）で角膜上皮細胞シートを提供可能になると期待される．ただし，HLAホモ接合体iPS細胞であっても，免疫拒絶の問題は完全には回避できないため，自家・他家同種の長所・短所を考慮に入れつつ，慎重にiPS細胞を用いた角膜再生治療法の開発を進めているところである．

おわりに

われわれは，ヒト多能性幹細胞から，細胞自律的な分化誘導機構により，眼の組織全体，つまり，前眼部の角膜から後眼部の網膜までの発生を in vitro で高度に模倣することに成功した．さらに作製した"眼オルガノイド"であるSEAMから，機能的な角膜上皮細胞を単離し，組織を再生する新しい技術を世界に先駆けて開発することに成功した．本技術は，角膜上皮のみならず，他の部位（角膜内皮や実質など）の再生治療法の開発に寄与できる可能性も有している．特に，角膜再生領域は，これまで本邦の研究者が世界をリードしてきた分野であり，iPS細胞を用いた角膜再生医療に関しても本邦発の技術として，普及可能な医療の形で実現化したいと考えている．

文献

1) Hayashi R, et al：Nature, 531：376-380, 2016
2) Eiraku M, et al：Nature, 472：51-56, 2011
3) Nakano T, et al：Cell Stem Cell, 10：771-785, 2012
4) Hayashi R, et al：PLoS One, 7：e45435, 2012
5) Shalom-Feuerstein R, et al：Stem Cells, 30：898-909, 2012
6) Pellegrini G, et al：Lancet, 349：990-993, 1997
7) Nakamura T, et al：Br J Ophthalmol, 88：1280-1284, 2004
8) Nishida K, et al：N Engl J Med, 351：1187-1196, 2004

＜筆頭著者プロフィール＞
林　竜平：神戸大学大学院自然科学研究科修了後，製薬企業研究所勤務を経て，東北大学大学院医学系研究科にて医学博士を取得，現所属機関において主に眼科・角膜領域の再生医学に関する研究に従事．現在の研究テーマである「角膜上皮幹細胞維持機構の解明」および「多能性幹細胞を用いた眼組織の発生および再生医療への応用」を通じて，基礎研究からの質の高い再生医療技術の開発を実践したいと考えています．

第3章　オルガノイドからみた幹細胞の制御機構

5. 大脳皮質オルガノイド
―発生学的観点からの解説とその将来的展望

坂口秀哉，永樂元次

大脳皮質はヒトの脳機能を司る主要な神経領域の1つであり，さまざまな高次脳機能にかかわるとされる．大脳皮質は霊長類で特に発達しており，ヒトの大脳皮質機能および神経疾患の研究には，一般的に実験で用いられる齧歯類での研究では不十分であると考えられる．そのため，ヒト大脳皮質組織への発生学的アプローチを可能とするような実験基盤が長く求められてきた．われわれはこれまでに，SFEBq法という分化誘導法を用いて，ヒトES細胞より大脳新皮質，海馬，脈絡叢などの終脳領域を三次元オルガノイドとして分化誘導することに成功してきた．本総説ではこれまでのわれわれの研究を中心に，最近の大脳皮質オルガノイドの動向も併せて紹介する．

はじめに

脳はヒトの組織のなかでも最も複雑で美しい構造をもつ組織である．生物の進化のなかで脳の大きさと複雑さは程度を増し，ヒトでは特に大脳新皮質の進化が著しく，この大脳新皮質の発達によって言語や企画遂行などの高次脳機能を遂行することが可能となった．発生過程のなかで，神経組織はまず，背側外胚葉に神経板として形成され，神経板は神経管という管状の組織になる．その神経管のなかに，さまざまなパターニング因子が働くことで前後・背腹・内外側の3つの軸が形成され，その位置情報に応じて神経の各領域が形成される（図1A）．神経管の領域のなかでも，最も前方に形成される領域は前脳とよばれる．前脳は，最前方に位置する終脳と，その後方に位置する間脳に分類される．終脳はさらに，大脳皮質・脈絡叢・海馬などを生み出す背側終脳と，大脳基底核などの組織を生み出す腹側終脳に分類される（図1B）．

このような発生学的知見をもとに，われわれの研究室では胚性幹細胞〔ES（embryonic stem）cell〕を用いた発生過程の試験管内での再現に取り組んでおり，三次元下に効率的に神経組織を再現する方法として，SFEBq（serum-free floating culture of embryoid body-like aggregates with quick reaggregation）法

> [キーワード&略語]
> SFEBq，ヒトES細胞，終脳，大脳新皮質，海馬
>
> **ES cell**：embryonic stem cell
> **oRG**：outer radial glia
> **SFEBq**：serum-free floating culture of embryoid body-like aggregates with quick reaggregation
> **SVZ**：subventricular zone

Cerebral Organoids: Description from the embryological viewpoint and the future prospects
Hideya Sakaguchi[1] /Mototsugu Eiraku[2]: Department of Clinical Application Center for iPS Cell Research and Application (CiRA), Kyoto University[1] /Laboratory for in vitro Histogenesis, RIKEN Center for Developmental Biology (CDB)[2]
（京都大学iPS細胞研究所臨床応用研究部門[1] /理化学研究所多細胞システム形成研究センター立体組織形成研究チーム[2]）

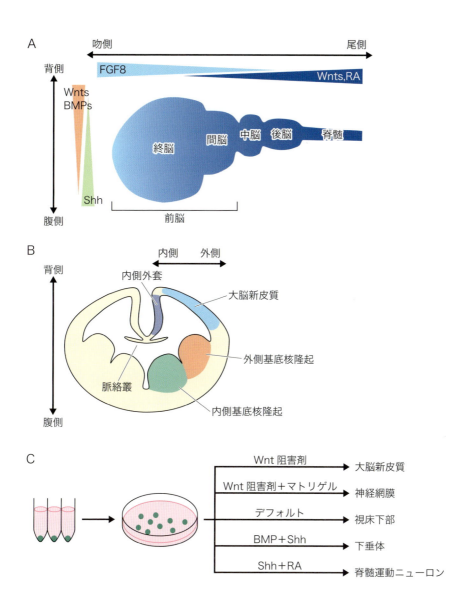

図1 生体での神経発生パターンとSFEBq法での神経分化

A) 発生期の神経領域のパターン形成の模式図．前後軸，背腹軸に応じて，領域を決定する因子が働くことで，神経管の中に前方より，終脳・間脳・中脳・後脳・脊髄の各領域が形成される．B) SFEBq法の模式図．96wellプレートを用いて得られた細胞凝集塊を神経組織に分化させ，各領域への分化に適切な培地環境で培養を行うことで，さまざまな神経組織を三次元で得ることができる．C) マウスの大脳領域の模式図．大脳新皮質は背側終脳の外側に位置している．

という方法を確立した（**図1C**）[1)～6)]．この方法は，ヒトおよびマウスES細胞を96wellプレートの各ウェルに数千細胞ずつ播種し，血清の非存在下で培養するもので，浮遊培養にて神経組織を三次元で得ることを可能とするものである．求める組織の培養環境に培養条件を適応させることで，これまでにさまざまな神経組織の三次元での構造を維持した再生を可能としてきた．

なかでも，大脳皮質は特に関心をもって取り組んできた領域の1つである．大脳皮質の発生過程は一般的なモデル動物である齧歯類と，われわれ人間では大きく異なっていることが知られているが，ヒトの組織を対象とした発生学的アプローチが困難であることから，ヒトを対象とした大脳発生のメカニズム解明は難しかった．また，大脳皮質領域の機能障害は，さまざまな神

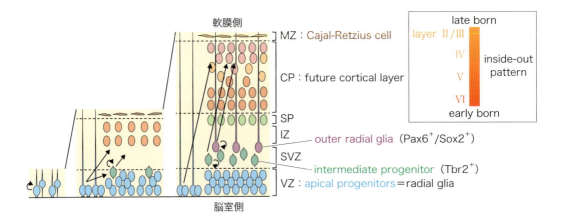

図2　発生期における大脳新皮質の層構造形成
発生の過程で，apical 側の ventricular zone にある radial glia の非対称分裂によって大脳皮質の神経と progenitor cell が産生され，異なるタイプの神経細胞が時系列に生み出されて，inside-out のパターンによって内側から外側に向かって移動することで，最終的に6層の構造を形成する．outer radial glia は subventricular zone の外側に存在する．MZ：marginal zone，CP：cortical plate，SP：subplate，IZ：intermediate zone，SVZ：subventricular zone，VZ：ventricular zone．

経疾患や精神疾患の原因となるが，疾患のメカニズム探索や創薬スクリーニングなどは，患者や動物モデルを対象とした研究では限界がある．こうしたこれまでの問題点に対し，ヒトES細胞由来の大脳皮質オルガノイドは信頼に足るヒトの大脳組織を提供することで，これらの発生学的および医学的な限界を打破する可能性を秘めている．

本総説では，大脳新皮質・海馬を含む大脳領域のオルガノイドに関するわれわれの進捗を中心に，発生学の視点と分化誘導の視点を併せて総括し，最近のトピックについても紹介する．

1 大脳皮質

大脳皮質は背側終脳の外側に位置し（**図1B**），前脳のなかでも複雑な構造をもつ領域で，ヒトに特異的な神経活動の中枢になる部分でもある．大脳皮質は6層の構造を有し，細胞の増殖・分化・移動などの過程によってその特徴的な構造が形成される（**図2**）[7〜9]．すなわち，apical 側にある放射状グリア（radial glia）の非対称分裂によって大脳皮質の神経と前駆細胞（progenitor cell）が産生され，異なるタイプの神経細胞が時系列に沿って生み出されて，inside-out のパターンによって内側から外側に向かって移動することで，最終的に6層の構造を形成する（後に生まれた神経が前に生まれた神経より外側に向かって移動していく）．最終的に，6層の構造は異なる遺伝子発現や生理活性，投射先などによって区別される[10]．

大脳皮質形成メカニズムの多くは哺乳類の間で保持されているが，霊長類と齧歯類では，皺の有無，大脳新皮質の大きさなどの違いがある．近年特に注目されているのは，SVZ（subventricular zone）が霊長類では齧歯類に比して厚いことで，inner SVZ と outer SVZ の2つに分けられ[11]，発生中期の outer SVZ には oRG（outer radial glia）とよばれる神経前駆細胞の存在が認められる[12,13]．oRG は $Pax6^+$，$Sox2^+$，$Tbr2^-$ というマーカー発現パターンの点では通常の放射状グリアと同等であるが，軟膜側への軸索はあるものの apical 側への軸索を欠く点が radial glia とは異なっている（**図2**）[12,13]．また oRG は radial glia 同様に神経を生み出し，ヒトと比較してマウスではほとんどみられないことから，種特異的な大脳皮質のサイズと神経数の増加に寄与しているのではないかと考えられている[14]．

2 三次元での大脳皮質組織の誘導

アフリカツメガエルを用いた発生学領域において，神経の前後軸に沿った領域のなかでは，視床下部を含

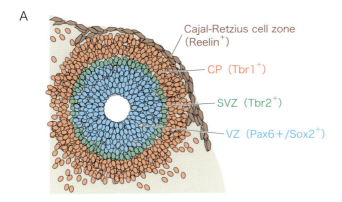

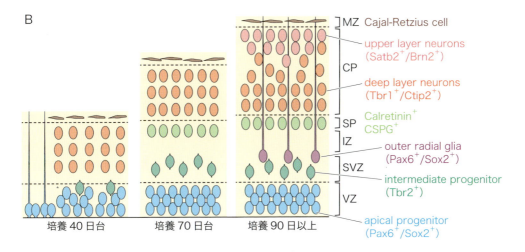

図3 SFEBq法によって産生された大脳新皮質組織
A）マウスES細胞由来の大脳新皮質組織．ロゼッタ様の構造の中に，Cajal-Retzius cellのあるmarginal zone, cortical plate, subventricular zone, ventricular zoneの4つの層を認める．B）ヒトES細胞由来の大脳新皮質組織の層構造．培養40日台ではmarginal zone・cortical plate・ventricular zoneで構成されていた組織は，培養70日台でsubplateの構造も認め，培養90日台からはouter radial glia様の細胞の存在も認められる．MZ：marginal zone, CP：cortical plate, SP：subplate, IZ：intermediate zone, SVZ：subventricular zone, VZ：ventricular zone．

む吻側の前脳が神経発生のデフォルトであると考えられている．すなわち，神経に分化した段階でWnt，レチノイン酸，FGFなどの因子がない状態では，神経組織は前脳になると考えられる（**図1A**）[15) 16)]．このことをもとに，神経分化誘導ではパターニング因子の添加やその阻害剤の添加などを行うことで，目的とする神経組織の分化に必要な位置情報を与えて，求める神経組織を得るというストラテジーをとる．われわれはマウスES細胞を用いたSFEBq法を用いて神経前駆組織を誘導した系において，栄養因子を極力抜いた培地で培養を継続すると，神経組織は視床下部へと分化する

ことを報告し，視床下部を神経誘導におけるデフォルトと位置づけた[6)]．そして，後方化因子の1つであるWntの阻害剤を添加した培地でES細胞由来の細胞凝集塊を培養することで組織の前方化を促し，マウスおよびヒトES細胞から終脳の誘導に成功している[1) 4) 17)]．大脳皮質の神経は，生体では時系列に沿って異なるタイプの神経が誘導される．この内在的なメカニズムは大脳皮質オルガノイドにおいても認められ，分化誘導の初期にはReelin陽性のCajal-Retzius細胞様の細胞が，次にTbr1陽性の6層に相当する細胞，Ctip2陽性の5層に相当する細胞，最後にCux1などの2～4層に

相当する細胞が生み出される．この時系列に沿った神経分化は2次元の培養系でも認められているが[18]，オルガノイドとしての培養の利点は，層構造まで再現できることである[1)17)]．マウスのSFEBqでは，Pax6陽性のventricular zone，Tbr2陽性のsubventricular zone，Tbr1陽性のcortical plate，Reelin陽性のmarginal zoneがapical側からbasal側に向かって，区別できる層構造として形成された（図3A）[1)]．

これらマウスES細胞において再現できた大脳皮質の分化誘導を，われわれはヒトES細胞を用いた系でより発展させてきた．ヒトES細胞ではマウスと違って分化に時間を要する．ヒトES細胞の大脳皮質分化条件では，Foxg1陽性の神経上皮構造を得るのに18〜20日ほど要する．その上皮構造は背内側領域に近い部分を起点にいくつかのドメインに別れて陥入していくことで，ドーム状の大脳皮質構造が形成される[17)]．培養30日以降にTbr1陽性のcortical layer構造が認められ，この構造はマウスES細胞でみられたものより長い連続上皮構造を有し，厚みがある．培養42日目までには，TuJ1陽性の神経領域には，Sox2/Pax6陽性のventricular zoneの外側に，初期大脳皮質神経マーカーであるReelin，Tbr1，Ctip2などが陽性のcortical layerが形成される（図3B）[1)17)]．層構造も時系列に沿って異なる細胞が生み出されて形成され，Reelin$^+$/Tbr1$^+$のCajal-Retzius cells（layer I neurons）が培養35日目までには産生され，reelin$^-$/Tbr1$^+$/Ctip2$^+$のdeep-layer neurons（layer V and VI neurons）は培養40-50日目までに形成される．Satb2$^+$/Brn2$^+$のupper-layer neurons（layers II–IV neurons）の分化には時間がかかり，90日近くの培養日数を要する[17)]．この層構造も，Reelin陽性のmarginal zoneが最も外側に，その内側にupper layer，続いてdeep layer，SVZ，VZが形成される．

ヒトES細胞を用いた系で興味深いのは，oRG様の細胞の形成も再現できることにある．90日を超える長期培養を行うと，Pax6$^+$/Sox2$^+$/Tbr2$^-$の神経前駆細胞の中に，VZの外側に存在するものがみられてくる．これは70日代の培養ではほとんどみられない現象である（図3B）．そのような細胞をリン酸化ビメンチン（M期にリン酸化を受ける）に対する抗体で染色すると，basal側への神経突起が認められるものの，apical側への神経突起を欠くことがわかり，これは生体のoRGの特徴と類似していた．形態だけでなく，細胞分裂の角度がoRGではより水平方向に分裂することが知られているが[12)13)]，この傾向もヒトES細胞由来の大脳皮質組織で確認できた．以上の結果に関して，別のグループからも違ったアプローチを用いて同様の結果が得られている．Knoblichらのグループは，スピナーフラスコを用いて培養し，フラスコ内の培地をかき混ぜることで，栄養・ガスの拡散を図る方法で，大脳を含む神経領域が誘導されることを報告した[19)]．この方法は大脳や間脳などさまざまな神経組織がランダムに含まれるものであるが，最近ではMini-bioreactorを用いることでスピナーフラスコを基にした方法から効率的に大脳オルガノイドを誘導できる方法も報告された[20)]．このように，ヒトES細胞由来の大脳皮質組織は層構造，oRGの特徴などを三次元で再現でき，ヒトの大脳皮質発生の研究や，大脳皮質に関連した疾患を対象とした医学研究に有用であると考えられる．

3 背内側終脳領域の誘導

われわれは最近，生体での背内側終脳領域の発生過程をもとに，前述の大脳皮質分化条件を調節して，背内側終脳領域に位置する脈絡叢や海馬を生み出す内側外套の誘導に成功した．すなわち，大脳新皮質誘導条件の培養18日目以降に背側化を促進するCHIR99021とBMP4を継続的に添加することで，最背内側終脳に位置する脈絡叢が三次元で効率よく誘導できることがわかった（図4A）．一方，背側化期間を培養18-21日の3日間まで短くすると，細胞凝集塊の一部は脈絡叢に分化したが，それ以外の部分は内側周辺部（cortical hem）や内側外套に相当するマーカー発現パターンを呈していた（図4A，B）．この条件で長期培養をすると，海馬全体および海馬前駆細胞に発現するZbtb20の発現が内側外套に相当する上皮でみられ，得られた凝集塊を分散培養することで，Prox1陽性の海馬歯状回細胞とKA1陽性の海馬CA3領域の錐体細胞の誘導が確認できた[21)]．

このように，大脳皮質分化誘導条件をもとに，発生学的知見を駆使して求める神経組織を得ることができるのも，SFEBq法および大脳皮質オルガノイドの大き

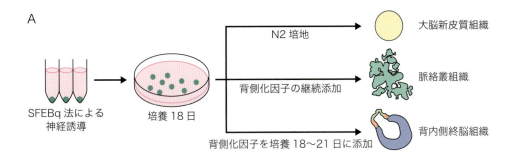

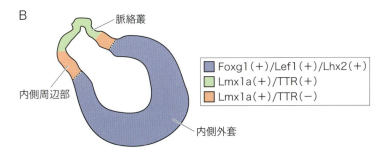

図4 SFEBq法による背内側終脳領域の誘導

A）分化条件のまとめ．大脳新皮質誘導条件の培養18日目以降にCHIR99021とBMP4を継続的に添加することで，最背内側終脳に位置する脈絡叢が三次元で効率よく誘導できる．一方，背側化期間を培養18〜21日の3日間まで短くすると，細胞凝集塊の一部は脈絡叢，cortical hem，内側外套を含む連続上皮が形成される．B）SFEBq法によって誘導された背内側終脳領域の模式図．Foxg1/Lef1/Lhx2陽性の上皮からは，海馬神経が産生される．

な利点の一つである．生体に特徴的な構造を有する脈絡叢の誘導や，記憶や学習に関与する海馬領域の誘導は，ヒトの組織を対象とした発生の研究だけでなく，アルツハイマーや統合失調症などの海馬の障害が関与するとされる疾患の研究にも役に立つと思われる．

4 最近のトピック 〜ジカウイルス感染の疾患モデルとして〜

今後，大脳領域のオルガノイドは，ヒトの発生を模倣できる点と三次元での構造を保持して*in vitro*で培養できる点から，さまざまな分野の研究で有用なツールとなりうるものと考えられる．最近の例として，ジカウイルスのヒト大脳組織に対する影響について，大脳皮質オルガノイドを用いた研究結果が相次いで報告されている．ジカウイルスへの妊娠初期の感染は，小脳症を中心とした深刻な障害を胎仔に引き起こすことが近年話題になっている．特に2015年のブラジルを含む南アメリカ大陸での流行を機に，ジカウイルスの感染拡大が世界的に懸念され，治療法の開発に向けてそのモデリングが急務と考えられている．これに対して，大脳皮質オルガノイドに，ブラジリアンタイプおよびアジアンタイプのジカウイルスを感染させることで，ヒト胎仔でみられるような，ventricular zoneの菲薄化とそれに伴う大脳皮質細胞の減少がいくつかのグループより報告されている[20)22)〜24)]．なかには，ジカウイルスによる自然免疫受容体TLR3の活性化が神経障害の原因となるとの報告もされており[23)]，こうしたメカニズム解析は将来的な医学応用研究につながる可能性もある．このように，ヒトを対象とした医学薬学研究領域に対して，大脳皮質オルガノイドの疾患モデルとしての応用は確実に進んでいる．

おわりに

本総説では，発生の過程を併せた大脳領域の分化誘導について総括した．また，海馬領域の誘導についても触れている．今後の基礎研究としての発展の方向性

では，血管を含む組織としてのオルガノイドや，より広い領域（終脳と間脳など）を含んだオルガノイドの形成などが考えられる．そのようなアプローチが可能となれば，これまでに研究が難しかった大脳によって司られる高次機能を対象とする精神・心理分野などへのアプローチが*in vitro*で可能となる日が来るかもしれない．

文献

1) Eiraku M, et al：Cell Stem Cell, 3：519-532, 2008
2) Sasai Y：Cell Stem Cell, 12：520-530, 2013
3) Sasai Y：Nature, 493：318-326, 2013
4) Watanabe K, et al：Nat Neurosci, 8：288-296, 2005
5) Watanabe K, et al：Nat Biotechnol, 25：681-686, 2007
6) Wataya T, et al：Proc Natl Acad Sci U S A, 105：11796-11801, 2008
7) Kriegstein AR & Noctor SC：Trends Neurosci, 27：392-399, 2004
8) Kriegstein A, et al：Nat Rev Neurosci, 7：883-890, 2006
9) Northcutt RG & Kaas JH：Trends Neurosci, 18：373-379, 1995
10) Molyneaux BJ, et al：Nat Rev Neurosci, 8：427-437, 2007
11) Smart IH, et al：Cereb Cortex, 12：37-53, 2002
12) Fietz SA, et al：Nat Neurosci, 13：690-699, 2010
13) Hansen DV, et al：Nature, 464：554-561, 2010
14) Lui JH, et al：Cell, 146：18-36, 2011
15) Durston AJ, et al：Current Topics in Developmental Biology, 40：112-177, 1998
16) Nordström U, et al：Nat Neurosci, 5：525-532, 2002
17) Kadoshima T, et al：Proc Natl Acad Sci U S A, 110：20284-20289, 2013
18) Gaspard N, et al：Nature, 455：351-357, 2008
19) Lancaster MA, et al：Nature, 501：373-379, 2013
20) Qian X, et al：Cell, 165：1238-1254, 2016
21) Sakaguchi H, et al：Nat Commun, 6：8896, 2015
22) Cugola FR, et al：Nature, 534：267-271, 2016
23) Dang J, et al：Cell Stem Cell, 19：258-265, 2016
24) Garcez PP, et al：Science, 352：816-818, 2016

<筆頭著者プロフィール>
坂口秀哉：2016年，京都大学大学院医学研究科博士課程修了．'12年より理化学研究所発生・再生科学総合研究センター（笹井芳樹研究室）にてヒトES細胞を用いた三次元での神経誘導研究を行う．現在の研究：ヒトES・iPS細胞からの神経誘導（京都大学iPS細胞研究所）．興味：海馬を含む神経組織の発生過程・高次構造およびその機能．抱負：将来的に医学応用につながる基盤となる研究を展開したい．

第3章 オルガノイドからみた幹細胞の制御機構

6. 下垂体オルガノイド
―立体培養による組織間相互作用の再現

須賀英隆

> 下垂体は複数組織の相互作用から生まれる．立体培養を利用してこの相互作用を再現することで，マウス多能性幹細胞からのみならず，ヒト多能性幹細胞からも機能的な下垂体細胞を誘導することが可能になった．ホルモン応答能・分泌能を獲得するほど高い分化を得ており，そのキーは，発生と同様，隣接する視床下部との相互作用を再現したことにある．つまり，この分化法は発生を試験管内で再現することに重きを置いており，それゆえに下垂体の体性幹細胞もひとまとめで誘導・維持されている可能性がある．今後の詳細な検討が必要である．

はじめに

　下垂体は間脳（視床下部）に接して存在する小さな内分泌器官であるが，さまざまなホルモンの分泌を制御する，いわば司令塔というべき働き（master gland）をしており，副腎皮質刺激ホルモン（ACTH）や成長ホルモン（GH）など多様な下垂体ホルモンを産生・分泌する．下垂体は視床下部からの刺激を受けてホルモンを分泌するだけでなく，全身からのフィードバックを受けてホルモン分泌量を適切に調整している．言い換えれば，下垂体ホルモンは生体の恒常性維持に重要な役割を担っているということであり，それゆえ，ひとたび下垂体機能低下症に陥ると，意識障害や血圧低下・電解質異常・成長障害・不妊などの重篤な症状を引き起こす．下垂体機能低下症に対する治療として，現状では，不足したホルモンを投与する補充療法を行うが，この治療法はsub-optimalである．本来は周囲環境に応じて必要量が刻々と変化するのに対して，ホルモン製剤の投与ではその変化に完全には追随できないからである．したがって，あるときには補充が過剰

[キーワード&略語]
SFEBq法，立体浮遊培養法，下垂体，ヒトES細胞

ACTH：adrenocorticotropic hormone
BMP：bone morphogenetic protein
CRH：corticotropin releasing hormone
ES細胞：embryonic stem cells
FGF：fibroblast growth factor
FS cells：folliculo-stellate cells
FSH：follicle stimulating hormone
GH：growth hormone
LH：lutenizing hormone
PRL：prolactin
SFEBq法：serum-free floating culture of embryoid body-like aggregates with quick reaggregation法
SHH：sonic hedgehog
TSH：thyroid stimulating hormone

Pituitary organoid
Hidetaka Suga：Department of Endocrinology and Diabetes, Nagoya University Hospital（名古屋大学医学部附属病院糖尿病・内分泌内科）

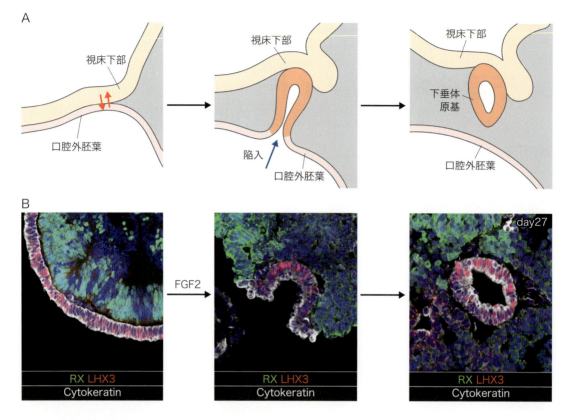

図1 下垂体原基の発生と,in vitro での再現
A) 胎児における下垂体の発生(矢状断). 下垂体原基は口腔外胚葉の一部から生じるが,その際に視床下部との相互作用が重要である. B) ヒトES細胞を用いた分化培養. 視床下部と隣接した口腔外胚葉は,下垂体原基のマーカーであるLHX3を発現し,胎児発生と同様に陥入して袋状構造を形成する.

になったり,あるときには補充不足に陥ったりするなど,問題が発生する場合がある. その結果,現行治療を行ったとしても生命予後に影響があることが報告されてきている[1)2)]. また,根治療法ではないため,生涯にわたってホルモンを補充し続けなければならないといった問題点もある.

1 より高度な恒常性再現をめざした再生医療

血中ホルモン濃度がダイナミックに変動する性質と,生涯にわたるホルモン補充の必要性とを考えると,失われた下垂体に対する再生医療が現行のホルモン補充療法よりも優れた治療となる可能性がある. それには,生体内制御を再現できるような下垂体細胞を再現することが必須である.

しかしこれまで,そのような機能的な下垂体細胞を分化させる方法論は確立されていなかった. そこでわれわれは多能性幹細胞から下垂体をつくるという課題に取り組み,2011年にマウスの胚性幹細胞(ES細胞)から下垂体前葉を分化誘導することに成功した[3)]. さらに,この技術をヒトのES細胞に応用し,ヒト下垂体前葉の試験管内形成も可能にした[4)]. この分化誘導法はSFEBq法[※1]とよばれる多能性幹細胞の立体浮遊培養法[5)]を基礎にしたものである.

> **※1 SFEBq法**
> serum-free floating culture of embryoid body-like aggregates with quick reaggregation法. 分散したES/iPS細胞を96穴プレートで再凝集させ,低増殖因子存在下で凝集塊を浮遊培養することで神経などの外胚葉組織を効率よく分化させる方法. 網膜や大脳などへの分化が可能である.

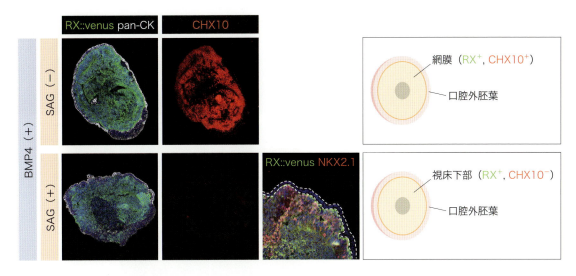

図2　BMP4による2層構造形成と，SHHシグナルの影響
BMP4の添加により，細胞塊は自発的に内層・外層の2層を形成した．BMP4のみの添加条件では（上段），内層はRX陽性かつCHX10陽性であり，網膜組織を示唆している．SHHアゴニストであるSAGを追加すると（下段），内層はCHX10陰性に変化し，RX陽性かつNKX2.1陽性の腹側視床下部の転写因子を発現した．

2　ヒトES細胞から下垂体原基を立体形成

　下垂体原基（ラトケ嚢）※2は口腔外胚葉の一部が陥入して生じる．これまでの発生学の知見から，下垂体原基への分化には，隣接する視床下部から分化誘導シグナルを受けることが重要だとされている（**図1A**）．すなわち，口腔外胚葉と視床下部との相互作用が下垂体前葉発生に必要な環境を生み出すということである[6]．われわれは，こうした胎仔内環境を試験管内で再現することにより下垂体を誘導することに挑戦した．
　マウスES細胞での経験から，口腔外胚葉の分化には骨形成タンパク質4（BMP4）シグナルが重要であることがわかっていた．そこで，マウスES細胞から視床下部を誘導するのに用いる化学合成培地[7]をベースに，

BMP4を添加してヒトES細胞を培養したところ，できあがった細胞凝集塊に外層と内層との2層が形成された．外層は口腔外胚葉の性質を示していた．一方で内層は，神経マーカーは陽性であるものの，網膜神経の性質を示すことが判明した（**図2**）．網膜分化には有益な知見であるが，われわれがめざすのは視床下部であり，培養法にさらなる工夫が必要であった．胎仔発生において網膜神経は視床下部神経よりも腹側かつ体軸中心側に位置する．そこで，より腹側・中心寄りの位置情報※3を与えるシグナルをいくつか検討した．そのなかで，ソニックヘッジホッグ（SHH）シグナルをES細胞凝集塊で増強させた場合に，細胞塊内層で生じる神経の性質が，網膜ではなく視床下部になることが判明した（**図2**）．こうして胚の中でラトケ嚢が発生する環境と似た状態を試験管内で再現することが可能に

※2　下垂体原基（ラトケ嚢）
発生の過程において器官のもととなる組織を原基とよぶ．下垂体前葉の場合，口腔外胚葉から形成される袋状の構造であるラトケ嚢がそれにあたる．ラトケ嚢はさらに成長し，さまざまなホルモンを産生する内分泌細胞を生み出し，下垂体前葉になる．

※3　位置情報
胚には前後軸，背腹軸，左右軸という3つの体軸が存在する．外胚葉の背腹軸に沿った位置情報はSHHや形質転換増殖因子β（TGF-β）の濃度勾配などによって決定する．SFEBq法では位置情報を付加するパターン形成シグナルとなる因子を培地に加えることにより，領域特異的に外胚葉を誘導することができる．

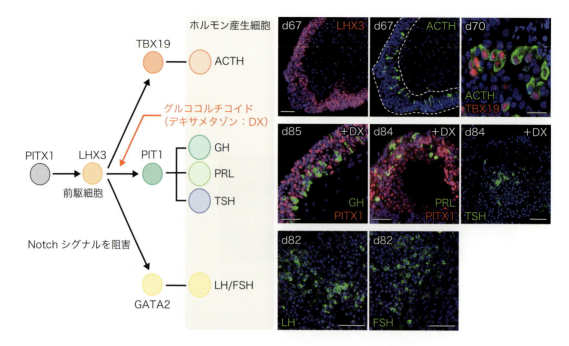

図3 下垂体原基からホルモン産生細胞への分化樹形図と,実際に分化した細胞
発生学に沿って,ACTHのlineage・GH/PRL/TSHのlineage・LH/FSHのlineageそれぞれを分化させることができる.

なった.

口腔外胚葉と視床下部とが隣接した細胞凝集塊では,2層間で相互作用が起こり,培養26〜27日目頃には口腔外胚葉の一部が肥厚して下垂体前駆組織(LHX3陽性)に分化することが見出された.この肥厚した上皮(下垂体プラコード※4)の一部は凝集塊の内部へ陥入してラトケ囊様の袋状構造を形成した.また線維芽細胞増殖因子(FGF)を添加するとラトケ囊様構造の形成頻度が向上することも,胎仔発生と同様の性質であった(**図1B**).

複雑な要素の組合せででき上がるラトケ囊が,均一なES細胞の凝集体を均一な培養液の中に浮遊させるだけで実現できることはたいへん興味深い.

> **※4 下垂体プラコード**
> 下垂体や眼・耳・鼻などの主要な感覚器は神経と肥厚した上皮との相互作用によって発生する.この肥厚した上皮(非神経外胚葉)がプラコードであり,下垂体プラコードから下垂体前葉の各種内分泌細胞が分化する.

3 下垂体原基からホルモン産生細胞を誘導

培養70日目頃には,下垂体プラコードにACTH産生細胞が認められるようになった(**図3**).またACTH上流の転写因子であるTBX19もACTHと共発現していた.細胞質内には分泌顆粒が認められ,副腎皮質刺激ホルモン放出ホルモン(CRH)の受容体が細胞膜に発現していることなどから,成熟したホルモン産生細胞と考えられた.

培養72日目より糖質コルチコイドを作用させると,培養84日目にはGH分泌細胞の分化が認められ,同時にプロラクチン(PRL)や甲状腺刺激ホルモン(TSH)産生細胞も見受けられた.一方,Notchシグナルを阻害すると,黄体形成ホルモン(LH),卵胞刺激ホルモン(FSH)産生細胞が誘導され,生体内でみられるようにLH産生細胞の多くはFSHと共発現していた(**図3**).

以上より,ヒトES細胞から下垂体原基を経て,下垂体前葉の各種内分泌細胞へ分化させることが可能になった.

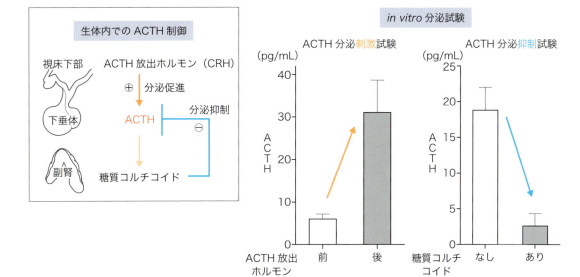

図4　in vitroのACTH細胞機能試験
ヒトES細胞からACTH産生細胞へ分化させた細胞塊は，in vitroにて，分泌刺激と分泌抑制と双方に反応した．

4 機能性（positive & negative 制御）を試験管内で証明

次に，ヒトES細胞から誘導したACTH産生細胞のホルモン応答性を試験管内で検討した．その結果，生体内と同様に，CRHに特異的に応答してACTHを分泌すること，糖質コルチコイドを作用させるとACTH分泌が抑制されることがわかった（**図4**）．また，ヒトES細胞由来のGH産生細胞に関しても同様に成長ホルモン放出ホルモンの刺激を受けてGHが分泌され，ソマトスタチンによりGH分泌が抑制されることも確認された．すなわち，これらの内分泌細胞は，分泌刺激ホルモンに反応してホルモンを促進的に分泌し，かつ，分泌抑制ホルモンによるネガティブな制御にも適切に応答する．これらpositive制御・negative制御は，体の恒常性維持をあずかるホルモン産生細胞にとって非常に重要な性質である．当初の目標である，生体内制御を再現できる下垂体細胞を分化させることに成功したといえる．

5 疾患モデルマウスへの移植で治療効果を証明

ヒトES細胞由来の下垂体前葉組織が生体内で機能しうるかどうかを評価した．通常，マウスの下垂体を摘出すると，下垂体からのACTH欠乏の結果，副腎糖質コルチコイド欠乏が生じ，副腎不全によって数週間程度で死に至る．免疫不全マウスの下垂体を外科的に摘出して下垂体機能低下症モデルマウスを作製した（**図5A**）．疾患モデルマウス腎皮膜下に，ヒトES細胞由来の下垂体組織（ACTH細胞へ分化させたもの）を移植したところ，ACTH産生細胞が生着した．移植片は血管を伴って生着していた．この移植マウスにCRHを投与すると血中ACTH値が上昇し，その標的ホルモンである糖質コルチコイド（コルチコステロン）の血中濃度も上昇した（**図5B**）．これは，移植片が生着し，移植片から分泌されたホルモンが，マウスの臓器に働いて機能したことを示している．

移植マウス群では対照群（下垂体機能不全モデルマウスに別の非機能性細胞を移植した群）と比較して，糖質コルチコイド欠乏時にみられる自発性低下が有意に改善することや，体重減少が回復すること，生存率

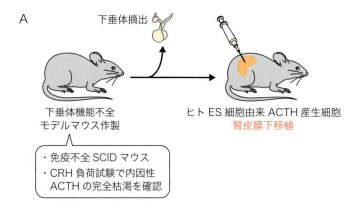
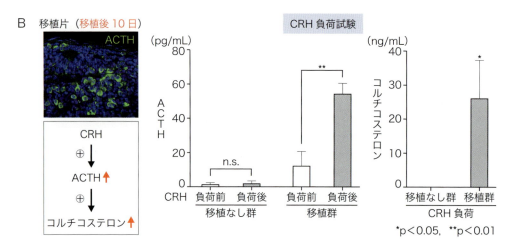
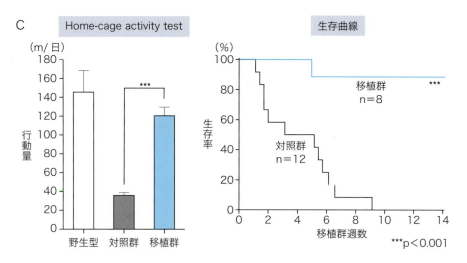

図5　下垂体機能不全モデルマウスへの異所性移植による治療効果
A) 移植の手順概念図．下垂体除去による機能不全モデルを作製し，腎皮膜下への異所性移植を行った．B) 移植10日で，移植片の生着を確認した．マウスへCRH投与したところ，移植片から分泌したACTHが有意に上昇し，その結果，マウス副腎からステロイドホルモンが分泌された．C) CRH負荷のない状態でも，移植群は自発運動が改善し，生存率も改善した．A～Cはすべて文献4より改変して転載．

が向上することも明らかになった（**図5C**）．実験デザインとして移植後16週まで観察を継続したが，期間中，CRHに応答してACTHを分泌する能力は維持された．

6 下垂体の幹細胞研究

さて，このように機能性を再現した下垂体ACTH細胞だが，ヒトES細胞塊の表面に存在する口腔外胚葉組織のうち，ACTH陽性になるのは，現状の培養法では約10％である．では，残り90％の口腔外胚葉組織は何であろうか．

先に述べたように，生体では下垂体機能がいったん失われると，回復することはない．後天性に下垂体機能を失わせる原因としては，腫瘍・外傷・脳出血・脳梗塞・低酸素・炎症などがあげられ，これらが原因で失われた下垂体機能は通常回復しない．肝臓や皮膚のようには再生能力が高くないことは明らかである．しかし一方で，少なくとも部分的には下垂体の再生能力が示唆される知見も報告されている[8)～10)]．視床下部からのシグナルが，下垂体ホルモン産生細胞の分化・成熟に重要であることも，こういった研究から導き出された[11)]．昨今では下垂体の幹細胞として新たな研究分野となっており，そのなかで議論の中心的存在である2つをあげる．

1つは，濾胞星状細胞（folliculo-stellate cells：FS cells）である[12)]．これについては日本で精力的に研究が進められている[13) 14)]．もう1つは，side population^{※5}とよばれる[15)～18)]．胎仔下垂体内のSox2陽性細胞が，新生仔の下垂体細胞に分化することなどが示されてきている．

下垂体幹細胞として特徴的な転写因子は，SOX2[16) 18)]，SOX9[15)]，NESTIN[17) 19)]，GFRA2，E-CADHERIN，PROP-1[20) 21)]，S100βなどがあげられる．これらは必ずしも同じ細胞に発現するわけではない．下垂体幹細胞はおそらく複数のpopulationで構成されているというのが，現状での筆者の理解である．

以上のように，下垂体幹細胞はまだ結論の出ていない分野である．

7 下垂体幹細胞を利用する際の課題

ヒト多能性幹細胞，特にヒトiPS細胞を再生医療に用いる試みがさかんだが，一方で，もともと臓器に含まれる幹細胞を利用する方法も考えうる．そこで，下垂体の幹細胞を臨床利用するには，今後何が課題になるか考えた．

最初に，特異性の問題がある．前述のように下垂体幹細胞の概念がまだ完成されておらず，下垂体幹細胞のマーカーとされているものは下垂体のみに特異的ではない．また下垂体内部でも幹細胞のみではなく別の部位にも発現する転写因子もある．下垂体幹細胞そのものの研究をさらに深める必要があるだろう．

次に，その幹細胞を効果的に培養する方法が存在しないことである．下垂体幹細胞とされるものは，幹細胞の性質を特徴づけるように，確かに試験管内でsphereを形成する．しかし，下垂体幹細胞の性質を保ったまま，継代を重ねたり，拡大培養したりする方法が確立されていない．

また，もし治療に利用する場合，下垂体幹細胞をどこから得るのかという問題もある．下垂体は脳の奥深くに存在し，現状では気軽にバイオプシー（生検）する対象ではない．

これらの課題を1つずつ解決していく必要がある．われわれがヒトES細胞で下垂体ホルモン産生細胞を誘導した場合，ホルモン陽性細胞以外の残り90％は，ほぼすべてがPITX1やE-CADHERINを発現している．下垂体前駆細胞や下垂体幹細胞の性質をもっている可能性があり，下垂体幹細胞研究のモデルとして利用価値があるかもしれない．

おわりに

われわれは多能性幹細胞から下垂体前葉および視床下部を分化誘導する方法を確立した．ヒトES細胞にSHH，BMPシグナルを与えることにより視床下部と口腔外胚葉との異なる2つの組織が同一凝集塊内に誘導

※5　side population
フローサイトメトリーにおいて主要な細胞集団とは異なる位置に展開される細胞集団をいう．主要集団とは異なる性質を示すことがあり，例えば幹細胞のような性質を示す細胞を含むと報告されているものもある．

され，続いて視床下部と接した口腔外胚葉が陥入し，ラトケ嚢様の下垂体原基が自己形成された．また，FGFを作用させると下垂体原基の自己組織化が促進された．これまで，ヒトの下垂体発生メカニズムには不明な点が多かったが，こうしたヒトES細胞を用いた結果から，ヒト下垂体原基の発生にはマウスの発生と同様にSHH，BMP，FGFシグナルが関与している可能性が示唆された．すでにDincerらによって，ヒト多能性幹細胞から下垂体前葉ホルモン産生細胞を分化させる方法が報告されている[22]．しかし，それらの細胞は動物体内で成熟させなければホルモンを分泌しない点や内分泌系に特徴的な上流・下流ホルモンへの応答性を示していない点，移植による治療の効果が示されていない点など，未達成の問題点が存在した．われわれは，SFEBq法という幹細胞の自己組織化を利用した立体培養法を基盤技術とし，生体内の下垂体と同様のホルモン応答性を有したヒト下垂体前葉内分泌細胞を試験管内で誘導することに成功し，さらに動物移植により下垂体機能不全症に対する治療的効果を示した．こうした成果は，これまで成し遂げられなかった下垂体再生における課題を克服するものであり，分化誘導した下垂体組織の臨床応用実現へ向けた重要なステップとなるものである．ヒト多能性幹細胞から誘導した下垂体組織は今後，下垂体機能不全に対する再生医療への応用だけでなく，ヒトの下垂体発生のモデルとしての利用や，疾患特異的人工多能性幹細胞（iPS細胞）を用いた下垂体疾患モデルとしての応用も見込め，新規薬剤の開発にも役立つと考えられる．

文献

1) Hahner S, et al：J Clin Endocrinol Metab, 100：407-416, 2015
2) Arima H, et al：Endocr J, 61：143-148, 2014
3) Suga H, et al：Nature, 480：57-62, 2011
4) Ozone C, et al：Nat Commun, 7：10351, 2016
5) Eiraku M, et al：Cell Stem Cell, 3：519-532, 2008
6) Takuma N, et al：Development, 125：4835-4840, 1998
7) Wataya T, et al：Proc Natl Acad Sci U S A, 105：11796-11801, 2008
8) Landolt AM：J Neurosurg, 39：35-41, 1973
9) Fu Q, et al：Endocrinology, 153：3224-3235, 2012
10) Rizzoti K, et al：Cell Stem Cell, 13：419-432, 2013
11) Yoshimura F, et al：Endocrinol Jpn, 16：531-540, 1969
12) Lepore DA, et al：Exp Cell Res, 308：166-176, 2005
13) Matsumoto H, et al：Biochem Biophys Res Commun, 194：909-915, 1993
14) Horiguchi K, et al：Anat Sci Int, 83：256-260, 2008
15) Fauquier T, et al：Proc Natl Acad Sci U S A, 105：2907-2912, 2008
16) Chen J, et al：Stem Cells, 27：1182-1195, 2009
17) Gleiberman AS, et al：Proc Natl Acad Sci U S A, 105：6332-6337, 2008
18) Andoniadou CL, et al：Cell Stem Cell, 13：433-445, 2013
19) Yoshida S, et al：J Neuroendocrinol, 25：779-791, 2013
20) Yoshida S, et al：Biochem Biophys Res Commun, 385：11-15, 2009
21) Garcia-Lavandeira M, et al：PLoS One, 4：e4815, 2009
22) Dincer Z, et al：Cell Rep, 5：1387-1402, 2013

＜著者プロフィール＞
須賀英隆：1999年，名古屋大学医学部卒業．名古屋第二赤十字病院，内分泌内科医師．2007年，名古屋大学大学院卒業．'09～'12年，理化学研究所発生・再生科学総合研究センター（CDB）．'12年より，名古屋大学医学部附属病院の助教．臨床医でやっていくつもりでしたが，理研CDBを機に，まさかこんなふうになるとは思っていませんでした．しかし，自分がやりはじめてしまったことですので，どうにかしてヒトの役に立つところまで仕上げたいと思っています．

第3章 オルガノイドからみた幹細胞の制御機構

7. 胃オルガノイド
―多能性幹細胞を用いた胃オルガノイドの作製

栗崎 晃

近年再生医療や創薬研究に利用することをめざして，iPS細胞やES細胞などの多能性幹細胞からさまざまな生体組織を *in vitro* で作製する研究が進められている．このような多能性幹細胞は強力な分化能を有しており，分化能をうまくコントロールすることで目的組織細胞をつくり出すことが可能とされているが，胃の組織細胞については分化条件の検討がこれまでほとんど行われてこなかった．われわれは2015年，胃初期発生段階で胃予定領域の間葉で発現する転写因子Barx1と胃上皮細胞で発現するSox2やEpcamを胃の分化指標に用いて胃組織を *in vitro* で分化させる条件を報告した．また，本分化法を活用することで胃の疾患モデルの1例としてメネトリエ病モデルを *in vitro* で作製することが可能であることを示した．

はじめに

これまで多能性幹細胞を用いて神経，膵臓β細胞，心筋細胞，肝細胞をはじめとしてさまざまな細胞の分化方法の開発研究が進められている．特に，初期消化管から発生する膵臓のβ細胞や肝臓の実質細胞についてはその分化方法の開発が当初から先行しており，実用的な細胞調製方法に近づきつつある．また，腸や肺組織の作製方法についてもここ数年間で急速に検討が進んできているが，胃組織についてはこれまでほとんど検討されてこなかった．これまで多能性幹細胞の分化方法は，発生学の知識に基づき検討が進められてきた．胃組織の分化方法についても，その発生学的知見を整理しながら解説してみたい．

[キーワード]
ES細胞，Sox2，Cdx2，Shh，Wnt，BMP，メネトリエ病

1 胃の発生

成体のマウスの胃は前方の前胃と後方の腺胃に大別され，腺胃はさらに胃体部（corpus）と幽門前庭部（antrum）に分別される．前胃は食道に類似した重層扁平上皮細胞から構成されており，ヒト成人には存在しない組織である．腺胃は胃腺を有した円柱状上皮構造組織であり，胃の主要機能を果たしている．このような胃組織は，初期発生期の内胚葉に由来し，前腸という1本の原始的な消化管組織から領域特異的に発生することが知られている[1]．マウス初期胚では，胎生3.5日（E3.5）胚にみられる内部細胞塊からE4.5に三胚葉へ分化できる細胞集団であるエピブラストが形成

Generation of stomach organoid from pluripotent stem cells
Akira Kurisaki[1) 2)]：Stem Cell Engineering Research group, Biotechnology Research Institute for Drug Discovery, National Institute of Advanced Industrial Science and Technology[1)] /Graduate School of Life and Environmental Sciences, University of Tsukuba[2)]（産業技術総合研究所創薬基盤研究部門幹細胞工学研究グループ[1)]／筑波大学大学院生命環境科学研究科生物科学専攻[2)]）

され，E6頃になると将来消化管に由来する臓器の源となる胚性内胚葉が形成される．さらにE7.5頃から前後軸に沿って前腸，中腸，後腸が形成される．前腸は甲状腺や食道，肺，胃，十二指腸，肝臓，膵臓などが発生する源となる組織であり，中腸からは小腸が，後腸からは大腸や直腸などが分化する．この原始的な腸管はE9までは見かけ上1本の管であるが，E10にかけて各臓器の原基が原始腸管から出芽し，増殖・分化することで主要内臓組織が形成されていく[2]．

甲状腺や肺が形成される前に，ホメオボックス転写因子Nkx2.1が甲状腺や肺の出芽予定領域の前腸内胚葉上皮細胞で発現する．ノックアウトマウスによる解析から，Nkx2.1遺伝子が甲状腺や肺の形成に必須であることが示されており[3]，また，ホメオボックス転写因子Pdx1は初期膵臓形成に必須の因子であることが報告されている[4)5]．さらに小腸や大腸予定領域ではホメオボックス転写因子Cdx2が重要な働きをしていることが報告されている[6]．

2 胃の上皮細胞の発生を制御する転写因子

発生期の胃予定領域の消化管上皮細胞ではSox2が発現しているが[7]，Sox2は肺や食道など前腸に由来する他の内胚葉上皮組織でも発現しており，胃予定領域特異的な制御転写因子ではない[8]．ES細胞の維持やES細胞の樹立のもととなる内部細胞塊の形成にもSox2が必須であるためノックアウトマウスは発生初期に胎生致死となってしまうが，Sox2の発現量を部分的に低下させたマウスを用いた解析では食道や胃内胚葉上皮細胞の分化阻害が観察されている[7]．Sox2は前方の前胃で特に発現が高く，後方の腺胃で発現が低い．Sox2の発現を前胃で低下させると腺胃様の遺伝子群の発現が誘導されることから，胃の領域化を制御する因子と考えられる[7]．また，E8.5〜E14.5にかけて腸予定領域上皮細胞でSox2を異所的に発現させると小腸への分化が阻害され，より前方の胃組織特異的なプロトンポンプH^+/K^+-ATPaseや胃特異的ムチンMuc5acなどの発現が誘導されることから，Sox2は胃組織の初期運命決定に重要な役割を果たす転写因子と考えられる[9]．

一方，腸組織の分化を制御するCdx2に関しては，胃粘膜特異的にCdx2を発現させると胃組織に腸上皮化生を引き起こし[10]，初期内胚葉特異的にCdx2を欠損させたコンディショナルノックアウトマウスでは後腸で異所的に食道・前腸特異的な分化が引き起こされることが報告されている[6]．また，近年腸管上皮幹細胞にLgr5が発現していることが判明し，腸管上皮幹細胞を成体小腸より採取・精製後，オルガノイドとして*in vitro*で培養する培養技術が開発されたが，Cdx2をノックアウトしたマウス腸上皮幹細胞のオルガノイドでは腸組織の分化細胞を生成できず，胃の幽門部組織特異的マーカーの発現が誘導されて胃のオルガノイドへと変換されることが報告された[11]．以上，腸組織への運命決定はCdx2により制御され，胃組織など前腸に由来する組織への運命決定はSox2により決定されており，両者のせめぎ合いにより分化がコントロールされていると考えられている[1)2]．

3 上皮間葉相互作用による胃の領域決定

消化管上皮細胞の運命決定は上皮間葉相互作用により複雑に制御されていることが知られている．ニワトリ胚やマウス胚などのモデル生物を用いた実験から，消化管上皮細胞の分化は，その周りを覆っている間葉組織や上皮細胞自身が発現する複数の分泌因子により制御されていることが示唆されている[12)13]．特にWnt，Bmp，Hedgehogなどの細胞増殖因子やそれらの分泌性阻害因子であるsFrp，Dkk，Nogginなどが複雑に消化管の発生過程を制御している．例えばWntシグナルはマウスでは胎生7.5日目ごろから内胚葉で活性化し，Cdx2の発現を直接誘導して中腸や後腸を誘導することが知られている[14]．一方，胃の予定領域の間葉組織ではホメオボックス転写因子Barx1が発現しており，Barx1ノックアウトマウスの胃では小腸特異的な微絨毛が観察されることから，胃の領域決定に必須の遺伝子であることが知られている．Barx1はWntの阻害分泌タンパク質sFrpの発現を胃予定領域の間葉組織で誘導して腸への分化を抑制することで，前腸内胚葉上皮細胞の胃特異的な運命決定を正に制御している[15]．一方，Barx1を小腸間葉組織特異的に発現させたトランスジェニックマウスでは，小腸で胃特異的な平滑筋が観察されるが胃特異的な粘膜上皮は観察され

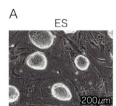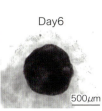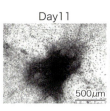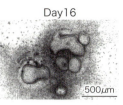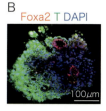

図1　マウスES細胞から胚様体を形成させて分化させた内胚葉中空組織
　　A）接着培養時の形態の経時変化．B）培養6日目の胚様体の免疫蛍光染色像．赤：初期内胚葉マーカーFoxa2，緑：初期間葉マーカーT（Brachyury），青：核マーカーDAPI．A，Bはともに文献22より引用．

ないことから，胃の領域決定にはBarx1以外の制御因子も併せて必要であると考えられる[16]．また，転写因子Hoxa5も同じく胃の予定間葉組織で発現し，分泌因子の発現を制御することで胃の領域決定をコントロールすると報告されている[17]．

　BMPシグナルに関しては，受容体であるBmpr1がE9.5～15.5にかけて食道や前胃の内胚葉上皮細胞を中心に間葉組織でも発現しているのに対し，リガンドであるBMP7は上皮細胞の一部で限定的に発現していることが報告されている．BMP中和因子であるNogginも食道や前胃の背側内胚葉上皮細胞でE9.5～13.5にかけて発現しており，そのノックアウトマウスでは食道で腺胃様上皮構造が異所的に散見されることから，この時期のBMPシグナルが胃や食道の領域決定を制御していると考えられる[18]．また，発生期の前腸内胚葉上皮細胞で遺伝子発現を制御できるShh-Creマウスを用いて前腸内胚葉特異的にBMP受容体Bmpr1a（Alk3）シグナルを活性化させると腺胃がマウス前胃様の重層扁平上皮組織へと変換され，逆にShh-CreマウスでBmpr1aを欠損させると重層扁平上皮組織の成熟化がみられないなど，BMPシグナルが胃の領域決定に重要な制御因子であることが示唆されている[18]．また，ニワトリ胚の解析では，BMPシグナルは砂嚢の間葉組織でSox9を誘導し幽門部組織の形成を制御していることが報告されている[19]．

　一方，Shhは発生期の胃の内胚葉上皮で発現しており，隣接する間葉組織の維持にかかわっていることが示唆されている．ShhとIhhのコンディショナルダブルノックアウトマウスでは間葉組織が減り胃組織の縮小が確認されることから，前腸上皮組織で発現する

Hedgehogシグナルが間葉組織の増殖と生存を正に制御することで胃組織の分化をコントロールしていると考えられる[20]．

　さらにFGFシグナルも胃の分化に関与していることがノックアウトマウスの結果から示されている．Fgf10は腺胃，盲腸，直腸の間葉組織で発現し，その受容体であるFgfr2bは，食道，胃，小腸の上皮細胞で発現する．Fgfr2b欠損マウスでは肺，膵臓，盲腸の異常がみられ，Fgf10欠損マウスでも類似の表現型が観察されるが，胃のサイズも小さいことが報告されている．特にE15.5～18.5にかけて粘液細胞や胃酸を分泌する主細胞など腺胃の分化不全が観察されており，また，両遺伝子のノックアウトマウスでHedgehogシグナル下流遺伝子の発現異常が観察されていることから，FGFシグナルがHedgehogシグナルの上流因子として働く可能性が示唆されている[21]．

4　マウスES細胞を利用した胃組織への分化誘導

　このようなマウスを中心とした発生学情報をもとに，われわれはマウスES細胞を用いて胃組織の分化方法の検討を開始した．まず，定法に従ってフィーダー上で培養したマウスES細胞をトリプシン/EDTA処理でシングルセル化し，これらの細胞を短時間ゼラチンコートディッシュで培養することでフィーダー細胞を除去した後，約500個ほどのES細胞を浮遊培養させることで胚様体とよばれる初期胚に類似した細胞塊を形成させた．この胚様体を1週間ほど浮遊培養した後にゼラチンコートディッシュで接着培養すると，初期中胚

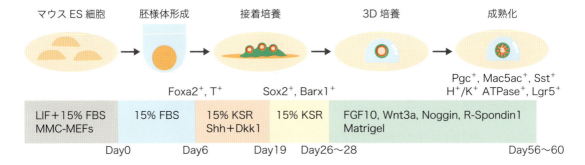

図2　マウスES細胞から胃組織細胞を分化させる培養方法
フィーダー細胞（MMC-MEFs）上で培養したES細胞をトリプシン/EDTAで解離し，胚様体を作製して浮遊培養した後，ShhとWnt阻害剤Dkk1存在下で培養し，さらにマトリゲル中で三次元培養により成熟分化させる．

葉マーカーのBrachyuryや内胚葉マーカーのSox17陽性細胞が出現する．さらに培養を続けると，これらの内胚葉上皮細胞群が中空構造を形成しながら増殖し，1層の内胚葉上皮細胞が内張りし外側を中胚葉由来の間葉組織が覆う二重構造組織があちこちで成長してくる様子が観察される（**図1**）[22]．しかしながらその後の遺伝子発現解析や免疫蛍光染色による解析から，これらの内胚葉由来細胞の実体はCdx2陽性の後方消化管組織であり，前腸消化管上皮細胞で発現するSox2や胎仔期の胃組織の間葉側で発現するBarx1陽性の細胞がほとんど観察されないことが判明した．すなわち，この胚様体の分化条件は，内胚葉組織の中でも，より後方の後腸組織が分化しやすい培養条件となっていると考えられた．そこでわれわれは，本培養条件を改変し，より前方の前腸の細胞系譜へと分化させるための培養条件を探索した．前述のように発生学的には，胃へと分化する前腸内胚葉上皮は転写因子Sox2によりコントロールされており，また，前腸への運命決定を制御する分泌性の制御因子としてBMPやShh，FGFが指摘されている．一方，腸組織は転写因子Cdx2により発生が制御されており，Cdx2はWntにより直接発現誘導され[14]，Sox2とCdx2が互いに抑制的に働くことが知られている[2]．われわれはこれらの発生学的知見に基づき，Cdx2陽性の後方腸上皮細胞を分化させることなくSox2陽性の前腸を選択的に分化させる1つの方法として，*in vitro*の分化培養系においてもShhシグナルを増強させてSox2の発現を誘導するとともに，Wntシグナルを阻害してCdx2の発現を抑制すること

が有効であろうと考えた．そこで前述の胚様体にWnt阻害因子Dkk1とShhを添加して接着培養し，胃組織への分化が促進されるか確認したところ，幸運にも両因子はその濃度依存的にSox2とBarx1を顕著に発現誘導し，Cdx2を抑制できることが観察された．さらに分化培養22日目の腸管様組織を免疫蛍光染色で観察してみた結果，Sox2陽性の前腸上皮細胞と胃の幽門部予定領域で発現するPdx1陽性の上皮細胞が確認された．以上の結果から，マウスES細胞を胃組織の源となる前腸の胃予定組織へと分化誘導する条件を見出すことができた（**図2**）．

5　三次元培養法による胃組織オルガノイドの作製

次にBarx1陽性の間葉組織で包まれたSox2陽性の前腸様上皮細胞をさらに成熟分化させるため，分化開始3週間後に直径1～2mm程度に成長した風船様構造をピンセットで挟み切り，マトリゲル中に包埋して三次元培養を試みた．分化開始後42日目になると胃酸を分泌するプロトンポンプ陽性の壁細胞，消化酵素となるペプシノゲン陽性の主細胞やMuc5ac陽性の粘液細胞などが免疫蛍光染色により散見されるようになる．その後さらに2週間ほど培養を継続すると，新生児の胃組織で観察されるような発達した胃腺構造の形成が観察された（**図3**）．免疫蛍光染色により前述の胃組織特異的分化細胞を多数確認することができ，さらに電子顕微鏡による詳細な解析の結果，構造的にも新生児

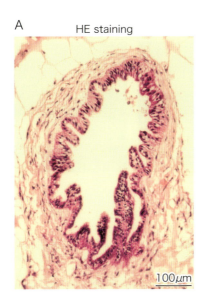 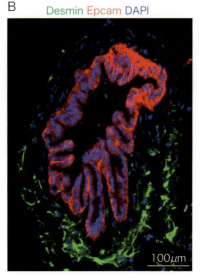

図3 マウスES細胞から分化させた胃組織
A) 分化培養開始後56日目の胃組織のHE染色像．B) 同じく免疫蛍光染色像．赤：上皮細胞マーカーEpcam，緑：間葉マーカーDesmin，青：DAPI．A，Bはともに文献22より引用．

マウスの壁細胞，主細胞，粘液細胞，ソマトスタチンを分泌する胃腸内分泌細胞に類似の上皮細胞であることが確認された．さらに，このようにして試験管内で分化させた風船型の胃組織は，実際にヒスタミン添加に応答して胃酸を分泌することで培地のpHを低下させる様子が観察され，また，ELISAによりペプシノゲンタンパク質が分泌されていることを確認することができた．すなわち，ES細胞から胚様体形成法により作製した胃原基類似組織を，さらに細胞外マトリクスに包埋して三次元培養し成熟化させることで，マウス新生児胃組織に類似した組織を*in vitro*で分化させることができた[22]．

6 胃組織オルガノイドの疾患モデルへの応用

このようにして作製した胃組織オルガノイドは直径わずか2 mm程度の大きさであることから，われわれは次の展開として本胃組織オルガノイドの*in vitro*疾患モデルへの応用を検討した．メネトリエ病は，上腹部痛や嘔吐，下痢などの消化器症状と低タンパク質血症を示し，胃体部の胃粘膜ヒダの粘膜肥厚を伴う過形成症であり，胃巨大皺襞症ともよばれる．腺萎縮および著明な腺窩上皮過形成が起こり，病状の進行に伴い，胃酸やペプシンの分泌低下や低酸症が起こることが知られている．原因はあまりわかっていないが，粘膜細胞内でTGF-αが増加することが知られており，実際にTGF-αを胃組織で高発現させたトランスジェニックマウスでは，胃上皮細胞の著しい肥厚化が観察される[23]．そこでわれわれは，メネトリエ病態を引き起こすTGF-α遺伝子をTet-offプロモーターでコントロールするノックインES細胞を樹立し，前述の方法で胃組織予定領域に相当する前腸組織を分化させ，さらに三次元培養による成熟分化過程でTGF-αを発現誘導してみた．驚いたことにTGF-αを過剰発現させた胃オルガノイドでは間葉組織を突き破って異常増殖し，著しく肥厚した胃上皮組織が観察された（図4）．また，これら異常増殖した上皮細胞の大半はMuc5ac陽性の粘液分泌細胞であり，H^+/K^+-ATPase陽性の壁細胞が減少し，ヒスタミン応答による酸分泌もコントロール胃組織に比較して低下することが再現的に確認できた[22]．以上のことから，われわれが作製した胃オルガノイドは胃の疾患モデル組織としても利用できると考えられる．

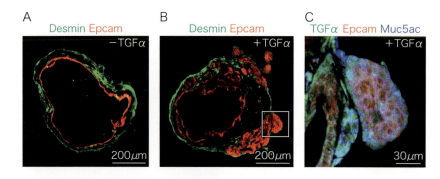

図4 マウスES細胞から作製したメネトリエ病様組織
A）図2の培養方法で54日間培養して分化させた胃組織切片の免疫蛍光染色像．B）図2の培養方法で培養し，28日目からTGF-αを高発現させて誘導したメネトリエ病様胃組織切片の免疫蛍光染色像．赤：上皮細胞マーカーEpcam，緑：間葉マーカーDesmin．C）Bの白枠部分のMuc5ac抗体による免疫蛍光染色像．赤：上皮細胞マーカーEpcam，緑：TGF-αと共発現させた緑蛍光タンパク質Venus，青：胃粘液分泌細胞マーカーMuc5ac．A～Cはすべて文献22より引用．

おわりに

　米国Cincinnati Children's HospitalのMcCrackenらは，われわれよりも半年ほど前にヒトES細胞を用いて胃組織分化方法を報告した[24]．前述したようにPdx1は膵臓形成の必須因子であるが，胃前庭部や近位十二指腸でも発現していることから，彼らはPdx1とSox2をマーカーに用いて胃の分化方法を検討した．その結果，Muc5ac陽性の粘液細胞やガストリン，ソマトスタチンなど陽性の胃腸内分泌細胞の分化を確認し，幽門前庭部を分化させることに成功したが，胃体部の細胞の分化は観察されず，胃酸や消化酵素の分泌を確認することができなかった．われわれは，前述のように最初から上皮と間葉組織両者を併せもったオルガノイドとして胃の前腸予定領域全体を誘導する分化条件を最適化し，さらに三次元培養で成熟化させることにより，粘液細胞や胃腸内分泌細胞に加えて，胃体部で観察されるH^+/K^+-ATPase陽性の壁細胞，ペプシノゲン陽性の主細胞の存在を確認することができた．また，このようにして分化させた機能的な胃上皮組織の周りには蠕動運動を引き起こす筋肉組織を伴っており，胃組織全体の分化を試験管内で再現できたと考えられる．本研究はマウスES細胞を用いた胃組織分化法であるが，現在ヒト多能性幹細胞を用いた分化方法の最適化に取り組んでおり，今後ヒト疾患モデルを病態解明や治療薬評価系への応用を検討していきたいと考えている．

文献

1) Kim TH & Shivdasani RA：Development, 143：554-565, 2016
2) Zorn AM & Wells JM：Annu Rev Cell Dev Biol, 25：221-251, 2009
3) Kimura S, et al：Genes Dev, 10：60-69, 1996
4) Jonsson J, et al：Nature, 371：606-609, 1994
5) Offield MF, et al：Development, 122：983-995, 1996
6) Gao N, et al：Dev Cell, 16：588-599, 2009
7) Que J, et al：Development, 134：2521-2531, 2007
8) Sherwood RI, et al：Dev Dyn, 238：29-42, 2009
9) Raghoebir L, et al：J Mol Cell Biol, 4：377-385, 2012
10) Silberg DG, et al：Gastroenterology, 122：689-696, 2002
11) Simmini S, et al：Nat Commun, 5：5728, 2014
12) Fukuda K & Yasugi S：Dev Growth Differ, 47：375-382, 2005
13) Spence JR, et al：Dev Dyn, 240：501-520, 2011
14) Sherwood RI, et al：Mech Dev, 128：387-400, 2011
15) Kim BM, et al：Dev Cell, 8：611-622, 2005
16) Jayewickreme CD & Shivdasani RA：Dev Biol, 405：21-32, 2015
17) Aubin J, et al：Development, 129：4075-4087, 2002
18) Rodriguez P, et al：Development, 137：4171-4176, 2010
19) Theodosiou NA & Tabin CJ：Dev Biol, 279：481-490, 2005
20) Mao J, et al：Development, 137：1721-1729, 2010
21) Spencer-Dene B, et al：Gastroenterology, 130：1233-1244, 2006
22) Noguchi TK, et al：Nat Cell Biol, 17：984-993, 2015
23) Takagi H, et al：J Clin Invest, 90：1161-1167, 1992
24) McCracken KW, et al：Nature, 516：400-404, 2014

<著者プロフィール>
栗崎　晃：東北大学大学院理学研究科化学専攻前期課程修了．博士（理学）．徳島大学分子酵素学研究センター助手（杉野弘教授），スウェーデン・ルードヴィッヒ癌研究所（Carl-Henrik Heldin部長）ポスドク，JST ICORPプロジェクト研究員（東京大学総合文化研究科 浅島誠教授）等を経て産業技術総合研究所創薬基盤研究部門幹細胞工学研究グループ上級主任研究員．幹細胞の制御機構のしくみの解明と創薬応用をめざして研究を進めている．

羊土社のオススメ書籍

科研費申請書の赤ペン添削ハンドブック

児島将康／著

78種類もの実際の科研費申請書をもとに，審査員の着眼点と審査の通過に必要な改良点を丁寧に解説．申請書の執筆で抱える悩みに対して，経験豊富な児島先生がアドバイスを贈ります．"申請書の書き方"に特化・充実した，ベストセラーの姉妹書．

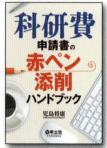

- ■ 定価（本体3,600円＋税） ■ A5判
- ■ 327頁 ■ ISBN 978-4-7581-2069-2

Dr.北野のゼロから始めるシステムバイオロジー

北野宏明／企画・執筆

注目高まる「システムバイオロジー」とは，一体どのようなものなのでしょうか？分野の提唱者・北野博士が，医学や創薬の話題とともに"真のシステムバイオロジー"を解説します．「実験医学」好評連載を書籍化．

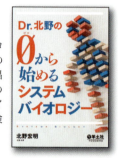

- ■ 定価（本体3,400円＋税） ■ A5判
- ■ 191頁 ■ ISBN 978-4-7581-2054-8

音声DL版 国際学会のための科学英語絶対リスニング
ライブ英語と基本フレーズで英語耳をつくる！

山本　雅／監，田中顕生／著，Robert F.Whittier／著・英語監修

国際学会の前にリスニング力が鍛えられる実践本！基本単語・フレーズ集・発表例・ライブ講演の4Step構成で効果的に耳慣らしができます！ノーベル賞受賞者の生の講演も収録．大好評書籍の音声ダウンロード版．

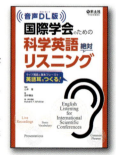

- ■ 定価（本体4,300円＋税） ■ B5判
- ■ 182頁 ■ ISBN 978-4-7581-0848-5

Ya-Sa-Shi-I Biological Science
（やさしい基礎生物学English version）

南雲　保／編著，今井一志，大島海一，鈴木秀和，田中次郎／著，豊田健介，程木義邦，大林夏湖，David M. WILLIAMS／英訳

初学者向けの教科書として大好評の「やさしい基礎生物学　第2版」を完全翻訳！近年増加傾向の英語での生物学講義用のテキストとして最適．生物学用語を英語で身につけたい方の自習本としてもおすすめ！

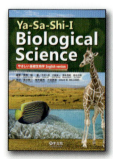

- ■ 定価（本体3,600円＋税） ■ B5判
- ■ 230頁 ■ ISBN 978-4-7581-2070-8

発行 羊土社 YODOSHA
〒101-0052　東京都千代田区神田小川町2-5-1　TEL 03(5282)1211　FAX 03(5282)1212
E-mail：eigyo@yodosha.co.jp
URL：www.yodosha.co.jp

ご注文は最寄りの書店，または小社営業部まで

第4章
病態からみた幹細胞の制御機構

第4章 病態からみた幹細胞の制御機構

1. 造血幹細胞ニッチと造血異常

國崎祐哉

造血幹細胞の機能は，その微小環境（ニッチ）からの特異的なシグナルによって，厳格な制御を受けている．造血幹細胞は主に骨髄に存在するが，胎仔個体において，造血の首座は，肝臓，骨髄へと変化を遂げることが知られている．また，成体においては，通常骨髄でのみ造血が行われ，肝臓，脾臓などの正常造血への寄与は少ない．しかしながら，骨髄の造血の抑制を伴う病態においては，肝臓や脾臓造血がみられ，それらの臓器は造血幹細胞支持能を維持または再獲得していると考えられる．本稿では，骨髄，胎仔肝臓および脾臓造血に関する最新の研究結果を紹介し，正常および異常造血を支持するニッチについて議論する．

はじめに

おのおのの臓器において，組織特異的幹細胞の存在が注目されている．その機能は，幹細胞をとり巻く特殊な微小環境（幹細胞ニッチ）により制御を受けている．造血幹細胞は，生涯にわたってすべての血球系統を産生することにより，血液細胞の恒常性を維持している．その造血幹細胞の自己複製，分化は，「ニッチ」とよばれる特殊な微小環境により厳格かつ巧妙に制御されていると考えられている[1)2)]．これまでに，造血幹細胞ニッチは，血管，神経を含め多くの種類の細胞により構成されていることが明らかとなっている．

造血幹細胞の大部分は，静止状態にある[3)4)]．細胞周期静止状態は，幹細胞を外的ストレス刺激から保守するために重要な特徴の1つであり，腫瘍化を引き起こす可能性のある遺伝子変異の獲得を回避する手段である[5)]．われわれは，以前の研究において，成体骨髄において，細動脈と骨髄洞という2種類の血管が，それぞれ造血幹細胞の静止状態の維持，細胞増殖という異なる機能を支持する微小環境を形成することを見出した．さらに，この2種類の血管は，NG2とレプチン受容体という異なる表面マーカーを発現している間葉系前駆細胞により裏打ちされていることも報告している[6)]．さらに，がんの病態における浸潤，転移といった病態修飾において，神経，組織マクロファージなどがん環境を形成する細胞の存在も注目を集めており，この「ニッチ」という概念は，正常幹細胞だけでなく，幹細胞異常による病態の理解にも重要である．

[キーワード&略語]
造血幹細胞，微小環境（ニッチ），髄外造血，がん幹細胞

AGM: aorta-gorad-mesonephros
SCF: stem cell factor
Tcf21: transcription factor 21

Hematopoietic stem cell niches and abnormal hematopoiesis
Yuya Kunisaki: Cancer Stem Cell Research, Kyushu University Graduate School of Medical Sciences（九州大学大学院医学研究院がん幹細胞医学分野）

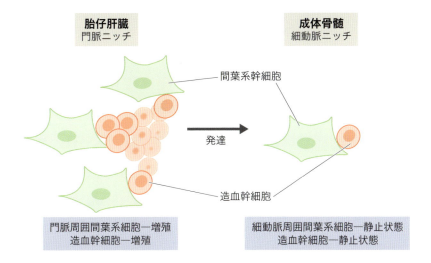

図1 胎仔肝門脈ニッチと成体骨髄細動脈ニッチ
胎仔肝臓門脈周囲細胞と成体骨髄細動脈周囲細胞はともにNG2という表面マーカーを発現しており，発現遺伝子のパターンが類似しており，非常に相同性の高い細胞である．しかしながら，胎仔肝臓において，NG2陽性細胞は増殖しており，造血幹細胞の増殖と相関が予想される．

1 胎仔肝臓における間葉系前駆細胞

造血は，胎生初期に卵黄囊ではじまり，その後AGM（aorta-gorad-mesonephros）領域に移り，胎生中期には，肝臓，後期には骨髄へと変化する[7)8)]．成体において肝臓は，肝動脈からの動脈血と門脈系からの静脈血を受け入れ，静脈血を大静脈へと戻すというような循環動態を示す[9)10)]．胎仔肝臓は，特有の循環系をもっており，門脈系は臍帯静脈からの酸素飽和度の高い血液を受け，体循環へと送る役割を担っている．これらの循環動態は，出世後の臍帯静脈の閉塞に伴って変化する．Kahnらは，胎仔肝臓において，Nestin-GFP陽性の間葉系幹細胞活性をもつ細胞は，門脈血管周囲にのみ認められ，造血幹細胞は，その周囲に優位に多く存在することを報告している．さらに，RNAシークエンスによる遺伝子発現解析により成体骨髄における細動脈周囲細胞と非常に相同性の高い細胞であることを示している．また，細胞間で発現量の異なる遺伝子を抽出したところ，細胞周期や増殖にかかわる遺伝子の発現量に有意な差が認められ，NG2陽性間葉系前駆細胞は，成体骨髄では静止状態で，胎仔肝臓では，その発生に応じて増殖していることが示唆された．

2 胎仔肝臓における造血幹細胞ニッチ

先に述べたように，成体における造血幹細胞のほとんどが静止状態で存在するのに対して，胎仔肝臓においては，さかんに増殖している（図1）[11)12)]．実際に，造血幹細胞の数と，間葉系幹細胞の数，門脈血管床の表面積の増加には正の相関が見出されている．Khanらは，さらにマウス胎仔肝臓における門脈周囲NG2陽性細胞の機能を *in vitro* および *in vivo* で評価し，胎仔肝臓門脈ニッチは，成体骨髄細動脈ニッチとは反対に，造血幹細胞の増殖を促進する環境を構成していることが示されている[6)13)]．

3 成体脾臓における造血幹細胞

哺乳類の成体において造血は，主に骨髄で行われているが，骨髄線維化，貧血，妊娠，感染，骨髄破壊的治療など造血系へのさまざまなストレスが，髄外造血を誘導することが知られている．髄外造血とは，造血幹細胞が骨髄の外へ動員され，骨髄外組織において造血を維持する状態である．脾臓は，ヒト，マウスにおける髄外造血を担う主な臓器の1つであり，なかでも赤脾髄の類洞周囲でみられる[14)～16)]．

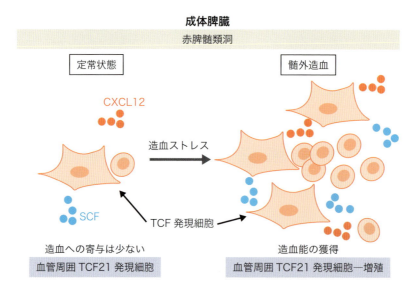

図2　脾臓髄外造血におけるTCF21発現ストローマ細胞の役割
定常状態において，成体脾臓では，ほとんど造血活性は認められない．赤脾髄のTCF21発現類洞周囲細胞は，SCFやCXCL12を常時発現しているものの，正常造血への寄与は少ない．しかしながら，骨髄線維化，貧血，抗がん剤の投与などのストレスにより，TCF21発現細胞は増加し，造血能を獲得する．この過程は，TCF21発現から産生されるSCFやCXCL12に依存する．

4　脾臓におけるニッチ因子の発現

骨髄においてニッチ細胞は，CXCL12, SCF (stem cell factor) などのニッチ因子の産生を介して造血幹細胞の機能を制御していることが知られている[17)〜19)]．しかしながら，脾臓においてもこれらの因子が重要であるかは不明であった．そこで，InraらはSCF産生細胞がGFPを，CXCL12産生細胞がDsRedを発現するマウス系統を作成し，解析を行っている[20)]．髄外造血の有無にかかわらず，SCFは，赤脾髄の血管内皮および血管周囲ストローマ細胞が，主に発現しており，CXCL12は，血管内皮には発現がみられず，SCFを発現している血管周囲ストローマ細胞の一部が発現していた．

髄外造血の誘導により，これらの細胞におけるSCFやCXCL12の発現レベルに変化は認められなかったが，これらの細胞の数は増加しており，定常状態においては，ほとんど増殖をしていないこれらの細胞が増殖していることが示されている（図2）．

5　脾臓髄外ニッチとしてのTcf21陽性細胞の同定

Inraらは，さらにこの脾臓と骨髄のSCF-GFP陽性細胞の遺伝子発現の比較により，脾臓のSCF-GFP陽性細胞が特異的にTcf21 (transcription factor 21) を発現していることを見出し，Tcf21-creER遺伝子改変マウスにて効率，選択的に標識ができることを確認している．Tcf21-creERとは，タモキシフェンの投与によりTcf21発現細胞特異的にcreを発現するシステムである．このTcf21-creERマウス系統とSCF-flox, CXCL12-floxを掛け合わせることにより，Tcf21陽性血管周囲細胞特異的にサイトカインを欠損したマウス系統を作製しその機能を評価している．4〜6週齢のTcf21-creER/SCF-floxマウスにタモキシフェンを12日間投与し，シクロホスファミドとG-CSFの連日投与により髄外造血を誘導すると，骨髄の総細胞数，造血前駆細胞数には影響を与えないが，脾臓の総細胞数，造血幹/前駆細胞数は有意に減少した．さらに，Tcf21-creER/CXCL12-floxマウスを用いて同様の実験を行うと，同様に脾臓由来の造血能のみに影響が認められ，

脾臓Tcf21陽性細胞は，SCFやCXCL12の産生を介して髄外造血に寄与していることが示されている．

6 脾臓髄外ニッチにおける血管内皮細胞の役割

Inraらは，さらにVav-1-creが，造血細胞以外にも，脾臓の血管内皮を選択的に標識することを見出した．このVav-1-creマウス系統を用いて，脾臓血管内皮特異的にSCFまたはCXCL12を欠損するマウスを作製し，脾臓髄外造血における血管内皮細胞の役割についても，検証を行っている．脾臓血管内皮細胞は，SCFは発現しているが，CXCL12は発現していなかった．この結果と一致して，Vav-1-creを用いて脾臓血管内皮特異的にSCFを欠損させると，髄外造血誘導時に，脾臓の総細胞数と造血幹/前駆細胞数は，著明に減少するが，CXCL12を欠損させた場合は，影響を与えないという結果が得られている．

7 がん細胞によるニッチのリモデリング

近年，複数のグループより白血病細胞が造血幹細胞ニッチを質的に変化させることが報告されている．Passegueらのグループは，マウス慢性骨髄性白血病モデルであるBCR/ABL陽性腫瘍細胞は，正常造血幹細胞ニッチを構成する間葉系幹細胞の骨系統への分化を促進させることで，白血病細胞の増殖を促進し，正常造血を抑制するように微小環境を変化させることを証明した[21]．Hongらのグループも白血病前駆細胞も同様にニッチを再構築し，自身を静止状態に保つことで，化学療法から逃れていることを示す報告をしている[22]．Frenetteらのグループは，マウス急性白血病モデルであるMLL-AF9細胞株を移植したマウスでは，Nestin-GFP陽性間葉系幹細胞は，増殖・分化が亢進しており，その結果正常造血幹細胞の分布は，細動脈ニッチから離れ，さらにその数が減少していることを報告している[23]．さらに，Mendez-Ferrerらのグループは，ヒトJAK2（V617F）変異型を発現する骨髄増殖性腫瘍モデルマウスにおいては，腫瘍細胞はIL-1βを産生することにより神経を傷害し，その結果，間葉系幹細胞をアポトーシスに誘導することで減少させ，その正常造血幹細胞ニッチの機能を抑制し，腫瘍の進展を促すような環境へと形質転換させることを報告している[24]．

さらにNowakらは，ヒト骨髄異形成症候群細胞も，同患者から採取した間葉系ストローマ細胞を同時に移植することにより，マウスでの病態再生（patient-derived xenografts）が容易となることを報告している[25]．

これらの結果は，ニッチの機能は，がん細胞によって影響を受け，その結果がんの進行に有利な環境へと再構築されている可能性があることを示している．

8 ニッチの機能破綻による発がん機構の可能性

興味深いことに，マウス遺伝子改変モデルを用いた研究結果により，ニッチ細胞の機能異常により，造血器腫瘍が起こりうることが示されている．Orkinらのグループ，Purtonらのグループにより，骨髄環境側でのレチノイン酸受容体γまたは，Rbがん遺伝子の欠損が，骨髄増殖性の異常を起こすことが報告された[26)27]．さらに，近年，組織細胞特異的マウス遺伝子改変モデルを用いて，Scaddenらのグループは，マイクロRNAプロセシング酵素であるDicer1を骨前駆細胞特異的に欠損させることにより骨髄異形成症候群を発症し，白血病へと進展する病態を示すことを報告している[28]．また，Kousteniらのグループは，骨芽細胞特異的にβカテニンを恒常的に活性化させることによって急性骨髄性白血病が発症しうることを報告している[29]．

おわりに

これらの結果が示すように，各臓器の解剖学的，機能的理解は，分化・発達の過程など生理的条件下だけでなく，腫瘍発生などの病態解明にも，役立つと予想される．近年，多くのがんにおいてそのheterogeneity（不均一性）が発見され，そのなかの亜群としてdormantな状態（静止状態）にある「がん幹細胞」の存在が注目を集めている．この「がん幹細胞」は，化学療法などの抗がん治療に抵抗性を示し，再発源となると考えられており，その根絶が新たながん治療の戦

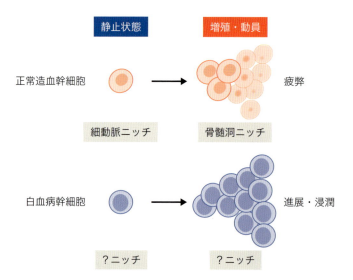

図3 正常幹細胞とがん幹細胞
正常造血幹細胞の静止状態と増殖・動員といった機能は，異なるニッチ（細動脈ニッチと骨髄洞ニッチ）により制御を受けている．静止状態からの離脱，増殖シグナルは，正常造血幹細胞プールの減少（疲弊）をもたらす．がん細胞（白血病細胞）においても，より静止状態にあるがん幹細胞（白血病幹細胞）の存在が明らかとなっており，どのような環境因子（ニッチ）によりその静止状態，無秩序な増殖が，修飾，制御されているかは不明である．

略となることが期待されている．がん幹細胞の静止期，増殖制御する微小環境の同定は，環境を標的とした新たながん治療の開発につながると期待される（**図3**）．

文献

1) Kunisaki Y & Frenette PS：Nat Med, 18：864-865, 2012
2) Morrison SJ & Scadden DT：Nature, 505：327-334, 2014
3) Sato T, et al：Nat Med, 15：696-700, 2009
4) Essers MA, et al：Nature, 458：904-908, 2009
5) Lobo NA, et al：Annu Rev Cell Dev Biol, 23：675-699, 2007
6) Kunisaki Y, et al：Nature, 502：637-643, 2013
7) Medvinsky A & Dzierzak E：Cell, 86：897-906, 1996
8) Boisset JC, et al：Nature, 464：116-120, 2010
9) de Bruijn MF, et al：EMBO J, 19：2465-2474, 2000
10) Gekas C, et al：Dev Cell, 8：365-375, 2005
11) Wilson A, et al：Cell, 135：1118-1129, 2008
12) Ema H & Nakauchi H：Blood, 95：2284-2288, 2000
13) Khan JA, et al：Science, 351：176-180, 2016
14) Lowell CA, et al：Blood, 87：1780-1792, 1996
15) Freedman MH & Saunders EF：Am J Hematol, 11：271-275, 1981
16) Tavassoli M & Weiss L：Blood, 42：267-279, 1973
17) Ding L, et al：Nature, 481：457-462, 2012
18) Ding L & Morrison SJ：Nature, 495：231-235, 2013
19) Greenbaum A, et al：Nature, 495：227-230, 2013
20) Inra CN, et al：Nature, 527：466-471, 2015
21) Schepers K, et al：Cell Stem Cell, 13：285-299, 2013
22) Duan CW, et al：Cancer Cell, 25：778-793, 2014
23) Hanoun M, et al：Cell Stem Cell, 15：365-375, 2014
24) Arranz L, et al：Nature, 512：78-81, 2014
25) Medyouf H, et al：Cell Stem Cell, 14：824-837, 2014
26) Walkley CR, et al：Cell, 129：1097-1110, 2007
27) Walkley CR, et al：Cell, 129：1081-1095, 2007
28) Raaijmakers MH, et al：Nature, 464：852-857, 2010
29) Kode A, et al：Nature, 506：240-244, 2014

＜著者プロフィール＞

國崎祐哉：2000年，九州大学医学部卒業，'04年に九州大学大学院医学研究院進学，生体防御医学研究所免疫遺伝学分野（福井宣規教授）にて好中球遊走のメカニズムについての研究に従事し，'06年に医学博士取得．'07年より，日本学術振興会特別研究員，'08年より日本学術振興会海外特別研究員として，米国ニューヨーク Paul Frenette 博士のもとで，造血幹細胞のトラフィッキングおよびニッチの研究に従事，'14年4月より，九州大学病院遺伝子細胞療法部助教，'16年2月より現職（九州大学大学院医学研究院がん幹細胞医学分野助教）．

第4章 病態からみた幹細胞の制御機構

2. 間葉系幹細胞疾患としての進行性骨化性線維異形成症

池谷 真，日野恭介，松本佳久，福田 誠，戸口田淳也

進行性骨化性線維異形成症（fibrodysplasia ossificans progressiva，以下FOP）とは，結合組織内に異所性に骨ができる希少難病である．「筋肉が骨になる」と表現されることがあるように，骨格筋組織内に異所性に骨が形成されることが最も特徴的な疾患であるが，骨格筋そのものが骨に変化するという説については現在否定的である．われわれは，FOPの骨化起源細胞は骨格筋中にある間葉系幹細胞であるという仮説のもと，患者由来iPS細胞を使って研究を進めてきた．本稿では，間葉系幹細胞についての概説と，iPS細胞を使ったFOP研究の最新の知見，および今後の動向について述べる．

はじめに

疾患解析を行うにあたり，原因細胞が特定されている場合と特定されていない場合ではアプローチの方法が大きく異なる．原因細胞が特定されている場合には，例えば神経系の疾患であれば神経系の培養細胞を用いるといったように，なるべく原因細胞と似たような性質をもつ培養細胞を用いて解析を行うことが一般的である．あるいはがんなどのようにシャーレ上で異常増殖する細胞の場合は，患部からとり出した細胞を株化して使用するといった方法がとられる．

一方で，原因となる細胞が特定されていない場合，

[キーワード＆略語]
進行性骨化性線維異形成症（FOP），異所性骨化，間葉系幹細胞（MSC），希少難病

BMP：bone morphogenetic protein
　（骨形成因子）
DIPG：diffuse intrinsic pontine glioma
　（橋グリオーマ）
FOP：fibrodysplasia ossificans progressiva
　（進行性骨化性線維異形成症）
MSC：mesenchymal stem cells
　（間葉系幹細胞）
NCCs：neural crest cells（神経堤細胞）

Application of mesenchymal stem cells as a research tool for fibrodysplasia ossificans progressiva
Makoto Ikeya[1]/Kyosuke Hino[2) 3)]/Yoshihisa Matsumoto[4]/Makoto Fukuta[5]/Junya Toguchida[3) 6)]：Department of Life Science Frontiers, Center for iPS Cell Research and Application (CiRA), Kyoto University[1]/iPS Cell-Based Drug Discovery, Sumitomo Dainippon Pharma Co.,Ltd[2]/Department of Cell Growth and Differentiation, Center for iPS Cell Research and Application (CiRA), Kyoto University[3]/Department of Orthopaedic Surgery, Graduate School of Medical School, Nagoya City University[4]/Orthopaedic Surgery, Komaki City Hospital[5]/Department of Tissue Regeneration, Institute for Frontier Life and Medical Sciences, Kyoto University[6]（京都大学iPS細胞研究所未来生命科学開拓部門[1]/大日本住友製薬株式会社疾患iPS創薬ラボ[2]/京都大学iPS細胞研究所増殖分化機構研究部門[3]/名古屋市立大学大学院医学研究科整形外科[4]/小牧市民病院整形外科[5]/京都大学ウイルス・再生医科学研究所組織再生応用分野[6]）

結果を大きく左右すると考えられるだけに，解析に使用する細胞の選択はきわめて重要となる．生物学的一般則を見つけ出すことを目的としてあえて全く違う種類の細胞を用いる方法もあるが，表現型に着目する場合はなるべく原因細胞とみなせる細胞を選ぶこととなる．骨軟骨系統疾患の場合は骨芽細胞や軟骨前駆細胞などが候補細胞となるが，疾患の原因がそれよりも前段階にあると想定される場合には間葉系幹細胞を選択する場合もある．

1 間葉系幹細胞

1）間葉系幹細胞とは

間葉系幹細胞とは，培養条件下において骨・軟骨・脂肪へと分化する能力のある細胞集団であり，成体の骨髄，脂肪，滑膜，歯髄，臍帯血などに存在するとされている．定義としては，2006年に国際細胞治療学会が，①標準的な培養条件化でプラスチックディッシュに接着して培養できること，②CD105, CD73, CD90が陽性で，CD45などの造血幹細胞マーカーが陰性であること，③ in vitro で骨，軟骨，脂肪に分化できることを minimum criteria として提案している[1]．

しかし，minimum と述べていることからもわかるように，この定義はきわめて定性的であり，多種多様な細胞が含まれるため，間葉系幹細胞を本質から捉えているとは言い難い．間葉系幹細胞を成体から直接分取するためのマーカーが徐々に整備されているが，それぞれの研究者がさまざまなマーカーを使って解析を行っており，まだ統一されていない印象である[2]．また，最近の研究により，間葉系幹細胞には免疫抑制作用や周辺組織を活性化する作用があることが示されてきており，それこそが生体内における役割であると唱える説もある[3]．このように，間葉系幹細胞にはまだまだ未解明の部分が多く，そのため科学的なアプローチによる間葉系幹細胞の新しい定義，それに則った分類，評価法の標準化など，さらなる基礎研究が必要である．

2）間葉系幹細胞を用いた臨床応用の現状と問題点

基礎研究の遅れと相反し，間葉系幹細胞を用いた細胞移植治療は臨床の現場ですでに行われている．これは間葉系幹細胞が，自己血清などを用いることで一定回数の継代培養が可能であること，また骨髄移植の実績があったため安全性に対する一定の担保があったことなどが大きな理由と考えられる．しかし，骨髄中に存在する間葉系幹細胞は新生児においても $1/10^4$ 程度と非常に稀であり，また初代培養系での増殖，増殖後の細胞の分化能には個人差があるため，必要に応じて十分な細胞数を迅速に供給することは容易ではない．また，この細胞は加齢とともに生体内から減少するため，高齢者の骨髄から間葉系幹細胞を採取する場合にも細胞数の問題が発生することがある．さらには，間葉系幹細胞は「幹」細胞という名称がついているが，現行の培養法では骨・軟骨・脂肪への多分化能を維持したまま継代培養することは難しく，たいていの場合は5〜10回程度の継代培養後に老化を起こして分裂を停止することがわかっている．このため，高品質の間葉系幹細胞を安定的に供給する方法の開発はきわめて重要な取り組みであり，培地の改良，培養基材の開発，酸素条件の最適化など，さまざまな取り組みが行われているが，まだ解答は得られていない．われわれは，この1つの解決策として，多能性幹細胞から間葉系幹細胞を安全かつ大量に調製する方法の開発に取り組んでいる．

3）多能性幹細胞からの間葉系幹細胞誘導

多能性幹細胞から特定の細胞を誘導する場合，特に発生過程でどういった経路をたどって細胞が分化してくるのかを知ることが重要である（図1）．発生過程において，骨・軟骨・脂肪細胞などの間葉系細胞は中胚葉を経て分化することが知られており，間葉系幹細胞はこの分化経路に存在することは容易に想定される．しかしこれに加えて近年では，外胚葉（なかでも神経堤細胞[※1]と神経外胚葉細胞）由来の細胞に間葉系幹細胞に分化する能力のある細胞が存在することが示されてきた[4,5]．われわれは多能性幹細胞からいったん神経堤細胞を誘導し（induced neural crest cells：iNCC），そこから間葉系幹細胞を誘導する（induced mesenchymal stem cells：iMSC）段階的かつ高効率

> ※1　神経堤細胞
> （neural crest cells：NCC）
>
> 胎仔期に一過的に出現する移動性の細胞集団で，骨・軟骨細胞，神経細胞，グリア細胞，色素細胞などさまざまな細胞種へと分化することができる幹細胞様の性質をもつ細胞集団．

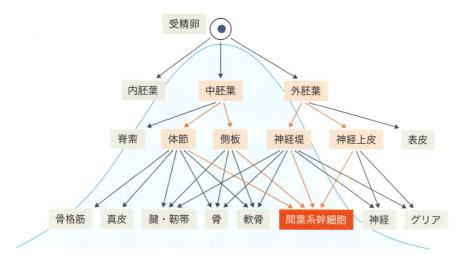

図1 間葉系幹細胞の分化の系譜図
中胚葉を経由する経路と，外胚葉を経由する経路がある．

な誘導法を開発してきた[6]．この方法は血清やフィーダー細胞を必要とせず，化学合成培地と低分子化合物を組合わせた培地を用いており，簡便かつきわめて安定した方法である．また，神経堤細胞特異的な表面抗原であるCD271によりセルソーターで細胞を抽出することが可能であり，また得られた神経堤細胞は数種類の成長因子と化合物を添加した化学合成培地で拡大培養が可能であるため，神経堤細胞の段階で凍結ストックを大量に調製することができる（**図2**）．神経堤細胞から分化させた間葉系幹細胞は，成体に存在する間葉系幹細胞と同様に数回の継代培養の後に分裂能が著しく低下したため，われわれの研究室では神経堤細胞の段階でストックを作製し，毎回そこから実験を開始することによって非常に安定したデータを得ることに成功している．現在は，誘導過程で発現する遺伝子の網羅的解析などといった間葉系幹細胞の基礎研究を行うとともに，再生医療応用をめざした培地の改良，あるいは間葉系幹細胞に起因する疾患の病態再現と創薬応用をめざして研究を行っている．次に，その取り組みの1つとして，進行性骨化性線維異形成症（fibrodysplasia ossificans progressiva：FOP）の研究を紹介する．

2 FOP（進行性骨化性線維異形成症）

1）FOPとは

FOPとは，小児期より，筋，筋膜，腱，靭帯といった線維性結合組織が徐々に骨化していく，進行性の異所性骨化症である[7]．発症に性差や人種間の差は認められておらず，罹患率はおよそ160万人に1人とされており，本邦での患者数は70人程度，全世界でも1,000人程度と考えられている．2007年に難病指定を受け，難治性疾患克服研究事業の対象疾患となっている，いわゆる希少難病である．患者は，形成された異所性骨により脊柱，胸郭，四肢関節などの可動性が失われ，結果的に，摂食障害，呼吸障害などでQOLがきわめて低い状態を強いられる．骨化巣は体幹部から四肢，近位から遠位，頭側から尾側へと広がりを見せることが多く，最終的にはあらゆる関節の可動性が失われることとなる．出生時には異所性骨化はほとんど認められないが，多くの場合，左右対称性の拇趾の異形成が存在し，早期診断の契機となる．また最初の異所性骨化巣が首および上背に出現する年齢の中央値は6歳とされている[8]．骨化巣の出現には，誘因がない場合もあるが，多くは軽微な外傷やウイルス感染などを契機に，熱感と疼痛を伴う腫脹が生じるflare-upとよばれる症状が出現した後に，その部位が骨化するとされている．現在のところ，治療は主としてflare-upに

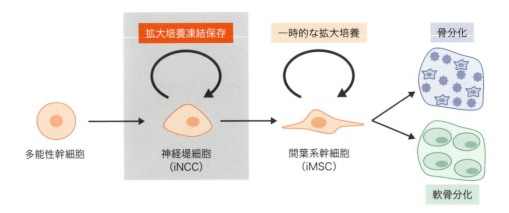

図2　神経堤細胞を経由した間葉系幹細胞の分化の模式図
神経堤細胞は拡大培養，凍結保存が可能なため，一度多能性幹細胞から神経堤細胞を誘導してストックを作製すれば，その後の実験は神経堤細胞から開始することができる．

対する対処療法であり，異所性骨の形成を根本的に治療する方法は存在せず，治療薬の開発が切望されている．

2）FOPの分子病態解析

原因遺伝子は長く不明であったが，2006年にペンシルバニア大学のKaplan博士のグループが連鎖解析などの手法を用い，骨形成因子（bone morphogenetic protein：BMP）のⅠ型受容体の1つであるACVR1/ALK2の経配偶子性点突然変異が原因であることを報告した（**図3**）[9]．興味深いことに，患者の90％以上で，細胞内ドメインの特定の部位のアミノ酸置換（R206H）が発見されているが，なぜこの部位に変異が集中しているのかについては全くわかっていない．少数ではあるがR206H以外の部位の変異も存在しており，そのなかにはきわめて軽症の表現型を呈するもの（L196P）もある．しかし，生化学的にはR206Hと同等であることも示されており，変異と表現型の相互関係（phenotype-genotype correlation）の解析が待たれる．また，最近になって同じ変異が体細胞性突然変異として小児のびまん性橋膠腫（橋グリオーマ，diffuse intrinsic pontine glioma：DIPG）でも報告されている[10]．

3）起源細胞について

FOPは骨格筋組織内に異所性に骨が形成される疾患であるが，骨格筋細胞が異所性骨の起源細胞であるという考えについては，これまでのところ否定的なデータが出ている[11]．また，起源細胞の1つとして血管内皮細胞が提唱されているが，後の研究でこれを否定する論文も発表されており，いまだ議論中である．

成体内に存在し，骨軟骨へ分化する能力のある細胞の1つに，間葉系幹細胞がある．間葉系幹細胞は主に骨髄や脂肪組織中に存在することが示されているが，最近の研究により骨格筋中にも存在することが明らかとなった[12]．われわれは，その分布と分化能から，骨格筋中に存在する間葉系幹細胞が異所性骨の起源細胞ではないかという仮説のもと，FOP患者由来のiPS細胞から間葉系幹細胞を分化させ，骨化能および軟骨化能を in vitro で調べた．次にその詳細を述べる．

4）iPS細胞を活用したFOP研究

われわれはまずFOP患者由来のiPS細胞（FOP-iPS細胞）を作製した（**図4**）[13]．体細胞としては最小限の侵襲により採取した皮膚線維芽細胞を用い，標準的なレトロウイルスベクターによる4因子導入によりiPS細胞を樹立した．樹立したiPS細胞は，導入遺伝子のサイレンシング，未分化マーカーの発現，核型解析，奇形腫形成能解析などの標準的評価法を用いて性状を評価し，これらについては非罹患者由来の標準的iPS細胞と相違ないことが確認できた．さらに相同組換えによりFOP-ACVR1遺伝子を野生型に修復することで，遺伝子背景が同一のコントロール細胞（rescued FOP-iPS細胞）を作製した[14]．興味深いことに，このresFOP-iPS細胞とFOP-iPS細胞から間葉系幹細胞を誘導し

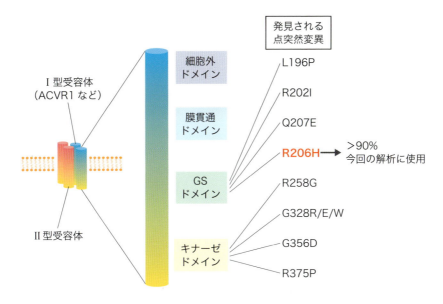

図3　FOP罹患者で発見される変異のまとめ
90％以上が206番目のアミノ酸であるアルギニンがヒスチジンに変わる点突然変異である．

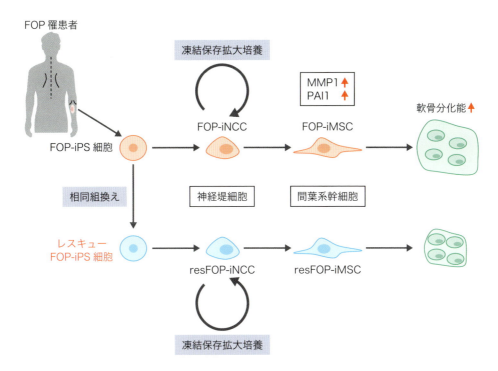

図4　FOP罹患者由来iPS細胞を用いた疾患解析のまとめ
文献14より改変して転載．

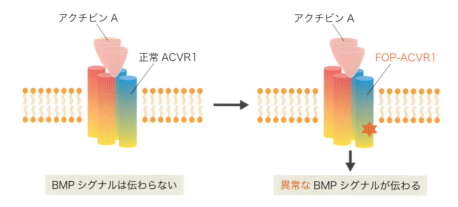

図5　変異ACVR1の異常なシグナル伝達
野生型のACVR1では，アクチビンAは受容体に結合はするがBMPシグナルは伝えない．変異ACVR1では，アクチビンAが異常にBMPシグナルを伝える．

（それぞれ，resFOP-iMSCおよびFOP-iMSC），さらに骨，軟骨へと分化誘導したところ，FOP-iMSCの方がresFOP-iMSCより骨化および軟骨化能力が亢進していることがわかった．また，BMPシグナルの亢進も確認された．この実験系の利点は，正確なコントロール細胞を使用することにより罹患者の個人差，あるいはクローン間の差を排除できることと，最終産物である骨，軟骨の表現型を観察できるだけでなく，分化途中の段階である間葉系幹細胞の性状解析を行うことが可能であるという点である．この特徴を生かし，われわれは間葉系幹細胞の段階における網羅的遺伝子発現の比較を行うことにより，骨化および軟骨化にかかわる因子としてMMP1およびPAI1を同定した．現在は，これらの分子がどのようにして骨化や軟骨化を促進しているのか，その分子メカニズムを解析している．

また，ここまでの解析により，われわれはFOP病態の少なくとも一部を in vitro の実験系で再現することに成功したと考えた．しかし実際のところ，罹患者の異所性骨化は継続的に起こるというよりもエピソディック（間欠的）に起こることが知られており，FOP発症にはこれまでに知られていなかったような分子メカニズムが引き金となっているのではないかと考えた．そこで，「FOP-ACVR1のみでBMPシグナルを間違って伝達するリガンドがある」という仮説を立て，BMPが属するTGF-βスーパーファミリーに属するリガンド約30種類について，FOP-iMSCおよびresFOP-iMSC

のBMP応答能を検討した．その結果，本来はTGF-βシグナルのみを伝達し，BMPシグナルは伝達しない分子であるアクチビンA[※2]が，FOP-iMSCのみでBMPシグナルを伝達することを見出した（図5）[15]．次にこの異常なシグナルが異所性骨形成という表現型につながっているのかを検証するため，骨形成の前段階である軟骨形成に着目し，アクチビンAの軟骨分化への作用を in vitro で検討した．すると，アクチビンAはFOP-iMSCにおいて顕著な軟骨分化を引き起こすことがわかった．さらに，アクチビンAの異所性骨形成作用を in vivo で検討するため，免疫不全マウス（NOD/SCID）にDoxycycline刺激に応じてアクチビンAを産生するC3H10T1/2細胞と，FOP-iMSCあるいはresFOP-iMSCを共移植し，6週間観察した．すると，FOP-iMSCを移植し，かつDoxycyclineでアクチビンAを誘導した部位でのみ，顕著な異所性骨が認められた．この結果より，アクチビンAが in vivo においても異所性骨形成を促進することが示された．同様の結果は，アメリカのグループにより作製されたFOP変異をノックインしたマウスでもわれわれとほぼ同時期に確認されている[16]．今後はアクチビンA分子がどのよう

> **※2　アクチビンA**
> TGF-β（transforming growth factor β；トランスフォーミング増殖因子β）ファミリーに属するタンパク質で，細胞増殖や分化など多くの生理機能を調節する作用をもつ．

にしてBMPシグナルを誤って伝えるのか，あるいはアクチビンAの分子作用機序を基盤とした創薬へと進んで行く予定である．

おわりに

本稿では，われわれがこれまでに行ってきた，iPS細胞由来間葉系幹細胞を標的細胞としたFOPの病態研究を紹介した．FOP患者由来のiPS細胞は，少なくとも5つの機関から樹立が報告されている[17)〜19)]．しかし，iPS細胞の最大の特徴の1つである「あらゆる細胞へと分化できる能力をもつ」ことを生かし，表現型に着目して解析しているグループはわれわれをおいて他にない．疾患特異的iPS細胞の樹立からはじまり，シャーレ上での病態再現，新規発症メカニズムの発見と進んできており，残る最大の課題は治療薬の開発である．*in vitro*および*in vivo*でFOP病態を反映した実験系が構築できたことから，今後はiPS細胞を用いた新規FOP治療剤のスクリーニングや，ヒット化合物の薬効評価に歩を進めていく予定である．iPS細胞を使って，1つでも多くの難病の治療法が開発されることを切に願っている．

文献

1) Dominici M, et al：Cytotherapy, 8：315-317, 2006
2) Mabuchi Y & Matsuzaki Y：Int J Hematol, 103：138-144, 2016
3) Caplan AI：J Cell Physiol, 231：1413-1416, 2016
4) Takashima Y, et al：Cell, 129：1377-1388, 2007
5) Morikawa S, et al：Biochem Biophys Res Commun, 379：1114-1119, 2009
6) Fukuta M, et al：PLoS One, 9：e112291, 2014
7) Kaplan FS, et al：Dis Model Mech, 5：756-762, 2012
8) Pignolo RJ, et al：J Bone Miner Res, 31：650-656, 2016
9) Shore EM, et al：Nat Genet, 38：525-527, 2006
10) Taylor KR, et al：Cancer Res, 74：4565-4570, 2014
11) Kan L & Kessler JA：Orthopedics, 37：329-340, 2014
12) Uezumi A, et al：Nat Cell Biol, 12：143-152, 2010
13) Matsumoto Y, et al：Orphanet J Rare Dis, 8：190, 2013
14) Matsumoto Y, et al：Stem Cells, 33：1730-1742, 2015
15) Hino K, et al：Proc Natl Acad Sci U S A, 112：15438-15443, 2015
16) Hatsell SJ, et al：Sci Transl Med, 7：303ra137, 2015
17) Hamasaki M, et al：Stem Cells, 30：2437-2449, 2012
18) Kim BY, et al：Exp Mol Med, 48：e237, 2016
19) Hildebrand L, et al：Stem Cell Res, 16：54-58, 2016

＜筆頭著者プロフィール＞

池谷 真：1991年，洛南高校卒業，'96年，京都大学理学部卒業，2001年，京都大学大学院理学研究科博士後期課程修了，博士（理学）．理化学研究所発生再生科学総合研究センター研究員，熊本大学発生医学研究所准教授，京都大学再生医科学研究所研究員を経て，現在は京都大学iPS細胞研究所准教授．発生生物学の視点から，幹細胞の研究を行っている．最近の研究対象は，神経堤細胞と中胚葉細胞を使った病態解明，創薬応用と再生医療．趣味は落語鑑賞．

第4章 病態からみた幹細胞の制御機構

3. 早老症に関与する幹細胞の早期枯渇のメカニズム

嶋本　顕，田原栄俊

数多くの遺伝子疾患のなかには，部分的に早期老化症状を呈する早老症と言われる一群の疾患がある．これらの多くは常染色体劣性遺伝病で，日本人に多くの症例報告があるウェルナー症候群や毛細血管拡張性運動失調症がこれに含まれる．また de novo 優性変異が引き起こすハッチンソン・ギルフォード・プロジェリア症候群は，非常に稀な重度の早老症である．本稿ではこれらの早老症の病因として組織幹細胞に焦点をあて，組織幹細胞の機能不全が老化に及ぼす影響について論じる．また，老化と密接に関連するテロメア長の早期短縮が原因の先天性角化不全症についても本稿でとり上げて議論したい．

はじめに

われわれの多くの組織では恒常的な組織の維持や損傷に対する再生応答性が，寿命の長い組織特異的な幹細胞に依存している．組織幹細胞は組織の恒常性に重要な増殖能を有する静止状態と，組織傷害に応答した再生能のバランスを維持する細胞である．体中で生涯にわたって維持される組織幹細胞は，細胞死や細胞老

[キーワード＆略語]
早老症，組織幹細胞，CDK インヒビター，テロメア，DNA 損傷，活性酸素種

A-T：ataxia telangiectasia
　（毛細血管拡張性運動失調症）
ATM：ataxia telangiectasia mutated
DC：dyskeratosis congenita
　（先天性角化不全症）
DDR：DNA damage response（DNA 損傷応答）
FoxO 転写因子：Forkhead box-O transcription factors
HGPS：Hutchinson-Gilford progeria syndrome
　（ハッチンソン・ギルフォード・プロジェリア症候群）
LMNA：lamin A/C（A型ラミン）
MSC：mesenchymal stem cell（間葉系幹細胞）
NAC：*N*-acetyl-L-cysteine
　（*N*-アセチル-L-システイン）
NPC：neural precursor cell
　（神経幹／前駆細胞）
p16：cyclin-dependent kinase inhibitor 2A/p16Ink4A
　（サイクリン依存性キナーゼ阻害因子 p16）
p21：cyclin-dependent kinase inhibitor 1A/p21WAF1/CIP1
　（サイクリン依存性キナーゼ阻害因子 p21）
ROS：reactive oxygen species（活性酸素種）
WRN：Werner syndrome gene
WS：Werner syndrome（ウェルナー症候群）

Early stem cell depletion implicated in premature aging syndrome
Akira Shimamoto/Hidetoshi Tahara：Department of Cellular and Molecular Biology, Graduate School of Biomedical & Health Sciences, Hiroshima University（広島大学大学院医歯薬保健学研究院細胞分子生物学研究室）

化，あるいは再生機能低下を引き起こす傷害を特に蓄積しやすく，年齢とともに恒常性と再生能力の低下が進行する．近年の研究から多くの組織における幹細胞は，加齢にともなって増殖制御の異常や組織傷害に対する応答性と分化機能の低下など，深刻な変化を受けることが明らかとなってきた．

終末分化したヒト正常細胞はテロメラーゼ[※1]活性をもたず，染色体の末端複製問題により細胞が分裂するごとにテロメアが短縮し，不可逆的に細胞周期が停止した細胞老化の状態に陥る[1]．細胞老化ではきわめて短縮したテロメアがDNA損傷応答（DDR）を引き起こし，その結果，p53-p21経路の活性化によって細胞周期が停止し，それに続くp16の発現上昇がRbの機能を介して不可逆的な細胞周期の停止を誘導する[1]．ヒト個体においても加齢に伴うテロメアの短縮が認められることから[2]，個体の老化においてもこの古典的な細胞老化機構が重要な役割を果たしているものと考えられる．本稿では，正常な組織幹細胞の老化機構について最新の知見を交えて紹介し，遺伝子疾患である早老症における病因としての組織幹細胞の早期老化について論じる．

1 組織幹細胞の老化

1）CDKインヒビター

細胞老化において中心的な役割を担うp16は，組織幹細胞の老化においても重要な役割を果たす．マウス前脳に存在する幹細胞および前駆細胞の加齢による減退はp16に依存し[3]，骨格筋幹細胞の老化に伴うp16の発現上昇は，静止期から増殖期への幹細胞の活性化を阻害する[4]．またp16は加齢にともなって造血幹細胞に蓄積し，自己複製能と幹細胞機能を低下させる[5]．一方，もう1つの老化関連CDKインヒビターである p21が欠損したマウスでは，骨髄および前脳において幹細胞が静止期の状態を維持できずに増殖し早期に枯渇することから，p21は組織幹細胞の静止期の維持に働き，幹細胞の貯蔵に重要な役割を果たしている[6,7]．

2）テロメア

テロメアの短縮は寿命決定因子の1つである．テロメラーゼ活性は造血系を含む組織幹細胞で検出されるが，寿命を通じてテロメア長を維持するためには組織幹細胞のもつテロメラーゼ活性のレベルでは不十分で，生殖系列を除く組織では加齢に伴うテロメアの短縮が幹細胞枯渇の原因の1つと考えられる[8]．

3）DNA損傷

DNAは内因的・外因的要因によって損傷を受けDNA修復機構によって修復される．修復されずに残ったDNA損傷はゲノムに蓄積し，老化による組織幹細胞の減少に関連している．組織幹細胞は生涯の長期にわたって損傷を受け続けると考えられ，老化した造血幹細胞ではテロメア以外の染色体領域にもDNA損傷の蓄積が認められる[9]．また，細胞移植による血液細胞の再構築実験から，テロメラーゼ活性，ヌクレオチド除去修復機構，非相同末端結合修復機構をそれぞれ欠損したマウスの造血幹細胞では，自己複製能と幹細胞機能が加齢にともなって著しく低下しており，DNA損傷の蓄積が幹細胞の働きに影響を及ぼすことを示している[10]．

4）活性酸素種

組織幹細胞が受け続けるDNA損傷は，ミトコンドリアにおけるエネルギー代謝の副産物である活性酸素種（reactive oxygen species：ROS）[※2]が主な起源であり，加齢に伴う造血幹細胞の機能低下におけるROSの関与が指摘されている．造血幹細胞と幹細胞ニッチは骨髄の低酸素環境下に存在し，長期にわたってROSによる酸化ストレスから保護されている．そしてROS

※1 テロメラーゼ
染色体末端に存在するテロメア配列（5′-TTAGGG-3′）を伸長する酵素で，テロメラーゼ触媒サブユニット（telomerase reverse transcriptase：TERT）および鋳型のテロメラーゼRNA（telomerase RNA component：TERC）に加えて，dyskerin，NOP10およびNHP2などのRNA結合タンパク質とともに複合体を形成する．

※2 活性酸素種（reactive oxygen species：ROS）
ROSはミトコンドリアのエネルギー産生経路である酸化的リン酸化反応において生じる代謝物の1種で，内因性酸化ストレスの原因としてDNA損傷や脂質，タンパク質の酸化により生体にダメージを与える一方，シグナル伝達物質としての役割を担っている．

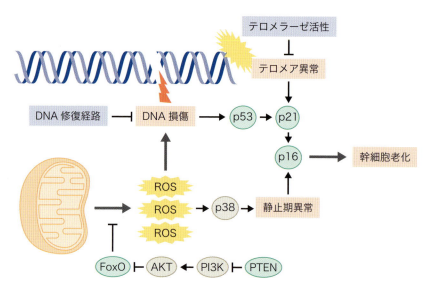

図1　組織幹細胞の老化機構

の産生が抑えられ静止期に維持された造血幹細胞は高い自己複製能を維持しているが，ROSレベルが高い集団では造血幹細胞が消耗していることが報告されている[11]．

細胞内ROSレベルはFoxO転写因子ファミリー（FoxO1，FoxO3，FoxO4）によって制御されており，これら遺伝子の同時コンディショナル・ノックアウトマウスでは造血幹細胞の静止期が喪失し，再生能が低下するとともに，細胞内ROSレベルの上昇がみられる[12]．その上流に位置するPTEN-PI3K-AKT-mTORシグナル経路はROSレベルの適切なバランスを維持し，造血幹細胞における静止期の維持と自己複製能の制御に機能しており[13]，その下流ではROSを分解するミトコンドリア局在性のスーパーオキシドディスムターゼ（MnSOD，SOD2）が制御を受け，ROSの解毒に重要な役割を果たしている[14]．さらにSOD2のタンパク質レベルの機能は，老化の制御に働くNAD依存性脱アセチル化酵素サーチュインファミリーのSirt3によって制御されており，造血幹細胞の加齢に伴うROSの産生を制御している[15]．

これまで紹介したように，組織幹細胞の老化にはテロメアの短縮やDNA損傷の蓄積がp53-p21経路の活性化とp16の発現上昇を誘導する古典的な細胞老化経路と，PTEN-PI3K-Akt-FoxO3によるROSレベルを介した組織幹細胞の静止と再生の制御が重要な役割を担っている．そしてこれら2つの制御機構は組織の恒常性維持・再生応答において密接に関連しているものと考えられる（図1）．

2 組織幹細胞の早期老化と疾患

1）毛細血管拡張性運動失調症（ataxia telangiectasia：A-T）

A-Tは運動失調および神経筋機能障害の原因となる進行性小脳皮質変性，毛細血管拡張症，原発性免疫不全，胸腺と生殖腺の退縮，そしてさまざまな早期老化の兆候を引き起こす．A-T患者由来の細胞は染色体不安定性であり，DNAの2本鎖切断に高感受性を示す[16]．A-Tの原因遺伝子*ATM*はPI3Kの特徴的なモチーフをC末端領域に有するセリン・スレオニンキナーゼをコードし，DNA損傷応答と細胞周期の制御に重要な役割を果たす[16]．

*ATM*欠損マウスでは24週齢以降にROSレベルの上昇に関連した造血幹細胞の機能喪失によって骨髄不全を引き起こす．ROSレベルの上昇によるp38MAPKの活性化は，造血幹細胞を活性化し静止期の維持を阻害することから，ROS-p38MAPK経路の異常な活性化はp16の早期発現上昇を誘導して幹細胞集団を早期に枯

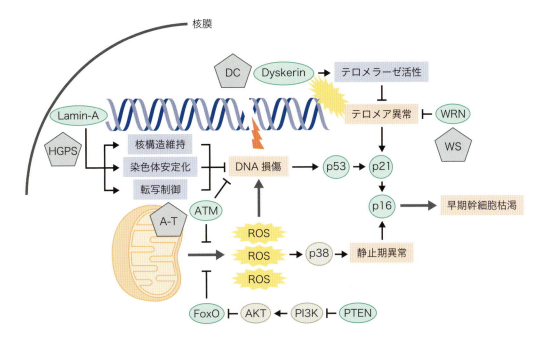

図2　老化疾患における組織幹細胞の早期老化
ウェルナー症候群（WS）ではテロメア末端を保護するWRNヘリカーゼの機能喪失によるテロメアの機能異常が，また先天性角化不全症（DC）ではテロメラーゼホロ酵素の構成因子であるDyskerinの機能喪失によるテロメアの早期短縮が組織幹細胞の早期老化を促進する．ハッチンソン・ギルフォード・プロジェリア症候群（HGPS）ではLMNA遺伝子変異により，Lamin-Aの一部が欠損した変異タンパク質プロジェリンが発現し，核膜構造の異常を介して組織幹細胞に早期老化を誘導する．一方，毛細血管拡張性運動失調症（A-T）ではATMチェックポイントキナーゼの機能喪失がDNA損傷応答やROS産生制御の異常を引き起こし，組織幹細胞の早期老化を促進する．

渇させる[17]．

　ATM欠損マウスでは小脳が特異的に酸化ストレス状態に陥ることから，進行性小脳皮質変性と酸化ストレスとの関連が示唆されている[18]．またA-Tの神経変性モデルとしてATM欠損マウスから分離培養したニューロスフェアは，正常ニューロスフェアと比較して増殖能が損なわれており，内在性ROSレベルの上昇，p38MAPKの活性化，そしてCDKインヒビターp21およびp27の発現上昇がみられる．これらの結果は，ATMが神経幹細胞におけるROSレベルの制御と生存に重要な役割を担っており，内在性ROSに対する神経幹細胞の脆弱性がA-T患者の運動失調および神経筋機能障害に関連することを示唆している[19]．

　一方，ATM欠損マウス由来の未分化精原細胞では，DNA損傷の蓄積によるp19-p53-p21経路の活性化により自己複製能の異常が観察される[20]．これらを総合すると，ATMはROS産生レベルの制御を介した静止期の維持とDNA損傷応答を介した染色体の安定化という両面から，組織幹細胞の維持に重要な役割を担っており，組織幹細胞の枯渇がA-Tのさまざまな早期老化を含む症状に関与しているものと考えられる（**図2**）．

2）ウェルナー症候群（Werner syndrome：WS）

　WSは白内障，白髪化・薄毛，糖尿病，骨粗鬆症，動脈硬化そしてがん多発など加齢に伴う症状を早期に発症する劣性遺伝病である[21]．WS患者由来の細胞は染色体の転座や欠失，DNA障害剤に対する高感受性を特徴とする染色体不安定性を呈し，分裂寿命が短く早期老化を呈する．WSの原因遺伝子がコードするWRNヘリカーゼはさまざまな修復関連因子と協調して，複製，修復，組換え，転写に関与する[21]．そしてWRNヘリカーゼはテロメア・ラギング鎖の合成に重要な役割を担っており[22]，テロメアの機能異常がWSの早期老化の主な原因であると考えられる．

　患者線維芽細胞の早期老化はテロメラーゼ遺伝子*hTERT*の導入によって回避され[23]，マウスでは*WRN*欠損（*Wrn*$^{-/-}$）の影響は，世代を重ねたテロメラー

ゼ欠損（$Terc^{-/-}$）の遺伝的背景（$Terc^{-/-}Wrn^{-/-}$）によって顕在化することから[24]，WSの臨床症状は組織で分裂する細胞のテロメラーゼの発現レベルと密接に関連している．世代を重ねた$Terc^{-/-}$マウスでは小腸，皮膚，そして血液など，さかんに分裂する組織幹細胞を含む組織において退縮がみられるが，世代を重ねた$Terc^{-/-}Wrn^{-/-}$マウスでは患者の症状に一致して間葉系組織において強く影響がみられることから，WSの早期老化症状は間葉系幹細胞のテロメア機能不全が原因ではないかと考えられる[24]．

また疾患特異的人工多能性幹細胞（iPS細胞）を用いてWSの解析が進められている．初期化により体細胞は未分化性と多分化能を獲得する一方，内在性テロメラーゼを高発現しiPS細胞は無限分裂能を獲得する[25]．WS線維芽細胞を初期化すると未分化性と多分化能を獲得するとともに，内在性テロメラーゼの活性化により，WRNが欠損していても安定に長期分裂が可能なiPS細胞（WS iPS細胞）を樹立することができる[26]．一方WS iPS細胞に分化を誘導すると，テロメラーゼ遺伝子の速やかな発現減少にともなって分化細胞は早期老化の表現型を呈する[26]．iPS細胞から分化誘導した神経幹/前駆細胞（NPC）は顕著なテロメラーゼ活性を有し，WS NPCのテロメア長は正常NPCと同等に維持される．一方，iPS細胞から分化誘導した間葉系幹細胞（MSC）では，テロメラーゼ活性は線維芽細胞と同様ほとんど認められず，WS MSCのテロメア長は正常MSCと比較して顕著に短縮し早期老化を引き起こす[27]．したがってWSの症状は，テロメラーゼ活性が非常に低い間葉系幹細胞などの組織幹細胞において，WRNの欠損に伴うテロメアの機能不全によるDNA損傷応答が引き金となって，古典的な老化経路の活性化が幹細胞の枯渇を引き起こすことが原因と考えられる（図2）．

3）ハッチンソン・ギルフォード・プロジェリア症候群（Hutchinson-Gilford progeria syndrome：HGPS）

HGPSは早老症のなかで最も重篤な遺伝子疾患で，患者の平均寿命は13歳である．HGPS患者は出生時は正常に見えるが，脱毛，動脈硬化，関節障害，骨溶解，リポジストロフィ，強皮症，皮膚の色素沈着などの老化に関連するさまざまな症状を早期に発症し，おもに脳梗塞あるいは冠不全が原因で死亡する[28]．HGPSの原因遺伝子はA型ラミンをコードするLMNAである．LMNA遺伝子における一塩基置換の突然変異はスプライシング異常を引き起こし，プロジェリンとよばれるA型ラミンの変異タンパク質を発現する．この変異は優性のde novo生殖細胞系列変異であり，HGPSのほとんどのケースで認められる．A型ラミンは中間径フィラメントタンパク質の1種で核ラミナ[※3]の主要な構成成分であり，核膜構造の維持に加えて，転写調節，DNA複製，細胞周期制御，および細胞分化に関与しており，プロジェリンの発現は核膜構造の異常をともなって，これらの核内反応に異常をもたらす[28]．

HGPSモデルであるLMNA変異マウスでは心臓，筋肉，骨，および皮下脂肪組織に早期老化の兆候が認められ，間葉系幹細胞の早期老化が示唆されている．また，ヒト間葉系幹細胞を用いたin vitroプロジェリアモデルでは，転写制御の異常によるNotchシグナル伝達経路の活性化が幹細胞の分化機能に影響を及ぼすことが示されている[29]．さらに，HGPS患者iPS細胞から分化誘導された血管平滑筋細胞と間葉系幹細胞ではプロジェリンが高発現し，異常な核形状およびDNA損傷の蓄積がみられ，低酸素などのストレスによって早期老化を誘導する．一方，神経前駆体細胞や内皮細胞ではプロジェリンの発現レベルは低く，目立った影響はみられない[30]．

したがって，HGPSは核構造の異常が引き起こすDNA損傷の蓄積により，ストレス誘導性早期老化が中胚葉系/間葉系幹細胞の枯渇と関連している（図2）．

4）先天性角化不全症（dyskeratosis congenita：DC）

DCは爪の萎縮，皮膚の色素沈着，口腔白板症を特徴とする先天性疾患で，骨髄機能不全による重篤な再生不良性貧血を引き起こす[31]．また頻度は低いものの，加齢でみられる抜け毛や白髪化，骨粗鬆症を呈するケースも報告されており，DCは部分的に早期老化を

※3 核ラミナ

A型およびB型ラミンによって構成される核膜内側のメッシュ状の裏打ち構造で，クロマチンのアンカードメインを形成し，転写や複製などの染色体制御に重要な役割を担っている．また細胞老化においてB型ラミンの発現減少が関与していることが明らかとなっている．

呈する疾患である．

　DCの原因遺伝子として，これまでにテロメラーゼの構成因子である*DKC1*，*TERC*，*hTERT*，*NOP10*，*NHP2*などが同定されている[31]．*DKC1*はX連鎖劣勢遺伝DCの原因遺伝子であり，H/ACA snoRNP の構成因子であるdyskerinタンパク質をコードし，*TERC*がコードするテロメラーゼの鋳型RNAに結合してテロメラーゼホロ酵素の形成，機能発現に関与する．*hTERT*はテロメラーゼの触媒サブユニットをコードし，*TERC*とともに常染色体優性遺伝DCの変異遺伝子である．*NOP10*および*NHP2*はともにdyskerinと同様H/ACA snoRNP の構成因子をコードし，常染色体劣勢遺伝DCの変異遺伝子である[31]．これらの事実はDCがテロメア維持機構の異常による疾患であることを示している．

　DC患者の造血前駆細胞の研究では，骨髄と末梢血における細胞の減少が認められることから，DCの骨髄機能不全は造血幹細胞の分裂能低下が原因である[31]．DCモデルマウスを用いた解析から，細胞の分裂能低下はテロメアの機能不全によるDNA損傷応答が引き起こす古典的な老化経路の活性化が原因と考えられ，患者で低下した骨髄再構築能は加齢とともにさらに重症化する[32]．さらに，モデルマウス細胞ではDNA損傷の蓄積とともにROSレベルの上昇が認められ，抗酸化物質であるNAC（*N*-acetyl-L-cysteine）の処理によって，低下した骨髄再構築能が部分的に回復することから，DCにおける幹細胞の機能不全にもROSの影響が関与している（**図2**）[32]．

　WSとDCはともにテロメアの機能不全が発症の主な原因であるが，両疾患の症状には違いがあり，DCはWSが特徴とする老化様の症状をあまり示さない．このことはDCにおけるテロメアの短縮が，おもにテロメラーゼ欠損による幹細胞の分裂能（貯蔵量）の低下を引き起こし，分化細胞の機能発現には大きく影響を及ぼさないことを示唆している．一方*WRN*遺伝子は特にテロメラーゼ活性が弱い組織幹細胞や，テロメラーゼ活性が陰性細胞の細胞分裂におけるテロメア維持に働くことから，WSでは*WRN*遺伝子の欠損が全身の広範囲の細胞の機能に影響を及ぼしていると考えられる．

おわりに

　本項では組織幹細胞の老化機構について最新の知見を交えて紹介し，遺伝子異常が引き起こす早老症の病因として組織幹細胞に焦点をあて，組織幹細胞の機能不全が老化に及ぼす影響について，おもに細胞自律的（cell autonomous）な機構に焦点を当てて論じてきた．一方，本項では触れなかったが，マウスを使った最近の研究から明らかになった全身性の若返り因子の存在は，細胞非自律的（non cell autonomous）な制御機構が血管系および神経系の維持に重要な役割を担っていることを示すものであり[33]，組織幹細胞の維持における局所あるいは全身性のメディエーターはますます重要性を帯びてくるものと思われる．さらに最近の老化研究において中心的な分野となっている細胞老化特異的な増殖因子，細胞外マトリクス分解酵素，炎症性サイトカインの分泌亢進（senescence-associated secretory phenotype：SASP）は，局所的にがんや老化を促進する危険性が指摘されており[34]，組織幹細胞や幹細胞ニッチに対する負の要因として注目すべきであろう．

文献

1) Kuilman T, et al：Genes Dev, 24：2463-2479, 2010
2) Allsopp RC, et al：Exp Cell Res, 220：194-200, 1995
3) Molofsky AV, et al：Nature, 443：448-452, 2006
4) Sousa-Victor P, et al：Nature, 506：316-321, 2014
5) Janzen V, et al：Nature, 443：421-426, 2006
6) Cheng T, et al：Science, 287：1804-1808, 2000
7) Kippin TE, et al：Genes Dev, 19：756-767, 2005
8) Shay JW & Wright WE：FEBS Lett, 584：3819-3825, 2010
9) Rübe CE, et al：PLoS One, 6：e17487, 2011
10) Rossi DJ, et al：Nature, 447：725-729, 2007
11) Jang YY & Sharkis SJ：Blood, 110：3056-3063, 2007
12) Tothova Z, et al：Cell, 128：325-339, 2007
13) Juntilla MM, et al：Blood, 115：4030-4038, 2010
14) Miyamoto K, et al：Cell Stem Cell, 1：101-112, 2007
15) Brown K, et al：Cell Rep, 3：319-327, 2013
16) Barzilai A, et al：DNA Repair (Amst), 1：3-25, 2002
17) Ito K, et al：Nat Med, 12：446-451, 2006
18) Kamsler A, et al：Cancer Res, 61：1849-1854, 2001
19) Kim J & Wong PK：Stem Cells, 27：1987-1998, 2009
20) Takubo K, et al：Cell Stem Cell, 2：170-182, 2008
21) Shimamoto A, et al：Int J Clin Oncol, 9：288-298, 2004
22) Crabbe L, et al：Science, 306：1951-1953, 2004
23) Wyllie FS, et al：Nat Genet, 24：16-17, 2000
24) Chang S, et al：Nat Genet, 36：877-882, 2004

25) Takahashi K, et al：Cell, 131：861-872, 2007
26) Shimamoto A, et al：PLoS One, 9：e112900, 2014
27) Cheung HH, et al：Stem Cell Reports, 2：534-546, 2014
28) Kudlow BA, et al：Nat Rev Mol Cell Biol, 8：394-404, 2007
29) Scaffidi P & Misteli T：Nat Cell Biol, 10：452-459, 2008
30) Zhang J, et al：Cell Stem Cell, 8：31-45, 2011
31) Kirwan M & Dokal I：Biochim Biophys Acta, 1792：371-379, 2009
32) Gu BW, et al：Aging Cell, 10：338-348, 2011
33) Katsimpardi L, et al：Science, 344：630-634, 2014
34) Coppé JP, et al：Annu Rev Pathol, 5：99-118, 2010

＜筆頭著者プロフィール＞

嶋本　顕：1990年，東京都立大学理学部生物学科卒業，九州大学大学院理学研究科を経て'95に厚生省プロジェクトであるエイジーン研究所に参加し2006年より現所属准教授．早老症ウェルナー症候群の研究を進める最中にiPS細胞と出会い，患者細胞を初期化して若返らせることに成功した．安全性の面からのiPS細胞の染色体安定化機構の解明に取り組むとともに，iPS細胞から誘導した組織を用いて老化の発症機序を明らかにしたいと考えており，再生医療を応用した早老症治療法の開発をめざしている．

第4章 病態からみた幹細胞の制御機構

4. 筋幹細胞疾患としての筋ジストロフィー

竹中（蜷川）菜々，櫻井英俊

デュシェンヌ型筋ジストロフィー症（DMD）は，ジストロフィンタンパク質の欠損が原因で発症する遺伝性疾患であるが，いまだに有効な治療法は見つかっていない．近年，骨格筋に内在する幹細胞であるサテライト細胞にも，ジストロフィンが一過性に発現しており，骨格筋再生における重要な機能を担っていると報告されたことから，DMDは幹細胞疾患であるとの新たな側面も見えてきた．それにより，正常な幹細胞を外部から補うことで，根本的な治癒をめざす「幹細胞移植治療法」への期待がさらに高まった．実際，ジストロフィン発現の正常な幹細胞を移植したDMDモデルマウスでは，移植筋内にジストロフィンが補充され，さらに，DMD罹患筋の筋機能も改善されることが明らかとなった．さらに，人工多能性幹細胞（iPS細胞[※1]）に由来する骨格筋前駆細胞の移植実験では，移植細胞がサテライト細胞として移植部位に生着し，サテライト細胞プールの補充にも有効に働くことが示された．

はじめに

骨格筋線維は，非分裂性細胞であり，筋細胞自体には再生能力がない．そのため，骨格筋組織が損傷を受けた際には，骨格筋に特異的に存在する内在性の幹細胞「サテライト細胞[※2]」が活性化して増殖・分化し，損傷骨格筋の再生に働く[1]．

また，筋疾患にはさまざまな疾患が含まれるが，なかでも最も患者数の多い疾患の1つにデュシェンヌ型筋ジストロフィー症（DMD）がある．DMDは進行性の遺伝性疾患であり，現在エキソンスキッピングや遺伝子導入による治療，そして薬剤治療や細胞移植治療法など，さまざまな治療法が研究されている．しかしながら，いまだに完治が見込める有効な治療法の確立には至っていない．

DMDの原因は，DMD遺伝子の変異によってジストロフィン[※3]タンパク質が欠損することである．それに

[キーワード&略語]
筋ジストロフィー，サテライト細胞，iPS細胞，再生医療

DMD：duchenne muscular dystrophy
　（デュシェンヌ型筋ジストロフィー症）
Mark2：MAP/microtubule affinity regulating kinase 2
Pard3：par-3 family cell polarity regulator

※1　iPS細胞
体細胞に初期化因子を導入することで人工的に作製された多能性幹細胞．

※2　サテライト細胞
骨格筋組織に内在する幹細胞．運動や外傷による損傷をトリガーとして活性化し，骨格筋の再生に働く．

Muscular dystrophy as a muscle stem cell disease
Nana Takenaka-Ninagawa/Hidetoshi Sakurai：Department of Clinical Application, Center for iPS Cell Research and Application, Kyoto University（京都大学iPS細胞研究所臨床応用研究部門）

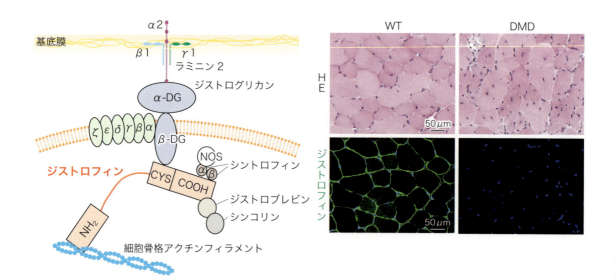

図1　ジストロフィンタンパク質の分子構造と，DMD筋の組織像
DG：dystroglycans．文献8をもとに作成．

よって骨格筋線維が損傷を受けやすくなり，筋線維の損傷・再生のサイクルが慢性的に，かつ，過剰にくり返される．さらに，加えて発生する線維化や炎症による影響から，骨格筋の萎縮や筋力低下といった症状が現れるとされている．これまで，サテライト細胞の機能にはDMD変異による直接的な影響はないという説が主流であった．しかしながら，近年になって，サテライト細胞にも一過性にジストロフィンタンパク質が発現しており，サテライト細胞の増殖や分化といった機能に必須であることが明らかとなった[2]．このことから，ジストロフィン発現が正常な幹細胞を外部から補うことでDMDの病態を改善する「細胞移植治療」への期待が高まっている．本稿では，DMDの病態にサテライト細胞がどのように関与しているかという点についての新たな知見を述べ，その後，DMDに対する幹細胞移植研究の最新情報を紹介する．

1　筋ジストロフィー症の病理

1）デュシェンヌ型筋ジストロフィー症とは

筋ジストロフィー症とは，進行性の骨格筋変性と萎縮を特徴とするさまざまな遺伝性筋疾患の総称である．中でも，デュシェンヌ型筋ジストロフィー症（DMD）は，最も発症頻度が高く，約3,500人に1人の割合で男児にのみ発症する致死性の疾患である[3]．DMDの原因遺伝子はX染色体上にあるDMDである．DMDのゲノム領域は2.5 Mbにも及び，79個ものエキソンから構成される巨大な遺伝子であり，ジストロフィンタンパク質をコードしている[4]．このDMD遺伝子は，その巨大さゆえに変異を起こしやすい．エキソンの欠失や重複，点変異やスプライス部位の変異などのさまざまな変異が巨大な遺伝子のさまざまな部位で生じることでフレームシフト変異を生じ，タンパク質が合成されずに発症する[5]．

2）骨格筋の構造タンパク質としてのジストロフィン

DMD遺伝子によってコードされるジストロフィンタンパク質は，筋細胞の膜直下に局在しており，C末端は細胞膜上に存在している他のタンパク質と結合して，ジストロフィン・グリコプロテイン複合体を形成している．一方のN末端は筋細胞の内部にあるアクチンフィラメントとつながり，アクチン－ミオシンフィラメントの収縮活動により生じる機械エネルギーをバランスよく伝え，筋細胞の細胞骨格を保持する働きを担っている（図1）[6)7)]．DMD患者の筋細胞には，ジストロフィンタンパク質が全くないか，もしくは機能

> ※3　ジストロフィン
> 筋細胞の膜直下に存在するタンパク質．

の低下したものがわずかに存在するのみであるため,ジストロフィン・グリコプロテイン複合体が障害を受け,その結果として筋線維や骨格筋細胞膜が損傷を受けやすい状態となり,骨格筋の収縮に伴って骨格筋の損傷が惹起される[9].またジストロフィン欠損は,Caイオンの細胞質内への多量な流入を引き起こす.細胞内Ca濃度が高まると,カルパインなどの酵素の活性化や,活性酸素種の増加による炎症シグナルの活性化などが次々に生じ,筋線維は慢性的な炎症状態となるため筋線維壊死が生じる.しかし乳児期には,サテライト細胞が十分に機能しているため,筋線維の壊死と再生のバランスがとれており,それほど重度の筋委縮をきたさない.だが成長とともにくり返される筋線維の壊死・再生のサイクルのためサテライト細胞は枯渇し,筋損傷が優位になり筋委縮が進行すると考えられていた.

3) サテライト細胞にみられるDMDフェノタイプ

i) サテライト細胞でのジストロフィンタンパク質発現

サテライト細胞は,筋線維の基底膜と形質膜の間に局在する.サテライト細胞は,出生後の筋再生に関与しており,筋損傷後の再生には必要不可欠である.通常,健常な骨格筋組織中では,サテライト細胞は静止状態にあるが,運動や損傷などがトリガーとなり活性化すると,増殖し,筋芽細胞への分化を経て,損傷を受けた骨格筋線維と融合するか,もしくは,サテライト細胞同士で融合することで,損傷骨格筋を修復,再生する[10].

DMDの病態進行に関して,これまで最も一般的に受け入れられてきた説は,前述のように筋線維の壊死・再生が過剰にくり返されることが原因となって,それに続いて二次的に生じる「サテライト細胞の枯渇」によって病態が進行するという説である.DMDの病態が出現する直接的な原因は,ジストロフィンタンパク質が欠損した筋線維にあるとされていたため,サテライト細胞自身が直接的にDMDの進行にどのように関与しているのか正確に把握されてこなかった[11)12].

しかしながら,近年になって,その「サテライト細胞枯渇説」を覆すような研究結果が報告されている.2010年には,2〜7歳のDMD患者の筋組織中に存在しているサテライト細胞数が,それぞれの年齢の健常人のそれらと比較して,増加しているという研究結果が報告された[13].また,それに続いて2013年にも,DMD患者の骨格筋のなかでも,特にtype1線維において,サテライト細胞が著しく増加していることが報告された[14].さらに,DMDのモデル動物として一般的に用いられているmdxマウス※4でも,サテライト細胞が健常マウスと比較して増加しているという,前述のヒト患者での研究結果を支持するような研究結果が得られている[2)15].これらの研究結果を受け,サテライト細胞枯渇説のみではDMDの病態を説明することは難しく,DMDの病態進行にはおそらく別のメカニズムも関与しているであろうと考えられるようになった.

2016年,Dumontらは,筋サテライト細胞中にもジストロフィンタンパク質が一時的に発現すること,そして,mdxマウスにおいて,ジストロフィンタンパク質が欠損しているサテライト細胞が異常な挙動を示し,それによってDMDの病態が発生することを示した[2].筋芽細胞はジストロフィンタンパク質を発現しないことが古くから知られていたため,サテライト細胞でも筋芽細胞と同様に,ジストロフィンタンパク質が欠如しているだろうと推測され,これまでサテライト細胞でのジストロフィンタンパク質発現については調べられてこなかった.そのため,活性時のサテライト細胞にジストロフィンが一時的に発現していること,そして,DMD変異が,サテライト細胞に直接的に影響することを示したのは,この報告がはじめてであった.

ii) 活性時のサテライト細胞分裂における ジストロフィンタンパク質の役割

サテライト細胞には,「骨格筋再生」と「自己複製による幹細胞プールの維持」の二つの役割があり,この2つのバランスを調整することで,骨格筋の恒常性は正常に保たれており,このバランスが破綻すると,骨格筋は病的な状態に陥る.その他の幹細胞と同様に,サテライト細胞の分裂形式には,対称性分裂と,非対称性分裂の2通りがある(図2).対称性分裂により,サテライト細胞は自己を複製し,サテライト細胞プールを維持する.一方,非対称性分裂では,2種類の娘細胞

> ※4 mdxマウス
> DMDのマウスモデル.Dmd遺伝子のエキソン23の変異により,停止コドンが生じ,それによりジストロフィンタンパク質の合成が妨げられる.四肢と横隔膜筋に変性が生じ,中程度のDMDフェノタイプを示す.

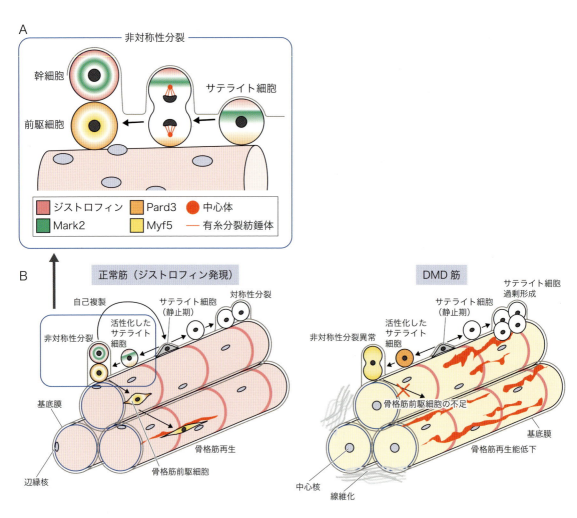

図2 正常筋とDMD筋での，サテライト細胞の対称性分裂と非対称性分裂
Aは文献16をもとに作成，Bは文献17より引用．

を生じる．一部の細胞は骨格筋再生に必須な筋前駆細胞に分化して損傷部位へ遊走し，損傷筋の修復に働く．残りの一部の細胞は，骨格筋再生には関与せず，細胞分裂により自己複製した後，再び静止期の状態に戻り，サテライト細胞プールの維持に働く[18]．Dumontらは，このようなサテライト細胞の不均一性（heterogenity）に大きく関与しているのが，ジストロフィンタンパク質である可能性を示した．活性時のサテライト細胞は，一過性にジストロフィンタンパク質を発現する．そのジストロフィンタンパク質は，Mark2（MAP/microtubule affinity regulating kinase 2）と結合してサテライト細胞の極性を調整し，非対称性分裂を調整しているPard3（par-3 family cell polarity regulator）とは反対側の細胞膜直下に局在する[19]．その後，サテライト細胞はジストロフィンとMark2陽性の娘細胞と，Pard3陽性の娘細胞とに非対称分裂する．それら2つの娘細胞のうち，ジストロフィンを発現しない娘細胞は，分裂後に筋分化に関連した転写因子であるMyf5を発現し，筋前駆細胞への分化を経て骨格筋再生へと働くが，一方で，ジストロフィンを発現している娘細胞ではMyf5は発現せず，より幹細胞に近い状態を維持している．ところが，ジストロフィンタンパク質が欠損したDMD患者のサテライト細胞では，活性時にもMark2の発現レベルが低いままであるため，Pard3の局在に異常をきたし，サテライト細胞の正常な極性が失われ非対称性分裂異常が起こる．そのため，筋前駆細胞が

減少し，骨格筋の再生能力が低下する[2]．

DMD変異によりサテライト細胞にも異常が生じるということが明らかとなり，サテライト細胞も，DMD治療のターゲットとなる可能性がでてきた．そこで，ジストロフィンを発現する正常なサテライト細胞を外部から補充し，DMDの病態を根本から治療しようとする「細胞移植治療法」への期待が一層高まった．

2 筋ジストロフィー症に対する細胞移植治療

1）これまでの細胞移植治療研究

DMDに対する細胞移植治療については，モデル動物を使った研究が数多く報告されている．DMDモデル動物を使用した細胞移植実験により，はじめて治療効果が示されたのは，2005年，マウスの筋組織から単離したサテライト細胞を移植した実験であった[20]．しかしながら，生体外でサテライト細胞を培養すると，そのすべてが筋芽細胞に分化してしまい，幹細胞の状態を維持したまま移植に必要な細胞数を集めることは非常に困難である．そのため，サテライト細胞の維持をめざした培養条件や遺伝子導入などの方法が現在も検討されている．

さらに，サテライト細胞のほかにも，これまでにさまざまな細胞種による移植研究が報告された．なかでも，筋芽細胞の移植はすでに臨床研究が行われているが[21]，骨格筋再生能は認められる一方で，局所での生着しかみられず全身の骨格筋再生は困難であった．一方，メサンジオブラストというマウス胎仔の大動脈周囲に存在する幹細胞は，血管内投与により全身に播種され，全身の骨格筋の再生に寄与し機能改善に効果を示した[22,23]．しかし，ヒトの胎仔や新生児の細胞を治療に用いることは困難である．

そこで，発生段階のあらゆる細胞になりうるES細胞（embryonic stem cells：胚性幹細胞）／iPS細胞（induced pluripotent stem cells：人工多能性幹細胞）などの多能性幹細胞がこれらの問題点を克服する新たな細胞源として期待されている．ES細胞やiPS細胞に由来する筋前駆細胞[24]や，メサンジオブラスト[25]などの移植治療研究は数多く進められており，動物実験レベルでは，その有効性も報告されている．

しかしながら，これらの研究のほとんどが，移植細胞がDMDモデル動物の骨格筋組織中に生着し，ジストロフィンを発現した筋線維がホスト組織中に形成されていることを組織学的に確認したのみであり，ジストロフィンタンパク質を補うことが，筋の機能回復にどの程度関与するのか，定量的に調べた報告はほとんどなかった．そのため，細胞移植によるジストロフィンタンパク質の補充が，実際にDMD罹患筋の筋機能改善に貢献しうるか否か，そして，筋機能改善に必要なジストロフィン陽性線維数や移植細胞数は依然として不明のままであった．

2）不死化筋芽細胞株Hu5/KD3による細胞移植治療効果の検討

生体から採取した初代培養細胞では，細胞源となる個体間で性質差が生じるうえに，増殖能力にも限界がある．また，多能性幹細胞に由来する細胞でも，幹細胞クローン間の性質差が避けられない．そのため，これまでの細胞移植治療研究では，移植治療の定量的な効果判定が難しかった．そこでわれわれは，性質を一定に保ったまま，ほぼ無限に増やすことができるヒト不死化筋芽細胞（Hu5/KD3）[26]を，重度免疫不全のDMDモデルマウス（DMD-null/NODscid mouse[27]）に対して移植し，治療効果を最大限発揮する移植条件を定量的に検討した．その結果，適切な条件で移植されると，ジストロフィン陽性線維が多数，移植筋中に出現すること（**図3**），そして，移植する細胞数の増加に伴ってジストロフィン陽性線維数も増加することを確認した．さらにわれわれは，麻酔下のDMDマウスの移植筋に電気刺激を加え，強制的に筋収縮力を惹起し，その際に発揮されるトルク値を測定することで，組織学評価のみならず運動機能面からも細胞移植治療効果を評価することに成功した．その実験によると，移植細胞に由来するジストロフィン陽性線維数の増加に伴って発揮される筋力の値も大きくなる傾向がみられた（竹中・櫻井ら，投稿準備中）．このことは，DMDに対する幹細胞移植治療の有効性を示す，非常に有意義なデータであり，今後の臨床応用に向けた1つの明確な指標をつくることとなった．

3）ヒトiPS細胞由来骨格筋幹細胞移植研究の最前線

前述のヒトES/iPS細胞からの骨格筋前駆細胞・メサンジオブラスト分化誘導は，すべてウイルスベクター

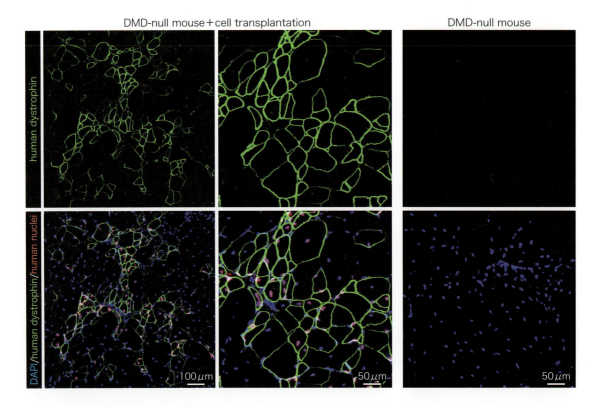

図3　細胞移植治療後のDMD筋組織像
細胞を移植したDMD筋（左）の移植4週間後の横断切片．ヒト核（赤）をもったジストロフィンタンパク質（緑）を発現した骨格筋線維が多く検出された．

を使用して骨格筋分化に重要な転写因子であるPax7またはMyoDを強制発現させるものである．そのため臨床応用へのハードルは高く，さらなる安全性の検証が必要であると考えられている．一方でわれわれは，転写因子の強制発現を行わず，発生段階を模倣することでヒトiPS細胞から骨格筋前駆細胞を誘導することに成功した．さらにこの方法で成熟骨格筋を分化させると，同時に骨格筋幹細胞も出現することを見出した．この骨格筋幹細胞を免疫不全DMDモデルマウスの骨格筋に移植すると，筋再生に寄与してジストロフィン陽性線維を再生する．さらに前述の方法により骨格筋の運動機能を解析したところ，十分量の筋再生が起きた場合には筋収縮力の改善も認め，iPS細胞由来骨格筋幹細胞移植が治療効果をもつことを明らかにした．またジストロフィン陽性線維の再生のみならず，一部のiPS細胞由来骨格筋幹細胞は，マウス筋組織内でサテライト細胞として生着していることも明らかとなっ

た（高山・竹中ら，投稿準備中）．以上の結果より，ヒトiPS細胞由来骨格筋幹細胞移植治療は，筋線維におけるジストロフィンの再生とともに，ジストロフィンを発現する正常なサテライト細胞の補充療法としても機能する可能性があり，長期にわたる治療の有効性の維持が期待される．

おわりに

iPS細胞は，患者を含む誰からでも作製可能な多能性幹細胞であることから，患者自身のiPS細胞を利用した自家移植が期待されてきた．しかしながら，全ゲノムシークエンスなど安全性の確認に多大なコストがかかることがわかってきた．またDMD患者においてはDMD遺伝子の修復を行う必要があり，ゲノム編集を使っての遺伝子修復は可能になったが[28]，自己のiPS細胞を患者全例で樹立することは，現在の技術では安

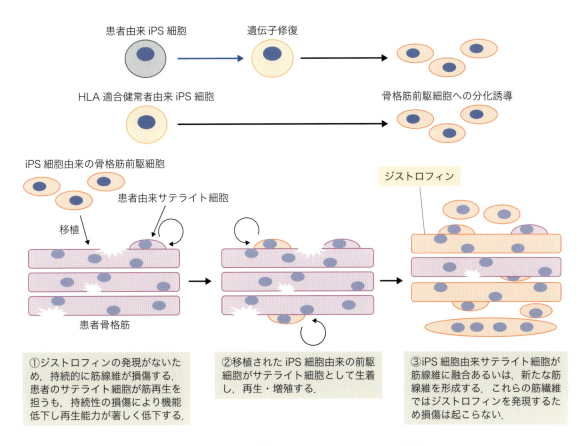

図4　iPS細胞を用いた筋ジストロフィーに対する細胞移植治療
文献29より引用.

全性およびコストの面で困難である．そこで京都大学iPS細胞研究所では「高頻度HLAホモ接合体ドナー由来の医療用iPS細胞ストック構築に関する研究」を開始した．日本人において頻度の高いHLAタイプをホモでもつドナーからiPS細胞を作成し，あらかじめ品質を評価しておくことで，安全性の高い健常人由来の移植治療用iPS細胞クローンを，穏やかな免疫抑制とともに使用することができると期待されている（**図4**）．すでに最多頻度のHLAホモiPS細胞は樹立されており，安全でコストのおさえられた再生医療を患者に届けられる日が近づいている．

文献

1) Relaix F & Zammit PS：Development, 139：2845-2856, 2012
2) Dumont NA, et al：Nat Med, 21：1455-1463, 2015
3) Emery AE：Neuromuscul Disord, 1：19-29, 1991
4) Koenig M, et al：Cell, 50：509-517, 1987
5) Rahimov F & Kunkel LM：J Cell Biol, 201：499-510, 2013
6) Campbell KP & Kahl SD：Nature, 338：259-262, 1989
7) Ervasti JM, et al：Nature, 345：315-319, 1990
8) Khurana TS & Davies KE：Nat Rev Drug Dixcov, 2：379-390, 2003
9) Petrof BJ, et al：Proc Natl Acad Sci U S A, 90：3710-3714, 1993
10) Chargé SB & Rudnicki MA：Physiol Rev, 84：209-238, 2004
11) Blau HM, et al：Proc Natl Acad Sci U S A, 80：4856-4860, 1983
12) Sacco A, et al：Cell, 143：1059-1071, 2010
13) Kottlors M & Kirschner J：Cell Tissue Res, 340：541-548, 2010
14) Bankolé LC, et al：Histopathology, 63：826-832, 2013
15) Boldrin L, et al：Stem Cell Res, 14：20-29, 2015
16) Chang NC, et al：Trends Mol Med, 22：479-496, 2016
17) Keefe AC & Kardon G：Nat Med, 21：1391-1393, 2015
18) Chang NC & Rudnicki MA：Curr Top Dev Biol, 107：161-181, 2014
19) Yamashita K, et al：Biochem Biophys Res Commun,

391：812-817, 2010
20) Montarras D, et al：Science, 309：2064-2067, 2005
21) Skuk D, et al：J Neuropathol Exp Neurol, 65：371-386, 2006
22) Sampaolesi M, et al：Science, 301：487-492, 2003
23) Sampaolesi M, et al：Nature, 444：574-579, 2006
24) Darabi R, et al：Cell Stem Cell, 10：610-619, 2012
25) Tedesco FS, et al：Sci Transl Med, 4：140ra89, 2012
26) Shiomi K, et al：Gene Ther, 18：857-866, 2011
27) Tanaka A, et al：PLoS One, 8：e61540, 2013
28) Li HL, et al：Stem Cell Reports, 4：143-154, 2015
29) 櫻井英俊：実験医学, 32：1359-1365, 2014

＜筆頭著者プロフィール＞

竹中（蜷川）菜々：2008年，名古屋大学医学部保健学科を卒業．その後，同大学院医学系研究科リハビリテーション療法学専攻修士・博士課程へ進学し，'13年に博士（リハビリテーション療法学）を取得．同年4月より日本学術振興会特別研究員（PD）として京都大学iPS細胞研究所櫻井研究室にて，骨格筋疾患に対する幹細胞移植治療をテーマに研究を行っている．再生医療とリハビリテーションの融合をめざしている．

第4章 病態からみた幹細胞の制御機構

5. 膵組織の病態からの膵組織分化機構

川口義弥

> 受精卵はすべての細胞種へと分化する能力をもつが，胎生期から成体期にかけての細胞分化・成熟を通じて，それぞれの細胞種としてのアイデンティティーを確立してゆくに伴い，細胞可塑性が徐々に失われてゆくと考えられている．しかしながら，近年の研究で，マウス成体膵細胞が，組織障害後の再生やがん，糖尿病病態にみられる細胞ストレス負荷時などで，驚くべき細胞可塑性を発揮することがわかってきた．その際の細胞挙動は，胎生期臓器形成時の分化メカニズムと共通点を有することが多く，発生研究の重要性を支持している．

はじめに

ヒトの成体膵臓に幹細胞が存在する否かはいまだに結論が出ていない．成体膵の生理的維持がどのようになされているのか，膵障害後に再生現象が起こるのかどうかも不明であり，幹細胞疾患としてのヒト膵疾患が存在するかどうかわからない．しかしながら，iPS細胞の作成で示された成体細胞の有する恐るべき可塑性をかんがみると，マウス成体膵の有する細胞可塑性・再生能力を，ヒト成体膵も備えている可能性が浮上する．本稿では，マウスを用いた一連の膵発生研究，成体膵維持機構に関する研究，がん研究，糖尿病研究から，膵細胞の有する細胞可塑性とその制御機構を中心に俯瞰する．本特集の趣旨に照らし合わせると，「マウスでわかってきたことを頼りに，何もわかっていないヒト膵疾患を理解（推測？）しようという，やや乱暴な試み」であることを最初に断っておく．

1 発生・再生・がんの共通点

いうまでもなく，組織障害後の再生現象やがんを含む病態における成体膵細胞のふるまいには，胎生期臓器発生での細胞挙動と多くの共通点がある（図1）．胎生期臓器形成を「細胞分化と組織構築の形成が同時に

[キーワード&略語]
lineage tracing，膵発生，膵再生，糖尿病，膵がん

ADM：acinar to ductal metaplasia
CPA1：carboxypeptidase A1
Dnmt1：DNA-methyltransferase 1
FoxO1：forkhead box protein O1
Ngn3：neurogenin 3

Pdx1：pancreatic and duodenal homeobox 1
Ptf1a：pancreas transcription factor 1a
Sox9：sex-determining region Y-box containing gene 9

Cell plasticity in pancreatic diseases
Yoshiya Kawaguchi：Department of Clinical Application, Center for iPS Cell Research and Application, Kyoto University
（京都大学iPS細胞研究所臨床応用研究部門）

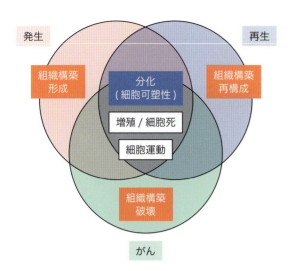

図1 発生，再生，がんにおける細胞挙動の共通点と相違点

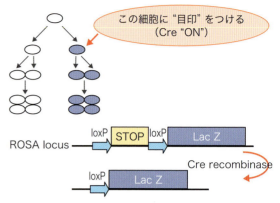

図2 Cre/loxPによるgenetic lineage tracingの原理
特定の細胞種のみにCre recombineaseを発現させ，その作用によってROSA locusなどのubiquitous promoter下に発現するレポーターアレルのSTOPカセットを除去し，LacZなどのレポーター発現陽性とする．これはゲノムDNA上に付けられた変化（目印）なので，細胞分裂の際に忠実に子孫細胞に受け継がれる結果，その後の細胞運命にかかわらず目印が消えることなく，レポーターアレルは発現し続けるので，子孫細胞の同定が可能となる．

起こる現象」とすると，成体組織の再生は「既存細胞の自己複製，あるいは分化／形質転換によって，組織構築を維持・修復（再構成）する過程」であり，がんは「無秩序な細胞分化により，組織構築が破壊される病態」と捉えることができる．いずれも細胞可塑性を基盤に，増殖・細胞死のバランス調整と活発な細胞運動が働いている．実際に，発生学研究におけるさまざまな実験手法が成体組織の細胞可塑性の解明に応用された結果，細胞挙動の共通点が明らかにされてきた．そこで，まず，これまでの膵発生研究における実験手法の進歩と，そこから得られた知見の概要を以下に記す．

2 マウス膵発生研究手法の進歩と成果

ここ20年来の急速な膵発生学の進歩は，遺伝子ノックアウトをはじめとする遺伝子改変マウス作成技術などの実験手法の進歩とともに歩んできた．まず，Pdx1ノックアウトマウスでの膵無形成，Ptf1aノックアウトマウスでの外分泌細胞欠失やNgn3ノックアウトによる内分泌細胞欠失などの報告など，特定の細胞種の分化に必要な遺伝子群が次々と同定された[1]〜[3]．しかし，遺伝子ノックアウトマウスの解析のみでは，胎生期膵細胞の可塑性の理解は不可能であった．例えば，Pdx1ノックアウトで膵臓ができなかったとしても，"本来，Pdx1発現を経て膵臓になるはずだった細胞"が，

①死んでしまったのか，②膵臓前駆細胞として生存しているのか，それとも③他臓器の細胞へと運命転換したのかの区別がつかない．そこで，分化してゆく細胞の系譜解析（lineage tracing）を組合わせて用いることで，上記疑問の答えを見出すことが可能となる．Lineage tracing実験に必要なことは，まず，特定の細胞種のみに目印をつけること，さらに，一度つけた目印は，細胞がどのような運命を辿ろうとも決して消えないことであり，Cre/loxPを用いたgenetic lineage tracingは理想的な手法である（**図2**）[4]．

われわれは，Ptf1a遺伝子座にCre recombinaseをノックインし，ROSA promoter下にSTOPカセットとLacZ遺伝子をもつレポーターマウスと交配した．Ptf1a CreヘテロマウスではPtf1a発現細胞の運命追跡が，さらに交配でPtf1aCreホモマウスを作成すれば，それはそのままPtf1aノックアウトとなるので，Ptf1aノックアウト細胞の運命追跡が可能となる．両者の解析から，Ptf1aヘテロ発現細胞はすべて膵臓へ，Ptf1aノックアウト細胞は大部分が十二指腸と胆管に，一部は膵内分泌細胞へと分化することがわかり，Ptf1aは膵臓への運命決定遺伝子であると結論された

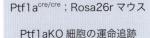
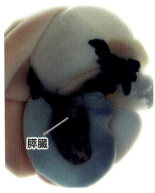
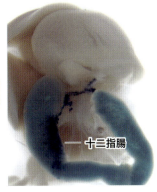

図3　Ptf1aノックアウトとlineage tracingの組合わせ実験
Ptf1a Cre/＋；ROSA26rマウス（左）ではPtf1a発現細胞の子孫を，Ptf1aCre/Cre；ROSA26rマウス（右）では，Ptf1aノックアウト細胞の子孫をそれぞれLacZ陽性として同定できる．Ptf1a発現細胞が膵臓に，Ptf1aノックアウト細胞の大部分が十二指腸と胆管に分化したことから（この写真では胆管は示されていない），Ptf1aは膵への運命決定遺伝子と結論できる．左写真は文献5より改変して転載．

（図3）[5]．さらに，Ptf1低発現アレルを用いたlineage tracingから，Ptf1aによる膵への運命決定には閾値が存在することも判明し，胎生期原腸細胞の可塑性をPtf1a遺伝子発現量で説明することができた[6]．Ptf1a低発現マウスでは膵への運命決定後にも外分泌細胞分化が阻害されるが[6]，ヒトCampomelic dysplasiaの原因遺伝子であるSox9をPdx1-Creを用いてヘテロにすると内分泌細胞が減少することがわかっている[7]．つまり，Ptf1aやSox9といった転写因子発現量による分化制御は発生過程の種々のステップで機能していることになる．

3　成体膵細胞の可塑性

1）膵管細胞の可塑性

Cre/loxPを用いたlineage tracingは成体膵細胞の可塑性の検討にも大きな威力を発揮している．マウス膵部分切除後の膵管周囲に内分泌細胞が出現することや，成体膵管構造に内分泌前駆細胞が存在するのではないかという仮説（duct origin仮説）には長い議論の歴史がある．膵管閉塞の病態を模倣する膵管結紮モデルでNgn3陽性内分泌前駆細胞が出現することもduct origin仮説をサポートする報告であった[8]．しかしながら，膵管細胞特異的マーカーであるSox9を指標に行われた2つのlineage tracingの結果からは，生理的条件下でも，膵管結紮を行っても，成体膵管からの内分泌細胞分化は証明されず，duct origin仮説をむしろ否定する結果であった[9][10]．ちなみに，胎生期から生後1週間程度の期間のSox9陽性膵管細胞は，内分泌／外分泌細胞への分化能力を有することは2つのlineage tracingに共通した結果であった[9][10]．

ところが，成体膵管から外分泌腺房細胞への分化に関しては2つの報告で相矛盾する結果となった．Sox9遺伝子座にIRES※を介してCreERをノックインしたわれわれの検討では，生理的条件下でSox9陽性成体膵管からの持続的な腺房細胞供給が示されたが[9]，Sox9-CreER BAC transgeneを用いたSolarらの報告では，

※ IRES

internal ribosome entry siteの略．通常のタンパク質翻訳はmRNAの5′側cap構造を認識して開始するが，IRESがあるとcap構造なしにリボソームに認識されて翻訳が開始される．多くの遺伝子改変マウス作製に利用され，目的遺伝子のstopコドンの下流，polyAシグナルの上流にIRESを介して任意の遺伝子を挿入することで，1つのmRNAから2つのタンパク質を発現できる．

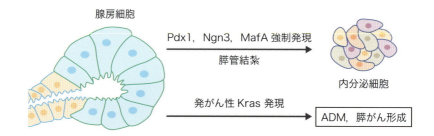

図4 成体マウスの外分泌腺房細胞の可塑性

成体膵管細胞からの腺房細胞分化は証明されなかった[10]．同じSox9を指標としたlineage tracingなのに，なぜ結果が違うのか？ここにCre/loxPを用いたlineage tracing実験のpitfallが存在する．くり返しになるが，われわれはSox9遺伝子座にCreERT2をノックインしている．IRES配列を介しているとはいえ，Sox9遺伝子自身の発現量が変化している可能性を検証した．その結果，出生直後のSox9発現量は野生型マウスと差がないが，生後10週になるとタンパク質レベルで80％，mRNAレベルで59％にまで低下していることが明らかになった．前述の通り，胎生期膵細胞の分化制御にSox9発現量が関与することをかんがみると，Sox9発現量によって成体膵管細胞の外分泌分化能力（可塑性）が制御されている可能性が高い[11]．

2）腺房細胞の可塑性

これまでのところ，通常マウスにおけるduct origin仮説がむしろ否定的ななかで，成体腺房細胞の可塑性に注目が集まっている（図4）．腺房細胞にPdx1，MafA，Ngn3を強制発現する実験での内分泌転換の報告[12]や，膵管結紮モデルを用いてPtf1a-CreERマウスで成体腺房細胞をlineage traceすると長期観察で内分泌細胞への分化を確認したという報告[13]だけでなく，膵がんマウスモデルでの細胞起源についての解析が重要である[14]．ヒト膵がんの大部分はKras変異を伴う．その発生母地については，病理所見から付けられた浸潤性膵管がんの名称が示す通り，膵管細胞に由来すると考えられてきた．しかしながら，Ptf1aCreERノックインマウスあるいはSox9-CreER BAC transgenic mouseを用いてそれぞれ成体腺房細胞特異的，膵管細胞特異的に発がん性Kras変異（$Kras^{G12D}$）を発現させて比較したところ，前者からは膵がんが形成されたが，後者からはできなかった．詳細な解析により，腺房細胞特異的$Kras^{G12D}$発現マウスでは，ADM（acinar to ductal metaplasia）を経て膵がんになるが，その際に膵管細胞マーカーであるSox9と腺房細胞マーカーであるCPA1の両方を発現する細胞が出現すること，さらに$Kras^{G12D}$発現と同時にSox9をノックアウトするとADMにすら至らないことが判明した[14]．Sox9/CPA1共陽性細胞という胎生期にみられる細胞の出現と組織構築の改変（ADM）が同時に起こっている点には注目すべきであり，発生過程と発がんの共通点といえる．われわれは，セルレイン膵炎モデルによる組織障害後の組織構築修復過程においてもSox9/Ptf1a共陽性細胞の出現を確認しているが，これも発生過程にみられる細胞である．以上より，発がんや組織障害後の再生過程などの"成体膵細胞の可塑性発揮状態"では，「通常の成体膵においては細胞特異性を規定するSox9，CPA1，Ptf1aなどの転写因子が共陽性となり，なおかつ組織構築の改変が起こっている」という共通点があり，いずれも発生過程にみられる現象に近似していると指摘できる．

3）膵島細胞の可塑性

膵島内での細胞可塑性は最近の大きなトピックである．2004年にDorらが報告したInsulin-CreERマウスを用いたlineage tracingから，成体β細胞は，生理的条件下でも，膵切除後の再生現象においても，既存細胞の自己複製によって維持されていることがわかっていた[15]．その後，ジフテリアトキシンを用いて急激に多量のβ細胞死を引き起こすとα細胞がβ細胞に分化転換する報告[16]や，β細胞でDnmt1を欠損させるとα細胞に変化する報告[17]など，膵島細胞間での相互転換能力の証明が相次いだ．

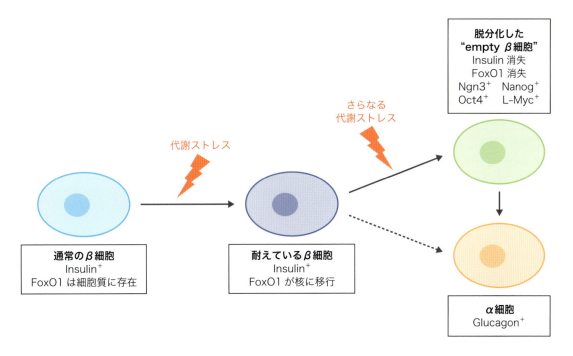

図5　高血糖・細胞ストレスによるβ細胞脱分化機構
代謝ストレスによってβ細胞が脱分化する過程でのFoxO1の機能を示す．脱分化した細胞では，正常発生の内分泌前駆細胞でみられるNgn3だけでなく，Nanog, Oct4, L-Mycといった初期化因子まで発現していることは注目に値する．

　2型糖尿病は末梢組織でのインスリン抵抗性とβ細胞障害によって生じるが，持続的な高血糖によって，酸化ストレスをはじめとしたさまざまな細胞ストレスを引き起こす結果，β細胞の増殖障害とアポトーシスが起こり，β細胞数が減少することが膵臓での病態と考えられてきた．しかし，前述のごとく膵島内には細胞可塑性があることから，高血糖に起因するストレス病態における細胞可塑性の制御機構に注目が集まった．

　そのような状況のなか，2012年にTalchaiらによって"β細胞の脱分化"が報告された[18]．彼らは，まず，db/dbマウスなどの2型糖尿病モデルマウスにおいて病態の進行とともにβ細胞数が減少し，α細胞数の増加することを示した．この現象におけるFoxO1の機能を解析する目的で，β細胞特異的FoxO1ノックアウトとインスリンCreによるlineage tracingを組合わせた実験を行ったところ，多重産メスや高齢オスの生理的ストレスがβ細胞数の減少とα細胞数の増加をきたすことを示した．さらに，lineage traceされた細胞（かつてのβ細胞）は，アポトーシスを起こしているのではなく，インスリン発現を失った"empty β cell"であり，内分泌前駆細胞マーカーNgn3に加えて，Oct4, Nanog, L-Mycといった初期化因子陽性となっていることから，脱分化した細胞であることがわかった．また，増加したα細胞は，いったん脱分化した細胞から再分化していることも証明された．前述一連のマウスモデルでは，正常血糖状態では，FoxO1はβ細胞の細胞質に存在している．病態の進行や生理的ストレスが加わって高血糖になるに従い，FoxO1は核に移行し，抗酸化ストレス酵素などの発現調節を介して細胞ストレスに抵抗し[19]，なんとかβ細胞としての特性を維持しようとする．しかし，さらに高血糖になるとこの維持機構が破綻し，FoxO1発現が消失するとともに，インスリン発現が陰性化した"empty β cell"へと脱分化して生存し，なおかつα細胞などの他細胞へと再分化する能力を獲得する（**図5**）．以上により，高血糖に起因する細胞ストレスを契機としたβ細胞脱分化（可塑性）機構におけるFoxO1の機能が解明された．

おわりに

マウス研究で示された膵細胞の可塑性とその制御機構に関する知見を俯瞰した．病態解明や医療への応用が期待される．特に，膵島細胞の可塑性については，ヒト2型糖尿病患者の剖検初見から，β細胞量の減少とα細胞量の増加が認められることから，マウスで示されたβ細胞脱分化を含む膵島細胞可塑性をヒト成体膵が有する可能性が十分にある．今後，β細胞イメージングなどの技術革新により，ヒト病態の進行のなかでの検証が待たれる．

文献

1) Jonsson J, et al：Nature, 371：606-609, 1994
2) Gradwohl G, et al：Proc Natl Acad Sci U S A, 97：1607-1611, 2000
3) Krapp A, et al：Genes Dev, 12：3752-3763, 1998
4) Kawaguchi Y：J Clin Invest, 123：1881-1886, 2013
5) Kawaguchi Y, et al：Nat Genet, 32：128-134, 2002
6) Fukuda A, et al：Diabetes, 57：2421-2431, 2008
7) Seymour PA, et al：Dev Biol, 323：19-30, 2008
8) Xu X, et al：Cell, 132：197-207, 2008
9) Furuyama K, et al：Nat Genet, 43：34-41, 2011
10) Kopp JL, et al：Development, 138：653-665, 2011
11) Hosokawa S, et al：Sci Rep, 5：8518, 2015
12) Zhou Q, et al：Nature, 455：627-632, 2008
13) Pan FC, et al：Development, 140：751-764, 2013
14) Kopp JL, et al：Cancer Cell, 22：737-750, 2012
15) Dor Y, et al：Nature, 429：41-46, 2004
16) Thorel F, et al：Nature, 464：1149-1154, 2010
17) Dhawan S, et al：Dev Cell, 20：419-429, 2011
18) Talchai C, et al：Cell, 150：1223-1234, 2012
19) Kitamura T：Nat Rev Endocrinol, 9：615-623, 2013

＜著者プロフィール＞

川口義弥：京都生まれの京都育ち．1988年，京都大学医学部卒業．'99年〜2002年まで米国ヴァンダービルト大学（Christopher Wright教授）にてポスドク研究員として膵発生研究に従事．京都大学肝胆膵・移植外科学教室講師を経て'11年より現所属教授．膵臓を中心とした内胚葉臓器の発生，再生，がんでの細胞挙動の理解にむけて，学生とワイワイ議論するのが楽しみ．

第5章
バイオインフォマティクスからみた幹細胞の制御機構

第5章 バイオインフォマティクスからみた幹細胞の制御機構

1. 精密細胞分類に基づく幹細胞・分化細胞の評価

森　智弥, 藤渕　航

iPS細胞の登場によって，幹細胞と分化細胞の安全性に関する品質管理の観点から，ヒトリファレンス細胞への関心が急速に高まっており，細胞を詳細に分類して体系的に整理するcell taxonomy解析が今まで以上に重要となることが予想される．そのようななか，1細胞レベルで個々の細胞の性質を観察できる技術が普及し，cell taxonomy解析のあり方が大きく変わりはじめている．本稿では，最新のcell taxonomy解析研究の動向を幹細胞との関連を踏まえながら，当研究室の研究成果も交えて概説する．

はじめに

生物を構成する最小の機能単位は細胞であるが，その細胞種という分類は形態学的に決められたものが多く，科学的根拠に基づいた体系的分類方法はいまだ確立されていない[1]．また，2007年にヒトiPS細胞が報告されて以来[2]，幹細胞の再生医療への応用がますます注目されるようになり，ヒトiPS細胞の臨床応用に向けた研究が進行しているが，iPS細胞から作製された人工細胞の安全性に関する品質管理の観点から，標準的なヒトの正常細胞に関する知識を充実させる必要性が急速に高まっている．しかしながら，"正常"とは一体どのような細胞状態を指すのかという問いに関する答えはいまだ明確にされているわけではない．そのため，形態学的な分類ではなく，遺伝子発現プロファイルなどの細胞の内在的な情報から細胞を細かく分類して体系的に整理するcell taxonomy解析が今後の幹細胞研究と再生医療への応用にとって必要不可欠であると言える．

近年，1細胞レベルというこれまでにない解像度で細胞の状態を観察できる技術が普及し，米国立衛生研究所でもヒト細胞データベースアトラスプロジェクト

[キーワード&略語]
ヒトリファレンス細胞, SHOGoiN, cell taxonomy解析, 幹細胞, 細胞コード, 1細胞解析, クラスタリング

HuBMAP：Human BioMolecular Atlas Project
iPS細胞：induced pluripotent stem cells
MIACARM：Minimum Information About a Cellular Assay for Regenerative Medicine
MIACA：Minimum Information About a Cellular Assay
SHOGoiN：Shogoin Human Omics database for the Generation of iPS and Normal cells
SOM：self-organizing maps

Evaluations of stem and differentiated cells based on the refined cell taxonomy
Tomoya Mori/Wataru Fujibuchi：Department of Cell Growth and Differentiation, Center for iPS Cell Research and Application, Kyoto University（京都大学iPS細胞研究所増殖分化機構研究部門）

HuBMAP（Human BioMolecular Atlas Project）が計画されるなど，cell taxonomy解析が新たな局面を迎えている．そこで本稿では，まず1細胞解析※1技術による最新のcell taxonomy解析の動向とその幹細胞研究との関連について紹介する．次に，細胞の分類と体系的な整理という観点から，従来の細胞命名法の曖昧性を排除するために開発され，今後のcell taxonomy解析研究の基盤となりうる細胞種のコード化法と，それに伴う世界の幹細胞バンクとの協力体制について説明する．そして最後に，遺伝子の発現パターンに基づくcell taxonomy解析とその幹細胞研究と再生医療への貢献について今後の展望を交えて述べる．

1　1細胞解析技術の発展とcell taxonomy解析

ヒトの成体を構成する細胞種の数は約200〜250種類であると一般的には言われているが[1)3)]，すでに述べた通り，従来の細胞分類方法はあくまで形態学や組織学的に決定されたものが普及しているに過ぎず，また，トランスクリプトームなどの遺伝子の発現プロファイルに基づいた体系的な分類法も確立されていないため，細胞種の真に正確な数は明らかとはなっていない．そのようななか，近年では1細胞解析技術が著しい発展を遂げており，これまでは"集団の平均値"としてしか捉えることのできなかった細胞の状態を1細胞レベルという高解像度で取得し，クラスタリングなどのコンピューター解析手法を用いて細胞種の分類を行う研究が多数報告されはじめ，注目を浴びている[4)〜6)]．例えば，Liらは初代ヒト膵島から得た70細胞を用いて個々の細胞のトランスクリプトーム情報に基づいた細胞の分類を行ったところ，クオリティコントロールを通過した64細胞のうち60細胞を主要な細胞種（α細胞，β細胞，δ細胞，PP細胞，ε細胞，導管細胞）のいずれかに分類できたことを報告している[4)]．また，

> ※1　1細胞解析
> 集団ではなく個々の細胞プロファイル（トランスクリプトームなど）に着目する解析．1細胞レベルで解析することによって，細胞間の不均一性などを捉えられるようになる．単一細胞解析，シングルセル解析とよばれることもある．

Zeiselらはマウスの体性感覚皮質と海馬から得た3,005細胞の1細胞解析を行い，よく知られた9つの主要な細胞種（錐体ニューロン，介在ニューロン，オリゴデンドロサイト，アストロサイト，ミクログリア，血管内皮細胞，周皮細胞，血管平滑筋細胞，上衣細胞）を細分類し，47種の細胞サブクラスを同定できたことを報告している[5)]．さらに，Grünらは稀少な細胞種を細胞集団から同定するコンピューター解析手法RaceIDを開発し，それをマウスの腸から得られた238細胞の1細胞トランスクリプトームデータに適用したところ，稀少細胞種である腸内分泌細胞が同定されただけでなく，全く新しい細胞種のサブクラスを発見することに成功している[6)]．これらのように，今後は1細胞解析によってさまざまな細胞種のサブクラスの発見に関する報告が多くみられるようになるだけでなく，どの細胞種にも属さない全く新しい細胞種が発見される可能性もある．そのため，細胞種の数が数倍から数十倍に増加することも考えられ，cell taxonomy解析の重要性がいっそう高まると予想される．

1細胞解析技術によるcell taxonomy解析は再生医療の分野においても期待されている．例えば，体性幹細胞の1つである間葉系幹細胞は，中胚葉系細胞以外にも外胚葉や内胚葉系細胞などに分化することから再生医療応用への期待が最も大きい細胞の1つである一方で，その性質は個々の細胞で非常に不均一であり，治癒効果の高い細胞を特徴づけることが困難であることも知られている[7)]．そのため，1細胞解析によって，不均一な細胞集団を個々の遺伝子発現プロファイルに基づいていくつかのサブクラスに分類し，それぞれの遺伝子の発現パターンと性質の間の関連性を明らかにすることが，間葉系幹細胞の再生医療応用への貢献に大きくつながると期待される．細分化された細胞種を遺伝子の発現プロファイルと合わせて体系的に理解することは，幹細胞が特定の機能をもつ細胞に分化していく過程の詳細を明らかにすることにもつながり，1細胞解析技術によるcell taxonomy解析研究の発展は体性幹細胞の維持，そして分化制御機構に関する研究に必要不可欠な技術の1つとして期待されている．

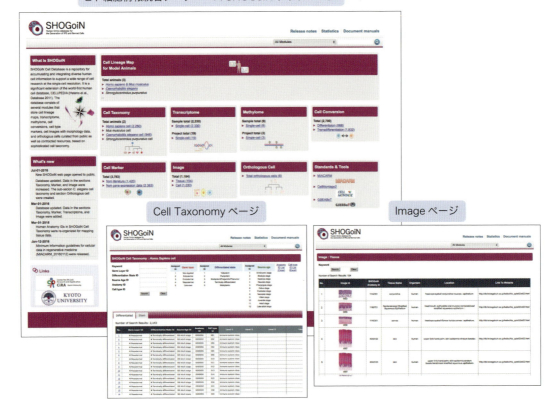

図1　ヒト細胞情報統合データベースSHOGoiNウェブページ（http://shogoin.stemcellinformatics.org）
Cell taxonomy（細胞分類表）の他，細胞分化地図，1細胞解析実験に基づくトランスクリプトームデータやメチロームデータ，細胞種転換，マーカー，組織・細胞画像，異なる生物種間の相同細胞に関する情報を網羅的に収集・提供している．

2　5因子に基づく細胞種の新たな分類法

前項でも述べた通り，1細胞解析技術の発展により細胞種のサブクラスが今後も数多く発見されていくことが予想されるため，現在の細胞分類もしくは命名法では増加していく細胞種の数に十分に対応できなくなる恐れがある．それ以外にも，従来の命名法には，同じ名称であるにもかかわらず異なった性質をもつ細胞を指す場合や，逆に，異なる名称であっても同種の細胞を指す場合など，細胞名に曖昧性が存在していた．これらは，世界中に存在するさまざまなデータベースから細胞情報を集めて統合的に管理する際や，さらにそれらを用いて解析を行ううえで大きな障害となりうる．そこで当研究室が公開しているヒト細胞情報統合データベースSHOGoiN（図1）では，ヒト細胞をそれぞれ，由来する胚葉，分化能，細胞発生時期，解剖学的位置，そして細胞種の5つの因子に基づいて全14桁の数字でコード化する全く新しい細胞種の分類法を提案・採用し，従来の細胞名の曖昧性を排除している（図2）．例えば，同じ上皮細胞といっても鼻腔の上皮細胞や空腸の上皮細胞を指す場合があるが，鼻腔の上皮細胞は外胚葉由来，空腸の上皮細胞は内胚葉由来であり，それらの細胞の解剖学的位置も異なる．5因子分類法では，由来する胚葉は1桁目，解剖学的位置は5～11桁目で表現されるため，鼻腔の上皮細胞と空腸の上皮細胞はそれぞれ2-4-11-1230101-089，3-4-11-3151601-089というように異なったコードが割り当てられることとなり区別が可能となる．この細胞コー

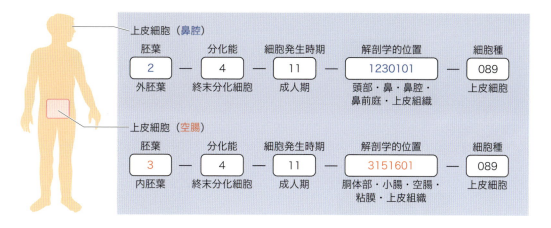

図2　5因子に基づく細胞種のコード化と細胞名における曖昧性の排除
SHOGoiNデータベースでは5因子（胚葉，分化能，細胞発生時期，解剖学的位置，細胞種）による新たな細胞分類法を提案・採用している．これにより，従来の細胞命名法で問題となっていた細胞名の曖昧性を排除できる．例えば，同じ上皮細胞でも鼻腔の上皮細胞と空腸の上皮細胞とではそれらの細胞が由来する胚葉と解剖学的位置が異なるために，異なったコードが割り当てられ，曖昧性が排除される．

ド化法によって分類されたヒトの細胞種はすでに約2,500種類にも及んでいる．現在のところ，細胞コードの概念はヒト細胞に加え他のモデル生物種にも適用しており，異なる生物種間においても細胞種を体系的に管理することをめざしている．

さらに，この5因子による細胞のコード化は単にSHOGoiNデータベース内の細胞情報に適用されるだけに留まらず，国際幹細胞データガイドライン"MIACARM（Minimum Information About a Cellular Assay for Regenerative Medicine）"に採用されたことによって世界中の幹細胞データバンクに広がりつつある[8]．現在，世界には20以上のヒト細胞データバンクが存在するが，どのようなアッセイデータを記録し，そして管理するかについて統一されたフォーマットが存在しておらず，研究機関または細胞データバンク間での情報の比較が困難であった．2008年には"MIACARM"の前身にあたる"MIACA（Minimum Information About a Cellular Assay）"[9]が提案され，細胞データガイドライン作成への歩みが開始されたが，再生医療への応用を考慮した場合，幹細胞データを管理するためのガイドラインの項目が不足していた．そこで当研究室は，ドイツのシャリテ医科大学，アメリカのRUCDR infinite Biologics，イギリスのUK Stem Cell Bankなどの主要な幹細胞データバンクの関係者らとともに国際研究グループを立ち上げ，幹細胞の樹立や品質管理にかかわる項目を追加するなどしてMIACAを再編，再生医療応用のための幹細胞データガイドラインMIACARMを開発した．そのMIACARMにヒト細胞情報に関する基準として前述の5因子に基づく細胞コードが活用されている．これにより，世界中の主要な幹細胞データバンクに保存されている細胞情報が共通のコードで管理されることとなるため，今後，データバンク間の情報検索や比較の効率が飛躍的に高まることが予想される．

3 遺伝子発現パターンに基づく細胞分類と分化

細胞の詳細な分類が今後の細胞解析研究において必要不可欠となるであろうことはすでに述べた．では，詳細な分類が実現された後，幹細胞解析の分野で今後さらに期待されることは何であろうか．その最も大きな期待の1つに，細胞が分化していく過程の全容を理解し，幹細胞の維持・分化制御機構を明らかにすることがあげられる．実際に，1細胞解析から明らかになった個々の細胞の不均一性，つまり遺伝子発現パターンの差異がその後の細胞の運命決定に大きくかかわっているということが報告されている[10) 11)]．これらを踏ま

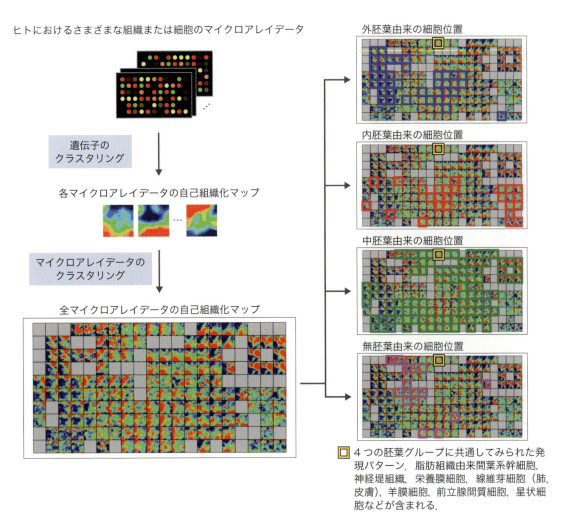

図3 遺伝子発現パターンに基づく自己組織化マップ（SOM）を用いた細胞分類
約3,000種類のサンプルに関するマイクロアレイデータを用いて，まずは各マイクロアレイデータの遺伝子発現パターンをSOMにより可視化し，さらに全マイクロアレイデータが遺伝子発現パターンに基づいてクラスタリングされ，10×20次元のSOMとして可視化されている．SOMの性質上，似ている発現パターンをもつサンプルどうしが近くに並ぶように配置されていることがわかる．右の図は，外胚葉由来，中胚葉由来，内胚葉由来，そして無胚葉由来の組織または構成細胞がマップされた位置を示しており，それぞれの胚葉グループに特有の発現パターンがみられる．また，すべての胚葉グループで共通する発現パターンもみられる．

えて当研究室では，これまでGEO遺伝子発現データベースで公開されているヒトの組織または細胞から得られた約3,000種類のマイクロアレイデータ[3]を用いて，遺伝子発現パターンに基づいた分類を試みた．ここで分類対象となるマイクロアレイデータは1細胞解析データではないが，その概観を捉えることを目的としている．われわれはまず，約3,000種類のマイクロアレイデータを解析して各マイクロアレイデータにみられる遺伝子の発現パターンを自己組織化マップ[※2]（self-organizing maps：SOM）上のヒートマップとして表現した（図3）．その後，どの細胞または組織由

> **※2 自己組織化マップ（SOM）**
> 機械学習に基づいた入力データの分類（クラスタリング）手法の1つ．データに付随する情報を与えられることなしに，データの情報のみから特徴を見出して分類する．

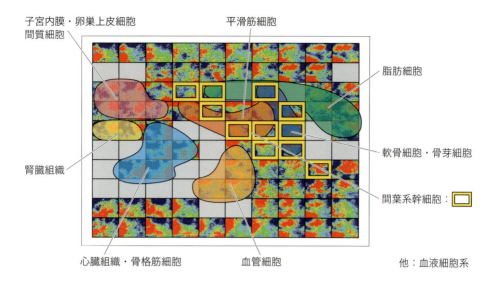

図4　間葉系幹細胞と主な中胚葉由来組織または細胞のSOMを用いた分類
各組織または細胞グループはそれぞれ特有の遺伝子発現パターンを示すと同時に,間葉系幹細胞は脂肪細胞,軟骨・骨芽細胞,平滑筋細胞などの複数の細胞グループと共通の発現パターンを示している.

来のデータであるかの情報をあらかじめ与えることなく,ヒートマップのパターン,つまり遺伝子の発現パターンが類似している細胞または組織が近くに配置されるように分類し,10×20次元のSOMとして全マイクロアレイデータを表現したところ,同一の細胞種または組織はSOM上で近くに分類されることが確認できただけでなく,同一の細胞種や組織であっても離れた位置に分類される場合もあることが確認された.これは細胞の不均一性が関連しているものと思われる.さらに,SHOGoiNの5因子分類に基づく細胞コードに基づいてそれぞれの組織もしくは構成細胞がどの胚葉由来であるものかを整理し,SOM上に記したところ,外胚葉由来,中胚葉由来,内胚葉由来,そして無胚葉由来の組織または構成細胞のグループにはそれぞれ特有の発現パターンがみられた一方で,内胚葉由来の細胞グループが示した発現パターンのうち約30パーセントが外胚葉由来の細胞グループが示したパターンと類似している結果が得られた.さらに驚くべきことには,前述4つの胚葉グループすべてで共通してみられる発現パターンが存在することも確認され,その発現パターンを示した組織または構成細胞グループには一部の終末分化細胞の他,脂肪組織由来間葉系幹細胞,神経堤組織構成細胞,栄養膜細胞などの分化能を

有する細胞も含まれており(**図3**),われわれはこの共通する発現パターンが,細胞が分化していく過程における分岐点と関連があるのではないかと考えて,現在も解析を進めているところである.このような発現パターンの変化と細胞分化との関連性は異なる胚葉由来の細胞グループ間に着目した場合だけでなく,同じ胚葉グループ内に着目した場合にもみられた.例えば,中胚葉由来の細胞のみを用いたSOMでは,各組織または細胞グループは特有の遺伝子発現パターンを示すと同時に,間葉系幹細胞は脂肪細胞,軟骨・骨芽細胞,平滑筋細胞などと共通の発現パターンを示していた(**図4**).間葉系幹細胞が脂肪細胞,軟骨細胞,骨芽細胞,筋細胞への分化能をもつことからも[12],遺伝子発現パターンと細胞分化との密接な関連を本解析結果は示していると言える.

現在,SHOGoiNデータベースでは1細胞解析データを収集し,日々アップデートを行っているが,現在までに登録されている1細胞解析トランスクリプトームデータは全19プロジェクト,約2,300サンプルあるが,ヒトに限定した場合,その細胞種はわずか12細胞種に過ぎない(2016年9月1日時点).ただし,近年ではハイスループットな1細胞解析に関する報告もあり[13],今後も多くの細胞種に関する1細胞解析データ

が得られるようになっていくであろう．その際，本解析と同様のアプローチを試みれば，遺伝子の発現パターンと分化に関して，より詳細な情報解析が可能になるであろうし，それらは幹細胞研究における体性幹細胞の維持や分化制御に関する新たな知見の獲得につながるものと考えられる．

おわりに

遺伝子発現パターンに基づくcell taxonomy解析は，個々の細胞の差異を形態学的にではなく，"細胞の内在的な状態"を捉えることでより本質的に細胞種を定義する．この細胞の内在的な状態を高解像でさまざまな側面から獲得することができれば，幹細胞の維持・分化機構を網羅的に理解するためのこのうえない情報源となりうるだろう．この解像度という課題は1細胞解析技術の発展により克服されつつある．一方で，トランスクリプトーム解析に見られるmRNA以外にも，DNAメチル化，タンパク質および代謝に関する1細胞解析の報告もされはじめている[14)〜17)]．しかしながら，複数のオミックス情報を単一の細胞から同時に取得することは非常に困難であるというのが現状であり，細胞の内在的な情報の多くを同時に獲得する技術の開発が求められている．また，cell taxonomy解析研究の進展によって同一の細胞種内でもどういった細胞が標準的，つまり"正常"であるのかを定義することが可能になれば，例えばiPS細胞から分化させた人工細胞の品質管理にも利用することができるため，再生医療への貢献につながる．また，非常に難しい細胞の品質判断などは機械学習などの人工知能（AI）を用いて行うことが主流になりつつあり，当研究室でも細胞状態の予測システムを開発している[18)]．今後の幹細胞研究の発展とその再生医療への応用にとって，cell taxonomy解析は切り離すことのできない必要不可欠なパートナーと言っても過言ではない．

文献

1) Hatano A, et al：Database (Oxford), 2011：bar046, 2011
2) Takahashi K, et al：Cell, 131：861-872, 2007
3) Heinäniemi M, et al：Nat Methods, 10：577-583, 2013
4) Li J, et al：EMBO Rep, 17：178-187, 2016
5) Zeisel A, et al：Science, 347：1138-1142, 2015
6) Grün D, et al：Nature, 525：251-255, 2015
7) Li Z, et al：Biotechnol Adv, 31：312-317, 2013
8) Sakurai K, et al：Stem Cells Transl Med, doi：10.5966/sctm. 2015-0393, 2016
9) Wiemann S, et al：https://sourceforge.net/projects/miaca/files/Documentation/MIACA_080404/MIACA_080404.pdf/download（2015年7月14日閲覧）
10) Chang HH, et al：Nature, 453：544-547, 2008
11) Johnson MB, et al：Nat Neurosci, 18：637-646, 2015
12) Almalki SG & Agrawal DK：Differentiation：S0301-S4681, 2016
13) Macosko EZ, et al：Cell, 161：1202-1214, 2015
14) Smallwood SA, et al：Nat Methods, 11：817-820, 2014
15) Guo H, et al：Nat Protoc, 10：645-659, 2015
16) Bendall SC, et al：Science, 332：687-696, 2011
17) Li H, et al：Methods Mol Biol, 1203：117-127, 2015
18) Yamane J, et al：Nucleic Acids Res, 44：5515-5528, 2016

＜筆頭著者プロフィール＞

森　智弥：京都大学iPS細胞研究所特定研究員．2010年，同志社大学工学部インテリジェント情報工学科卒業，'15年，京都大学大学院情報学研究科修了，博士（情報学）．京都大学iPS細胞研究所にて日本学術振興会特別研究員（PD）を経て，'16年より現職．専門はバイオインフォマティクスで，現在は細胞の分化に興味があり，情報科学の立場から1細胞レベルでのオミックス解析を行っている．

第5章 バイオインフォマティクスからみた幹細胞の制御機構

2. 転写因子ネットワーク解析を応用した多能性幹細胞の分化誘導法

山水康平, 洪 実

ES細胞が樹立されてから35年, iPS細胞が樹立されてから10年が経過した今, ES細胞やiPS細胞を任意細胞へ誘導し, 治療に応用する段階にきている. しかしながら, 任意細胞を分化させる技術の開発はまだ発展途上であり, その一法として, 細胞分化の決定や最終分化を統制できる転写因子を強制的に発現させる方法が試みられている. 従来は, 発生学の知識に基づき転写因子を同定してきたが, ES/iPS細胞で網羅的に転写因子を強制発現させ, それによって引き起こされる全遺伝子発現の変化を実測していくことで分化の方向性を予測することが可能となってきた. 本稿ではその方法論について議論したい.

はじめに

1981年, ケンブリッジ大学のマーティン・エヴァンズ博士らは子宮内のマウス胚を採取・培養し, 胚性幹細胞 (ES細胞) を樹立することに成功した. 2006年, 京都大学の山中伸弥教授らは4つの転写因子をマウス胎仔線維芽細胞に導入し人工多能性幹細胞 (iPS細胞) を樹立した. このiPS細胞の発見は, 細胞が若返ることを意味しており, これまでの共通理解, すなわち, 分化・発生の進行は一方向性であることを覆す事実であり, 生物学の常識を打ち破ると同時に, 複数の転写因子のネットワークを構築することができれば, 細胞の性質を変えられることを意味していた. iPS細胞の樹立以降, 複数の転写因子を細胞に導入し, 任意細胞を得る研究が広がり, 現在では, さまざまな組織, 例えば, 神経細胞, 心筋細胞, 肝細胞, 血管内皮細胞などを誘導することが報告されている. しかし, 誘導効率が低いことや成熟細胞を得ることが難しいなどの解決すべき問題を含んでいる. これらの研究成果は, 転写因子ネットワークを核内で形成することが, 主に細胞の形質を規定していることを示している.

転写 (調節) 因子 (transcription factors) は, 特定の遺伝子群のプロモーターやエンハンサーといった領

[キーワード&略語]
多能性幹細胞, 転写因子, 細胞分化制御, 血管分化

GNF: The Genomics Institute of the Novartis Research Foundation
NIA: National Institute on Aging
（国立老化研究所）
LIF: leukemia inhibitory factor

Systematic discovery of transcription factors for lineage-specific stem cell differentiation
Kohei Yamamizu[1] /Minoru Ko[2][3]：Department of Cell Growth and Differentiation, Center for iPS Cell Research and Application (CiRA), Kyoto University[1] /Laboratory of Genetics, National Institute on Aging, National Institutes of Health[2] /Department of Systems Medicine, Sakaguchi Laboratory, Keio University School of Medicine[3] （京都大学iPS細胞研究所増殖分化機構研究部門[1] / 米国立衛生研究所, 国立老化研究所遺伝学研究室[2] / 慶應義塾大学医学部坂口記念システム医学講座[3]）

域に結合し，その遺伝子群の転写を促進，あるいは逆に抑制することが知られている．哺乳類のゲノム上に1,500個から2,000個存在すると見積もられている．これら転写因子が相互に発現調節しあうことによって転写因子ネットワークが形成される．

現在に至るまで多能性幹細胞であるES細胞やiPS細胞を用いた任意細胞への分化誘導技術の開発がさかんに研究されてきたが，異なる細胞系譜が混在することや終末分化した細胞になりにくいことなどが問題となっている．このため，細胞分化の決定や終末分化を統制できる転写因子の同定が求められている．これに対し，これまで積み重ねられた発生学の知識を用いて発生の時期特異的に発現する転写因子カスケードを模倣し分化誘導する手法が試みられてきたが[1]〜[3]，複雑かつ多様な転写因子ネットワークを自在に操作することは困難で，十分な分化誘導法の確立に至っていない．

われわれは，このような発生学の知識に囚われることなく，バイアスを排除した網羅的解析によって，多能性幹細胞において転写因子の発現パターンの変化が細胞分化にどう対応するかを調べてきた．その手段として，個々の転写因子の発現を抑制する系[4]や，個々の転写因子の発現を強制的に高める系[5]〜[7]を開発し，それぞれの転写因子の遺伝子ネットワークにおける役割を解析することで新たな分化誘導法の確立を試みてきた．本稿では，幹細胞分化における転写因子の役割に焦点をあて，われわれの最新の知見を紹介し概説したい．

1 転写因子を自由自在に誘導できるNIAマウスES細胞バンク

われわれは，これまでに，マウスES細胞を用いて，全転写因子の約10％にあたる187の転写因子発現を人為的に制御できる細胞株群を網羅的に作製し，解析を行った[5]〜[7]．熊本大学の丹羽仁史教授らにより開発されたROSA-TETシステムは，広く発現するROSA26遺伝子座に外来性の転写因子遺伝子を導入できる[8]．このシステムは，遺伝子組換えES細胞株を簡便に作製でき，よく機能するTET-OFFシステムであるため研究に用いた．解析対象となる転写因子を選ぶにあたっては，米国国立衛生研究所（NIH），国立老化研究所（National Institute on Aging：NIA）のわれわれの研究室で行ってきた着床前胚，ES細胞，さまざまな組織幹細胞などのcDNAシークエンシング・プロジェクト[9][10]や，DNAマイクロアレイによるマウスES細胞などでの全遺伝子発現解析データベース[11][12]を参考にした．この解析対象群には，未分化なES細胞で高く発現する転写因子や，分化に伴い発現が誘導される転写因子，または終末分化にかかわると報告されている転写因子が含まれている．各外来転写因子にはHisおよびFLAGタグが付され，薬剤（ドキシサイクリン：Dox）の存在下ではその発現は抑制されているが，培地から薬剤を除くことによって人為的にすみやかに転写因子遺伝子発現を誘導できる．誘導した転写因子は，転写ネットワークの起点とみなせるため，ネットワーク構造を解析するうえで，因果関係や上流・下流遺伝子の階層性を明示することができる．

われわれは，作製したNIAマウスES細胞バンクを用いて，転写因子誘導後のRNA発現プロファイルを網羅的に解析したが，環境要因の変化を最小に留め，できるだけ早期かつ十分な遺伝子の発現の変化を測定するために，ES細胞を未分化維持の条件下で培養し，転写因子発現誘導後48時間でマイクロアレイ解析を行った[5]〜[7]．これらの細胞では，マウスES細胞で特定の遺伝子を特異的に発現誘導できるため，タグを介したクロマチン免疫沈降や免疫染色をすることも可能である．各種の逆遺伝学的な実験を組むこともできる[5]．

2 遺伝子発現マトリクスによる分化方向性の予測

マイクロアレイなどのビッグデータをどのように解析し，研究にフィードバックするのかは多くの研究者の悩みの種である．われわれは，NIAマウスES細胞バンクより得られた遺伝子発現プロファイルとさまざまなデータベースのマイクロアレイデータを比較検討するために，独自のバイオインフォマティクス，データ解析システムを開発し，遺伝子発現ネットワークの情報を有効に抽出することが可能であることを報告してきた．その一例を紹介する．マウスの多くの臓器・組織のマイクロアレイ解析を行ったデータベース（The Genomics Institute of the Novartis Research Foun-

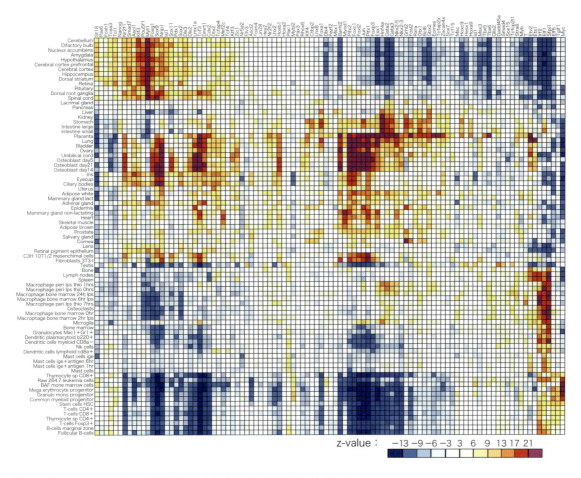

図1　トランスクリプトーム解析をもとにした遺伝子発現マトリクス
The Genomics Institute of the Novartis Research Foundation（GNF）より得られた臓器・組織で発現する遺伝子群（縦軸）とES細胞において1つの転写因子の過剰発現により変動する遺伝子群（横軸）の相関を示したものである．赤系統の色で表示されたものは，正の相関を示し，青系統の色で示されたものは，負の相関を示す．この遺伝子発現マトリクスを用いることにより転写因子の強制発現により，多能性幹細胞のトランスクリプトームがどの組織分化の方向に向かって変化しはじめているかを推測することが可能である．

dation：GNF[12]）とわれわれのNIAマウスES細胞バンク（187細胞系列）より得られた遺伝子発現プロファイルを比較解析することにより遺伝子発現マトリクスを作成した（**図1**）[6)7)]．この遺伝子発現マトリクスはGNFより得られた臓器・組織で発現している遺伝子群（縦軸）とES細胞において1つの転写因子の過剰発現により変動する遺伝子群（横軸）の相関を示したものである．例えば，B細胞などの血球分化に重要な役割を果たすSfpi1をES細胞において過剰発現することにより，さまざまな血球細胞の特異的遺伝子の発現が上昇した．一方，大脳皮質などの神経細胞の特異的遺伝子の発現を抑制した．逆に，前脳形成に重要な役割を果たすFoxg1をES細胞において発現することにより，神経細胞の特異的遺伝子が上昇し，血球細胞の特異的遺伝子を抑制した．特筆するべきことは，細胞の形態は未分化状態を維持しているにもかかわらず，単独の転写因子を強制発現することにより，遺伝子発現パターンはすでに特定の方向に分化しはじめていることである．このように遺伝子発現マトリクスを用いることにより転写因子の組織分化の方向性における役割を推測することが可能になると考えられた．

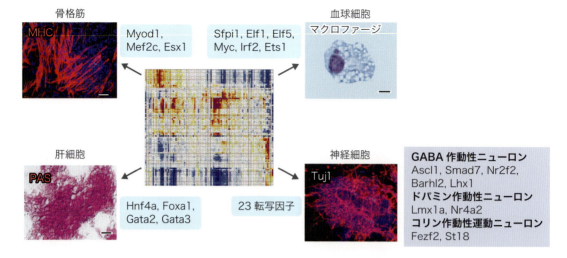

図2 骨格筋，肝細胞，血球細胞，神経細胞の分化誘導におけるマスター転写因子の同定
転写因子の強制発現による細胞分化誘導技術の確立．MHC：myosin heavy chain（骨格筋マーカー），PAS：Periodic acid-Schiff staining（肝細胞マーカー），Tuj1：class III beta-tubulin（神経細胞マーカー）．文献14より改変して転載．

3 転写因子の強制発現による マウスES細胞からの任意細胞分化

では実際にこれらの候補転写因子は細胞分化を促進することができるのだろうか？ われわれは，まず4種の組織（骨格筋，肝細胞，血球細胞，神経細胞）への転写因子による分化誘導を行った．未分化維持の条件下（LIF存在下）では転写因子の発現のみでは目的細胞の誘導を行うことができなかったが，分化条件下（LIF非存在下）では特定の転写因子遺伝子の強制発現により目的とする組織細胞を誘導することができた．この遺伝子発現マトリクスを用いる方法によりES細胞を分化細胞に分化誘導するマスター転写因子遺伝子を同定することができた（骨格筋：Myod1, Mef2c, Esx1, 肝細胞：Hnf4a, Foxa1, Gata2, Gata3, 血球細胞：Sfpi1, Elf1, Elf5, Myc, Irf2, Ets1, 神経細胞：23転写因子）（**図2**）[7) 13)]．これらの転写因子はこれまでマウスの発生学研究の成果から同定されていた転写因子も多く含まれるが，これまでに細胞分化に関する報告のない転写因子も含まれており，遺伝子発現マトリクスを用いた細胞分化にかかわる転写因子同定法の有効性が確認された．

また驚いたことに，細胞分化誘導効果の高いMyod1, Hnf4a, Foxa1, Sfpi1, Elf1, Ascl1, Smad7, Nr2f1などの転写因子遺伝子は，単独で強制発現するだけで，分化誘導開始から5日程度で目的とする骨格筋，肝細胞，血球細胞，神経細胞への細胞分化誘導が得られた．これは，今まで試みてこられた培地や培養条件を工夫することで多能性幹細胞を分化させる方法では，細胞分化を達成するのに何週間もかかることと，対照的である．同様に，京都大学の斎藤通紀教授らのグループがES/iPS細胞から転写因子を用いて始原生殖細胞を誘導した際，転写因子により始原生殖細胞を誘導する方がサイトカインを用いるよりも短時間でマウスの始原生殖細胞様になることを報告している[15)]．われわれの結果でも，転写因子遺伝子を強制発現することにより，まるで初期発生過程をスキップしたかのように，未分化ES細胞から短時間で成熟した組織細胞が得られた．すなわち，転写因子の導入により細胞の分化段階をバイパスし，直接的に任意細胞が誘導できると考えられる．

これらの転写因子はそれぞれの組織特異的遺伝子のプロモーター領域に結合することで下流の遺伝子発現を促進し，組織特異的な遺伝子発現調節ネットワークを形成していた[13)]．遺伝子発現調節ネットワークはカスケードを形成し，複雑かつ細胞特異的な遺伝子発現を示すが，われわれが遺伝子発現マトリクスから同定

した転写因子は，遺伝子発現調節ネットワークカスケードの上流に相当する転写因子と考えられ，たとえ単独の転写因子遺伝子強制発現でも，下流の多くの特異的遺伝子の発現誘導を促し，どの細胞になるのかという細胞の運命を決定しているマスター遺伝子であることが示唆された．

近年，われわれは，転写因子Sox9が細胞周期に関連するp21（Waf1/Cip1）を制御することにより，早期の三胚葉分化を促進すること[16]や，NIAマウスES細胞バンクを用いて，ドパミンニューロン，運動ニューロン，GABA抑制性ニューロンといった神経の細分化かつ最終分化に必要な転写因子を探索し，それぞれの個別細胞の分化に必要な数種類の転写因子を同定した（図2）[17]．

4 転写因子合成mRNAを用いた多能性幹細胞分化誘導法

幹細胞を再生医療に応用するためには，フットプリントフリーな，細胞ゲノムへのDNA組込みが起こらないような，転写因子を強制発現させる技術を開発することが必要不可欠である．そこでわれわれの研究グループでは，宿主ゲノムへの遺伝子組込みのないフットプリントフリー遺伝子強制発現法として，Rossiらが開発した合成mRNAを用いた遺伝子発現法[18]を応用し，転写因子遺伝子合成mRNAを効率よくヒト多能性幹細胞に導入し分化誘導を行う技術開発を行っている．Myod1，Hnf4a，Sfpi1，Ascl1それぞれの合成mRNAをES細胞分化開始3日目よりトランスフェクションすることにより，分化11日目において骨格筋，肝細胞，血球細胞，神経細胞のそれぞれを誘導することができた（図3）[13]．現在，この合成mRNAを用いた遺伝子発現誘導法をヒトiPS細胞に応用し分化誘導法の確立に取り組んでいる．

5 転写因子の導入による遺伝子発現の抑制の意義

われわれの遺伝子発現マトリクス（図1）が示すように，1つの転写因子を発現することにより，ある細胞系譜の分化関連遺伝子が発現し，ネットワークを形成する，一方で，他の細胞系譜の分化関連遺伝子が抑制されていることは非常に興味深い．近年われわれは，血管分化段階での詳細な遺伝子発現およびエピジェネティクスの解析より転写因子の遺伝子発現の抑制機構が分化の鍵を握っていることを突き止めた．遺伝子発現マトリクス解析においても同定された血管分化に関与する転写因子Etv2が血管関連転写群のネットワークを形成し，この下流で働く転写因子のそれぞれが，血球細胞，心筋細胞，血管平滑筋細胞，上皮細胞などに関連する遺伝子の発現を抑制していた（論文投稿中）．すなわち，1つの細胞系譜に向かうために，他の細胞系譜の遺伝子発現を抑制し，寄り道のないまっすぐの道を構築していることが考えられた．近年，京都大学の升井伸治博士らは，転写因子Ovol2が角膜上皮細胞分化に関与し，間葉系細胞への分化を同時に抑制していることを見出した[19]．このように，転写因子がさまざまな遺伝子発現を抑制することが細胞の運命決定に重要であることが解明されてきたが，どのように転写因子が遺伝子発現を抑制しているのか不明な点が多く，これからの研究が期待される．

近年，分化・発生の流れを止め，細胞の安定性を保ち，分化段階の前駆細胞を大量培養することで，目的細胞を効率よく獲得する方法が試みられている．京都大学の江藤浩之教授ら（第2章-4）は，効率よく血小板を得るために，BMI1とBCL-XLを強制発現することにより，血小板を産生する巨核球を大量培養することに成功した[20]．その他にも心筋の前駆細胞の段階で分化をストップさせ，その前駆細胞を増やし効率よく心筋細胞を獲得する研究などが進行している．分化・発生段階では，転写因子ネットワークが随時変化している．すなわち，幹細胞，前駆細胞，分化細胞の転写因子ネットワークがそれぞれ形成され，抑制されることで分化・発生が進行することが考えられる．この転写因子ネットワークを制御することにより，分化・発生の流れを止め，分化段階の前駆細胞を獲得できると考えられ，今後の興味深い課題となるであろう．

おわりに

次世代シークエンサーの使用が容易となり，ビックデータの蓄積が著しい現代であるが，このビックデー

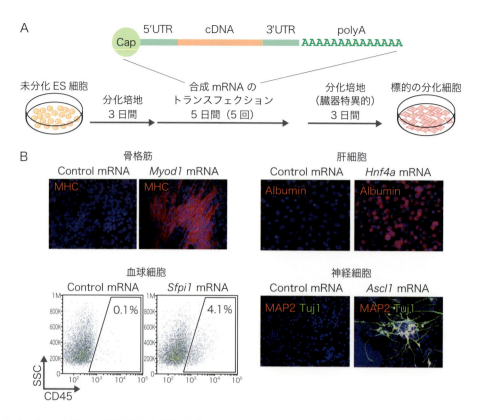

図3 合成mRNAを用いた特異的細胞分化誘導法
A）合成mRNAの構造および合成mRNAを用いた細胞分化誘導プロトコル．B）合成mRNAによる骨格筋，肝細胞，血球細胞，神経細胞への分化誘導の例．MHC：myosin heavy chain（骨格筋マーカー），Albumin（肝細胞マーカー），CD45（血球細胞マーカー），Tuj1，MAP2（神経細胞マーカー）．文献14より改変して転載．

タを活用してもいまだ細胞それぞれの性質を正確に理解することはできておらず，現在までに多能性幹細胞であるES/iPS細胞から分化誘導の可能性を示されている細胞種は，せいぜい数十種類に過ぎない．今後，再生医療のさらなる実現化のためには，より多くの細胞種への分化誘導と，より完全な終末分化細胞誘導が求められており，そのためには分化細胞特異的な転写因子群のさらなる理解が必要となるだろう．また，より成熟した組織の構築を行うためには，1つの技術にこだわることなく，基質となる生体材料や3Dプリンターなどの機械工学をとり入れ任意細胞を組み立てることや，酸素や栄養を供給するために，機能的な血管細胞を導入することなど広い分野を取り込むことが重要となってきていることを感じている．

謝辞

本研究成果の一部は，JST戦略的創造研究推進事業（CREST）「生命動態の理解と制御のための基盤技術の創出」/ JST戦略的国際科学技術協力推進事業（SICORP）「幹細胞のエピジェネティクス」/ JST再生医療実現拠点ネットワークプログラム「技術開発個別課題」/ 米国国立衛生研究所，国立老化研究所の所内研究費 / 慶應義塾医学振興基金，坂口光洋記念講座に支援されました．

文献

1) Murry CE & Keller G : Cell, 132 : 661-680, 2008
2) Snykers S, et al : Stem Cells, 27 : 577-605, 2009
3) Zaret KS & Grompe M : Science, 322 : 1490-1494, 2008
4) Nishiyama A, et al : Sci Rep, 3 : 1390, 2013
5) Nishiyama A, et al : Cell Stem Cell, 5 : 420-433, 2009
6) Correa-Cerro LS, et al : Sci Rep, 1 : 167, 2011
7) Yamamizu K, et al : Sci Rep, 6 : 25667, 2016
8) Masui S, et al : Nucleic Acids Res, 33 : e43, 2005
9) Sharov AA, et al : PLoS Biol, 1 : E74, 2003
10) Matoba R, et al : PLoS One, 1 : e26, 2006

11) Aiba K, et al：DNA Res, 16：73-80, 2009
12) Su AI, et al：Proc Natl Acad Sci U S A, 99：4465-4470, 2002
13) Yamamizu K, et al：Stem Cell Rep, 1：545-559, 2013
14) 山水康平, 他：実験医学増刊号, 33：239-246, 2015
15) Nakaki F, et al：Nature, 501：222-226, 2013
16) Yamamizu K, et al：Development, 141：4254-4266, 2014
17) Teratani-Ota Y, et al：In Vitro Cell Dev Biol Anim：2016
18) Warren L, et al：Cell Stem Cell, 7：618-630, 2010
19) Kitazawa K, et al：Cell Rep, 15：1359-1368, 2016
20) Nakamura S, et al：Cell Stem Cell, 14：535-548, 2014

＜筆頭著者プロフィール＞
山水康平：大阪薬科大学薬学部卒業，同大学院薬学研究科修士課程修了，2010年，京都大学大学院医学研究科にて博士号取得．同年より，京都大学再生医科学研究所および京都大学iPS細胞研究所博士研究員を経て，'12年4月より米国国立衛生研究所（NIH），国立老化研究所（NIA）に留学．'14年11月より京都大学iPS細胞研究所増殖分化機構研究部門特定拠点助教．iPS細胞由来の血液脳関門（blood brain barrier：BBB）の構築を行い，BBB透過性薬物試験基盤やBBB変性に伴う神経変性疾患を研究している．

第5章 バイオインフォマティクスからみた幹細胞の制御機構

3. 造血幹細胞の代謝プログラム

田久保圭誉

あらゆる細胞が恒常性を維持するためには細胞内の代謝制御が必要である．幹細胞においてもそれは例外ではないと考えられてきたが，ごく最近までその詳細は不明であった．近年，網羅的な代謝物解析技術（メタボローム解析）の高度化に基づいて，幹細胞の代謝研究が進められるようになった．その結果，幹細胞に特徴的な代謝特性やそれを支える分子基盤が見出され，幹細胞を特徴づける"代謝プログラム"が存在すると考えられるようになっている．また，これらの代謝プログラムが幹細胞性の維持に寄与することも明らかになってきた．本稿ではこれらの進展の中心である造血幹細胞の代謝プログラムについて概説する．

はじめに

個体の恒常性は，細胞レベルの代謝によって保たれる．代謝とはATPやNADPHを用いて単純な化合物からタンパク質や脂質・核酸を合成する反応を進める「同化」と，複雑な分子からATPやNADPHなどを抽出する「異化」からなる．細胞は同化と異化を制御する代謝経路を自身の状況に応じて柔軟に調節することで，その状況に必要な代謝物を生み出す．そしてこれらの代謝物を活用することで，細胞分裂や移動をはじめとする各種の細胞生物学的なイベントを実行して，周囲の環境に適応しながら臓器社会の一員として機能する．

こうした代謝は幹細胞においても必要不可欠である．体内に存在する組織幹細胞は，発生過程における臓器形成や，その後の組織恒常性維持に貢献する．一方，培養細胞として維持される多能性幹細胞は，再生医療のための分化細胞供給や病態モデル作製に活用されている．幹細胞分野では代謝研究は転写プログラムの研究に比べるとごく最近まであまり興味をもたれてこな

[キーワード&略語]
幹細胞，低酸素，代謝制御

- α-KG：α-ketoglutaric acid
  （α-ケトグルタル酸）
- HAT：histone acetyl transferase
  （ヒストンアセチルトランスフェラーゼ）
- HDAC：histone deacetylases
  （ヒストン脱アセチル化酵素）
- Impdh2：（inosine 5′-monophosphate）dehydrogenase 2（イノシン一リン酸脱水素酵素2）
- PDH：pyruvate dehydrogenase
  （ピルビン酸脱水素酵素）
- Pdk：PDH kinase（PDHリン酸化酵素）
- SAM：S-adenosylmethionine
  （S-アデノシルメチオニン）

Metabolic programs in hematopoietic stem cells
Keiyo Takubo：Department of Stem Cell Biology, Research Institute, National Center for Global Health and Medicine
（国立国際医療研究センター研究所生体恒常性プロジェクト）

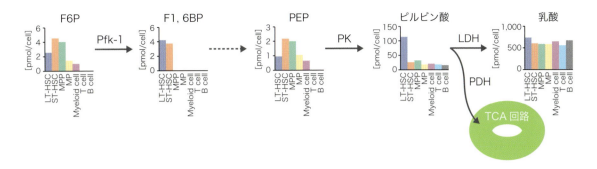

図1 造血幹細胞と他の分化血球細胞における解糖系の代謝物プロファイル
メタボローム解析で得られた長期造血再構築能をもつ造血幹細胞（LT-HSC）の代謝物プロファイルを前駆細胞や分化血球と比較すると，解糖系の律速反応を触媒するPfk-1の基質であるF6Pが相対的に低く，生成物のF1,6BPが相対的に高い．また，ATP産生反応を触媒するピルビン酸キナーゼの基質PEPはLT-HSCで相対的に低く，生成物のピルビン酸が相対的に高い．F1,6BPはピルビン酸キナーゼをアロステリックに活性化することも併せて考えると，解糖系がLT-HSCで活性化している代謝プロファイルと考えられる．F6P：フルクトース-6-リン酸，F1,6BP：フルクトース-1,6-ビスリン酸，PEP：ホスホエノールピルビン酸，PfK-1：ホスホフルクトキナーゼ1，PK：ピルビン酸キナーゼ，LDH：乳酸脱水素酵素，PDH：ピルビン酸脱水素酵素．LT-HSC：長期造血再構築能をもつ造血幹細胞，ST-HSC：短期造血再構築能をもつ造血幹細胞，MPP：多能性前駆細胞，MP：骨髄球系前駆細胞，Myeloid cell：骨髄球系細胞，T cell：T細胞，B cell：B細胞．文献3より引用．

かった．近年，質量分析技術の著しい高度化によって，各種の代謝物を網羅的に測定できるようになった．こうしたメタボローム解析は細胞の代謝状態や代謝特性を俯瞰するための強力なツールとなる．また，安定同位体により標識したグルコースやグルタミンなどを細胞に取り込ませることで，単位時間当たりの代謝反応の進行を同定するフラックス解析も可能となっている．こうしたメタボローム解析が幹細胞生物学研究にも応用されるようになった結果，幹細胞が自己複製・分化していく過程にかかわる転写因子やエピジェネティックな制御に代謝物や代謝制御系が深くかかわることが知られるようになってきた．また，組織幹細胞が存在する微小環境（ニッチ）からのシグナルが幹細胞の代謝特性を調節し，幹細胞固有の性質（幹細胞性）を制御することも明らかになった．

本稿では各種の幹細胞のなかでも代謝特性や調節メカニズムについての研究が進む造血幹細胞を中心に最新の知見を紹介する．

1 幹細胞の代謝制御による細胞周期の静止期性制御

哺乳類体内の多くの細胞のATP産生はミトコンドリアの酸化的リン酸化に依存している．対照的に，造血幹細胞や多能性幹細胞においては通常は解糖系が活性化していてミトコンドリアの酸化的リン酸化は相対的に抑制されていることが報告されている[1,2]．定常状態の造血幹細胞と各種の前駆細胞・分化血球細胞を用いてメタボローム解析を行うと，造血幹細胞で他の分化血球細胞に比べて解糖系が亢進していることを示唆する代謝物プロファイルが得られる（**図1**）[3]．造血幹細胞は哺乳類の成体のなかでも低酸素環境である骨髄ニッチに存在しており，低酸素分圧下で活性化する転写因子HIF-1αによって解糖系優位の代謝特性をとっている．HIF-1αは通常酸素分圧下では酸素依存性のプロリン水酸化酵素によってプロリン残基が水酸化される．プロリン水酸化HIF-1αはE3ユビキチンリガーゼVHLによって認識されてユビキチンプロテアソーム系によって分解される[1]．一方，骨髄のような低酸素環境ではプロリン水酸化酵素は活性を失うため，HIF-1αタンパク質は安定化され，酸素非依存性サブユニットのHIF-1βとともに核へ移行して，ヘテロ二量体の転写因子HIF-1として遺伝子発現を制御する．HIF-1αを欠損した造血幹細胞では，移植生着能や細胞周期の静止状態が障害される．それと同時に，ミトコンドリアにおける活性酸素種（ROS）の産生が増加

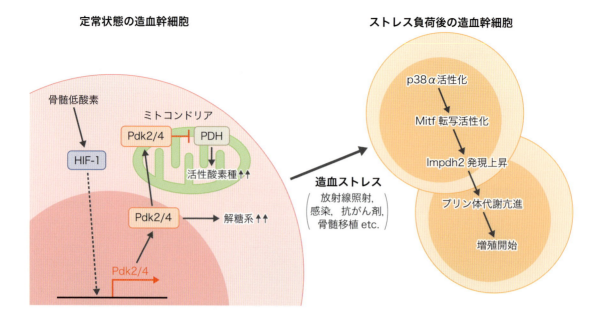

図2　定常状態とストレス負荷時の造血幹細胞の代謝プログラム
造血幹細胞は定常状態では骨髄の低酸素環境によるHIF-1αの安定化を介して解糖系を中心としたエネルギー代謝を行う．それと同時にPdkによってミトコンドリアからの活性酸素種の生産を抑制することで細胞周期を静止期にとどめる．一方，各種の造血ストレスが負荷されるとp38αの活性化とMitfの誘導，Impdh2の発現上昇を介してプリン体代謝を賦活化し，細胞増殖する．

し解糖系の活性やATP量が低下する[3)4)]．HIF-1αは低酸素環境以外でも造血幹細胞に必要なニッチシグナルのサイトカイン（SCFやTPO）によっても活性化することが知られている[5)6)]．すなわち，造血幹細胞は各種のニッチシグナルによって解糖系からミトコンドリアへの代謝流束を抑制し活性酸素種の産生を低下させる一方，解糖系を活性化させて幹細胞のエネルギー恒常性を維持していると考えられる．こうしたエネルギー特性の維持のために，ミトコンドリアで解糖系由来のピルビン酸をアセチルCoAへと変換する反応を触媒するピルビン酸脱水素酵素（pyruvate dehydrogenase：PDH）のリン酸化制御が重要な機能を果たしている．PDHリン酸化酵素（PDH kinase：Pdk）は，ピルビン酸脱水素酵素のE1αサブユニットをリン酸化してPDHの酵素活性を抑制する．造血幹細胞は造血前駆細胞に比べPDHが高くリン酸化されており，Pdk活性が高いことが示唆される[3)]．Pdkは哺乳類では4つの遺伝子（Pdk1〜Pdk4）からなるファミリーを形成し，そのうちPdk2とPdk4が造血幹細胞でHIF-1αの発現量と正の相関を示す．HIF-1α欠損造血幹細胞における移植生着能や代謝活性の異常は，Pdk2あるいはPdk4の過剰発現により回復することから，PdkがHIF-1α下流で幹細胞性を制御する分子と考えられる．Pdk2とPdk4のダブルノックアウトマウス由来では，造血幹細胞の解糖系活性の低下と，ミトコンドリアROSの産生増加といった代謝異常と，細胞周期の静止期性の喪失を認める．これらの形質はHIF-1αを欠損した造血幹細胞と同様である．すなわちPdk2/4は造血幹細胞の代謝特性を維持するために重要な機能を果たす（図2）[3)]．造血幹細胞を体外培養する際にPdkを模倣する化合物を添加すると，細胞周期の静止期性や幹細胞活性を維持できることから，代謝の操作は幹細胞性そのものを制御できる方法と考えられる．HIF-1は解糖系の最終段階で必要なLDHAの発現を誘導するが，LDHAも造血幹細胞の維持に必須であることが報告されている[7)]．

こうした代謝特性を幹細胞がとる意義としては主に酸化ストレスの低減と，代謝物によるエピゲノム制御（後述）の2つが考えられる．前者についてはミトコンドリアの酸化的リン酸化の際に副産物として生じる

ROSを抑制し，DNA傷害を極力抑えることで，がん化や細胞老化することなく幹細胞機能を発揮することに役立つ[1]．実際，HIF-1αやPdk2/4を欠損した造血幹細胞は，細胞周期亢進による細胞老化マーカーの上昇を示すことから，解糖系優位の代謝特性の維持は幹細胞を老化から守るために機能しているといえる．ただし，ミトコンドリアが幹細胞で完全に不要というわけではない．少ないながらも静止期の造血幹細胞にはミトコンドリアがあり，ミトコンドリアのエネルギー代謝が障害されるような変異マウスにおいて造血幹細胞の代謝特性と幹細胞としての活性は障害される[8]〜[11]．すなわち低酸素である骨髄であっても，酸素を必要とするミトコンドリアが解糖系と同様に重要であると推察され，Pdkを介して解糖系とミトコンドリアのTCAサイクルの脱共役が起こっているとも考えられる．

2 分化細胞供給時の幹細胞の代謝変化

幹細胞からの分化細胞に分化していく過程では一般的にミトコンドリアの活性化がみられると考えられている．その際も解糖系が抑制されるわけではなく，例えば解糖系酵素のなかでもPKM2は幹細胞よりも前駆細胞で重要な役割を果たすことから，同じ代謝経路の酵素であっても細胞の分化段階ごとに使い分けられていると考えられる[7]．ミトコンドリアのDNAポリメラーゼの変異によって造血幹細胞や神経幹細胞，多能性幹細胞の分化・増殖能が障害されることが報告されており[12]〜[14]，ミトコンドリアが健全に維持されることは幹細胞一般にとって重要であると考えられる．さらに，ミトコンドリアの融合を制御するMfn2欠損は造血幹細胞プールからのリンパ球系への分化を著しく障害する一方，骨髄球系への分化は相対的に維持される[15]．すなわち，幹細胞の分化能とミトコンドリアの状態には直接的な連関があると考えられる．

一方，各種のストレスが負荷された際には幹細胞は分化細胞を活発に産生して組織の恒常性を保とうとする．造血幹細胞においても同様で，細胞周期の静止状態を解除して活発に増殖して造血システムを再構築する"ストレス造血"とよばれる現象がみられる．細胞周期が活性化した造血前駆細胞ではミトコンドリアが増加していることから，ストレス造血時の造血幹細胞でも何らかの代謝プログラムの切り替えがあると考えられる．一種の造血ストレスである骨髄移植時のドナー由来の造血幹細胞においても一時的な細胞周期への進入時には代謝特性のダイナミックな変化があると考えられる．移植前後の造血幹・前駆細胞のメタボローム解析を行って各種の代謝物のプロファイルを検討したところ，骨髄移植で各種の代謝物量が全般的に上昇することが見出された[16]．これは増殖に際してエネルギー通貨であるATPや，細胞の構成要素となる脂質や核酸の供給が必要であるためと考えられた．メタボローム解析で認められたこれらの代謝物の変化のうち，プリン体代謝経路の基質として用いられるアミノ酸であるグリシンとアスパラギン酸の量がストレス応答性のMAPキナーゼファミリー分子であるp38αによって制御されていることが見出された．p38α欠損マウス由来の造血幹・前駆細胞を移植すると，グリシンとアスパラギン酸量の増加がさらに増強され，その一方，マウスにおけるプリン体代謝の最終産物であるアラントインが減少していた．これらのメタボロームの結果はp38αによってプリン体代謝が調節されていることを示唆していると考えられた．実際，骨髄移植はp38αの活性化を誘導し，同時にプリン体代謝のde novo合成経路の律速酵素であるイノシン一リン酸脱水素酵素2（Impdh2）の発現が上昇していた．p38αを欠損した造血幹細胞を骨髄移植などの各種の造血ストレスにさらすと細胞周期進行の遅延が認められ，移植生着能が障害されていた．これらの幹細胞性の障害はプリン体代謝の異常が原因と考えて検討を行った結果，p38αを欠損した造血幹細胞は移植後のImpdh2の発現が減弱していることを見出した．レトロウイルスベクターを用いてImpdh2の強制発現によって造血幹・前駆細胞の細胞周期の進行異常が回復した．これらの結果から，p38αはストレス下でImpdh2の発現誘導を介してプリン体代謝を活性化して造血幹細胞の増殖に寄与していると考えられた（図2）[16]．Impdh2を阻害するミコフェノール酸は造血幹細胞の増殖を抑制し，移植生着能を障害したことから，プリン体代謝は造血幹細胞のストレス耐性に必要であることも明らかとなった．ストレス負荷時にp38αがImpdh2を発現上昇させるメカニズムとしては転写因子Mitfが介在しており，p38α

の活性化がMitfを誘導し，MitfがImpdh2プロモーターに結合することでプリン体代謝を起動していることが示唆された（図2）．

Mitfは色素幹細胞の生存に必要であり，またメラノーマの代謝特性を制御していることが知られている[17)18)]ことから，p38α/Mitf/Impdh2シグナルは幹細胞共通の分子基盤であり，悪性腫瘍における治療ターゲットの1つとしての検討が進められると考えられる．

3 幹細胞のエピジェネティック制御を行う代謝物

幹細胞の特性は転写プログラムに加えてエピジェネティックな制御を受けることが知られている．幹細胞の分化の際に活性化するミトコンドリアのTCAサイクルの代謝物は，幹細胞のエピジェネティクス制御にさまざまな役割を果たす．α-ケトグルタル酸（α-KG）はヒストン脱メチル化酵素や，シトシンの脱メチル化に関与するTetファミリーの酵素活性に必要である．造血幹細胞ニッチのような低酸素環境では酸化的リン酸化が抑制されることから，α-KGが減少する．DNAやヒストンのメチル化と脱メチル化は自己複製と分化のバランスを制御していることから，幹細胞の代謝状態が変化してα-KG量が変動することが直接的に幹細胞の自己複製と分化のいずれの運命をとるかの決定につながると考えられる．α-KGはHIF-1αを水酸化してタンパク質の安定性を低下させるプロリン水酸化酵素の酵素活性発揮にも必要である．そのため，通常HIF-1αを活性化している造血幹細胞がひとたび造血ストレスによってミトコンドリアを活性化すると，α-KGレベルの上昇に伴ってプロリン水酸化酵素を介したHIF-1αレベルの低下を誘導され，HIF-1αを介したミトコンドリアの抑制機構の減弱に伴いさらなるミトコンドリアの活性化と細胞周期の活性化を招くと考えられる．

一方，TCAサイクルの入り口の代謝物であるアセチルCoAはヒストンアセチルトランスフェラーゼ（HAT）によってヒストンのアセチル化修飾に用いられる．また，ヒストン脱アセチル化酵素（HDAC）のclass IIIには細胞内のNAD$^+$/NADH比によって活性が制御されるSIRTファミリーが含まれる．HATには幹細胞自己複製に必要なものが含まれることから，幹細胞自己複製の際には幹細胞内ではアセチルCoAが高く保たれている必要があると考えられる．一般的に，加齢に伴い組織中のNAD$^+$は減少するとされているが，高齢マウスにNAD$^+$の前駆体であるニコチンアミドリボシドを投与すると骨格筋幹細胞や神経幹細胞，色素幹細胞などの加齢変化を改善することが報告されている[19)]．さらに，マウスやヒトの多能性幹細胞ではミトコンドリアにおけるスレオニンの異化によってS-アデノシルメチオニン（SAM）が産生される．SAMはヒストンがメチル化される際のメチル基ドナーとして用いられ，とりわけヒストンH3K4me3の維持に重要な役割を果たす[20)21)]．すなわち，幹細胞では代謝経路の活性化が供給する代謝物によってエピゲノム制御がなされていることが知られるようになってきている．

おわりに

幹細胞の代謝研究は質量分析技術を含む代謝解析法の進歩に伴ってまさに隆盛を迎えようとしている．今後は細胞数が限られている幹細胞の代謝物を確実に捕捉できるような前処理法も含めた解析の高感度化が期待される．本稿ではカバーできなかったが，造血幹細胞に加えて多能性幹細胞の代謝研究も活発に進んでおり[22)23)]，今後他の幹細胞システムにおいても代謝制御の意義が明らかにされるものと考えられる．将来は幹細胞の代謝動態の時空間変動の解明や幹細胞レベルの代謝操作法の開発によって，再生医療に寄与する基盤技術の創出や病態・老化における幹細胞の代謝制御の意義の解明が進むことが期待される．

文献

1) Suda T, et al：Cell Stem Cell, 9：298-310, 2011
2) Zhang J, et al：Cell Stem Cell, 11：589-595, 2012
3) Takubo K, et al：Cell Stem Cell, 12：49-61, 2013
4) Takubo K, et al：Cell Stem Cell, 7：391-402, 2010
5) Pedersen M, et al：Biochem Biophys Res Commun, 377：98-103, 2008
6) Kirito K, et al：Blood, 105：4258-4263, 2005
7) Wang YH, et al：Cell, 158：1309-1323, 2014
8) Nakada D, et al：Nature, 468：653-658, 2010
9) Gurumurthy S, et al：Nature, 468：659-663, 2010
10) Gan B, et al：Nature, 468：701-704, 2010
11) Sahin E, et al：Nature, 470：359-365, 2011

12) Norddahl GL, et al：Cell Stem Cell, 8：499-510, 2011
13) Ahlqvist KJ, et al：Cell Metab, 15：100-109, 2012
14) Hämäläinen RH, et al：Cell Rep, 11：1614-1624, 2015
15) Luchsinger LL, et al：Nature, 529：528-531, 2016
16) Karigane D, et al：Cell Stem Cell, 19：192-204, 2016
17) Nishimura EK, et al：Science, 307：720-724, 2005
18) Perera RM, et al：Nature, 524：361-365, 2015
19) Zhang H, et al：Science, 352：1436-1443, 2016
20) Wang J, et al：Science, 325：435-439, 2009
21) Sperber H, et al：Nat Cell Biol, 17：1523-1535, 2015
22) Xu X, et al：Cell Metab, 18：325-332, 2013
23) Tohyama S, et al：Cell Metab, 23：663-674, 2016

＜著者プロフィール＞
田久保圭誉：2003年3月，慶應義塾大学医学部卒業，'07年3月，同大学院医学研究科修了，博士（医学）．日本学術振興会特別研究員，慶應義塾大学テニュアトラック講師を経て'14年4月より国立国際医療研究センター研究所プロジェクト長．造血幹細胞の本当の生きざまを知るべくイメージングとオミクスを駆使した研究を行っています．

索 引

数 字
1細胞解析 ･･････････････････････ 175

和 文

あ
アクチビンA ･･･････････････････ 150
アクトミオシン ････････････････ 43, 64
アンジオクライン因子 ･･････････ 87
位置情報 ･････････････････････ 125
遺伝子発現振動 ･････････････････ 16
遺伝子発現調節ネットワーク ･･･ 184
遺伝子発現マトリクス ･･････････ 182
インテグリン ･･････････････････ 55, 74
ウェルナー症候群 ･･････････････ 152
内側外套 ･････････････････････ 120
エピジェネティクス ･･･････････ 186
遠位細動脈 ･････････････････････ 84
オステリックス ･････････････････ 83
オルガノイド ･･････ 90, 98, 104, 110, 116, 123, 131

か
海馬 ･････････････････････････ 116
海綿骨 ･･･････････････････････ 84
角化細胞 ･････････････････････ 28
核膜 ･････････････････････････ 156
角膜上皮 ･････････････････････ 110
角膜上皮幹細胞 ･････････････････ 111
核ラミナ ･････････････････････ 156
下垂体 ･･･････････････････････ 123
下垂体幹細胞 ･･･････････････････ 129
下垂体原基 ･･･････････････････ 125
下垂体プラコード ･････････････ 126
可塑性 ･･･････････････････････ 95
活性酸素種 ････････････････ 153, 189
加齢 ･････････････････････ 27, 31
肝オルガノイド ･････････････････ 98
肝芽 ･････････････････････････ 100
潰瘍性大腸炎 ･･･････････････････ 94
肝再生 ･･･････････････････････ 98
幹細胞移植 ･･･････････････････ 94
幹細胞ニッチ ････････････ 104, 140
幹細胞マーカー ･････････････････ 99
肝細胞様細胞 ･･･････････････････ 100
肝内胚葉細胞 ･･･････････････････ 100
肝発生機構 ･･･････････････････ 100
間葉系幹細胞 ･･･ 40, 55, 63, 68, 78, 82, 83, 100, 146, 156
間葉系ストローマ細胞 ･････････ 143
間葉系前駆細胞 ･････････････････ 141
間葉性幹細胞 ･･･････････････････ 105
がん幹細胞 ･･････････････････ 67
器官原基 ･････････････････････ 105
器官再生医療 ･･･････････････････ 104
吸収上皮前駆細胞 ･･････････････ 66
巨核球 ･･･････････････････････ 77
巨核球赤芽球共通前駆細胞 ･････ 79
巨核球ニッチ説 ･････････････････ 78
筋ジストロフィー ･･････････････ 159
筋前駆細胞 ･･････････････ 162, 163
クラスタリング ･･････････････ 175
血液精巣関門 ･････････････････ 23
血液灌流 ･････････････････････ 101
血管内皮細胞 ･･････････････ 36, 86
血球分化ヒエラルキー ･･････････ 80
ゲノムストレス ･････････････････ 32
口腔外胚葉 ･･･････････････････ 125
骨格筋幹細胞 ･･･････････････････ 164
骨格筋前駆細胞 ･････････････････ 164
骨芽細胞 ･･････････ 35, 68, 82, 143
骨形成因子 ･･･････････････････ 148
骨恒常性 ･････････････････････ 72
骨髄異形成症候群 ･････････････ 143
骨髄間質細胞 ･･････ 82, 83, 84, 86
骨リモデリング ･･････････････ 68, 69
コロニー形成ユニット線維芽細胞 ･･･････････････････････････ 85

さ
再生医療 ･････････････････････ 159
細胞移植治療 ･････････････････ 160
細胞外基質 ･･･････････････････ 55
細胞可塑性 ･･･････････････････ 168
細胞間バリア ･････････････････ 20
細胞コード ･･･････････････････ 176
細胞分化制御 ･････････････････ 14
細胞力覚 ･････････････････････ 40
細胞老化 ･････････････････････ 153
サテライト細胞 ･･････････････ 159
三次元培養 ･･･････････････････ 90
ジカウイルス ･････････････････ 121
色素幹細胞 ･･･････････････････ 27
自己凝集 ･････････････････････ 100
自己組織化 ･･･････ 14, 90, 101, 110, 130
自己組織化マップ ･･････････････ 178
視床下部 ･････････････････････ 125
ジストロフィン ･････････････････ 100
終脳 ･････････････････････････ 116
小腸上皮オルガノイド ･･････････ 95
上皮間葉相互作用 ･････････････ 132
上皮細胞シート ･････････････････ 20
上皮性幹細胞 ･･･････････････････ 105
上皮組織 ･････････････････････ 20
自律的発生 ･･･････････････････ 111
神経外胚葉細胞 ･･････････････ 146

※**太字**は本文中に『用語解説』があります

神経前駆細胞 … 67	腸上皮幹細胞 … 66	ヘミデスモソーム … **31**
神経堤細胞 … **146**	張力 … 64	放射状グリア … 118
進行性骨化性線維形成異常症／進行性骨化性線維異形成症 … 86, 145	デュシェンヌ型筋ジストロフィー症 … 160	**ま**
人工多能性幹細胞（iPS細胞） … 156, 163, 181	テロメア … 153	マイクロアレイ解析 … 182
髄外造血 … 141	テロメラーゼ … **153**	マシュマロゲル … 58
膵管細胞 … 169	転写因子ネットワーク … 181	ミトコンドリア … 153
膵島細胞 … 170	洞様毛細血管 … 84	脈絡叢 … 116
精巣上体細管 … 43	内骨膜 … 84	メカニカルストレス … 54, 68
成長ホルモン … 123	内部細胞塊 … 131	メカノセンサー … 74
ゼブラフィッシュ … 66	ニッチ … 29, 34, 90	メカノセンシング … 57
染色体不安定性 … 155	ネスティン … 83	メカノトランスダクション … 54, 62
前腸 … 132	**は**	メカノバイオロジー … 40
先天性角化不全症 … 152	バイオインフォマティクス … 102	メカノミクス … **55**
腺房細胞 … 170	バイオメカニクス … 40	メサンジオブラスト … 163
造血幹細胞 … 34, 68, 76, 140, 153, 189	胚性幹細胞（ES細胞） … 105, 116, 124, 163	メダカ変異体 … 63
早老症 … 152	胚様体 … 107	メタボローム解析 … 189
側方抑制 … 14	白髪 … 31	メネトリエ病 … 135
組織幹細胞 … 29, 38, 46, 48, 66, 91, 104, 152, 182, 188	破骨細胞 … 68, 80	毛芽細胞 … 49
	破骨細胞分化 … 72	毛細血管拡張性運動失調症 … 152
た・な	白血病 … 143	毛乳頭細胞 … 107
代謝特性 … 189	ハッチンソン・ギルフォード・プロジェリア症候群 … 152	毛包幹細胞 … 27, 49
大腸がん … 93	パネート細胞 … 92	毛包上皮性幹細胞 … 107
タイトジャンクション … 20	パラクライン因子 … **83**	網膜神経 … 125
大腸オルガノイド … 94	バルジ領域 … 27	網膜前駆細胞 … 66
大脳皮質 … 116	微小環境 … 77	門脈 … 141
ダイレクトリプログラミング … 58	ヒト臍帯静脈内皮細胞 … 100	**ら**
多細胞動態・相互作用 … 102	皮膚 … 27	ライブイメージング … 44
脱分化 … 171	皮膚器官系 … 105	ラトケ嚢 … **125**
脱毛 … 31	皮膚付属器 … 105	リバースエンジニアリング … 101
多能性幹細胞 … 46, 104, 105, 110, 124, 131, 146, 163	非ミエリンSchwan細胞 … 78	リプログラミング … 65
タモキシフェン誘導型CreERシステム … **87**	ビンキュリン … 41	レプチン受容体 … 86
弾性率 … **58**	副腎皮質刺激ホルモン … 123	**欧文**
腸管幹細胞 … 90	プライマリーシリア … **74**	**A・B**
腸幹細胞マーカー … 99	フラックス解析 … 189	A型ラミン … 156
腸管上皮幹細胞 … 48, 91	プリン体代謝経路 … 191	ACTH … 123
腸管上皮細胞 … 48	プロジェリン … 156	αカテニン … 41
	分泌系前駆細胞 … 66	Amot … 22, 43, 65

索引

ATM ... 155
Barx1 ... 131
β-catenin ... **47**
BMP ... 148

C

CAMT ... 79
CAR細胞 ... 36, 85
CBC細胞 ... 91
CDB法 ... 106
Cdx2 ... 132
cell taxonomy解析 ... 174
CFU-F ... 85
cis-inhibition ... 16
Claudin ... 20
CLEC-2 ... 79
colony-forming unit fibroblast ... 85
cortical hem ... 120
cortical plate ... 120
crypt base columnar cell ... 91
CXCL12 ... 36, 142
CXCL4 ... 78

D〜G

DCS（deep crypt secretory）細胞 ... 92
Delta-Notchシグナル ... 14
DKC1 ... 157
DMD ... 160
DNA損傷 ... 153
dyskerin ... 157
ECM ... 63
ES細胞 ... 49, 65, 94, 105, 116, 124, 131, 163, 182
Eカドヘリン ... 41
FOP ... 145
FoxO転写因子 ... 154
gap junction ... 74
GFAP陽性シュワン細胞 ... 37
GH ... 123

H・I

H型血管内皮 ... 84
H^+/K^+-ATPase ... 132
Hippo ... 22, 62
HLA ... 165
HSC ... 76
HUVEC ... 100
iMSC ... 146
iNCC ... 146
iPS細胞 ... 46, 64, 79, 94, 99, 105, 111, 124, 131, 148, 156, **159**, 163, 174, 181
IRES ... **169**
lateral inhibition ... 14

L〜N

L型血管内皮 ... 84
Lgr5 ... 91, 99, 132
LINC複合体 ... 57
long-term HSC ... 78
marginal zone ... 120
mdxマウス ... **161**
MEP ... 79
MIACARM ... 177
MSC（mesenchymal stem cell） ... **83**, 100
Muc5ac ... 132
NCC ... **146**
Nes ... 83
Nestin陽性細胞 ... 36
neural crest cells ... **146**
NG2陽性細胞 ... 36
niche ... 77

O〜R

oRG ... 118
Osx ... 83
outer radial glia ... 118
p16 ... 153
p21 ... 153
p38MAPK ... 154
p53 ... 153
PDHリン酸化酵素 ... 190
PDMS ... 58
PI3K-AKT ... 154
PαS細胞 ... 37, 85
radial glia ... 118
RANKL ... **70**
Rb ... 153
ROS（reactive oxygen species） ... 153
ROSA-TETシステム ... 182

S・T

SASP ... 157
SCF ... 142
Sclerostin ... 72
SEAM法 ... 110
self-organizing maps ... 178
SFEBq ... 116, **124**
Shh ... 134
SHOGoiN ... 176
short-term HSC ... 78
side population ... **129**
SNO細胞 ... 35
SOM ... **178**
Sox2 ... 131
stem cell factor ... 142
subventricular zone ... 118, 120
TAZ ... 22, 42, 62
TEAD ... 63
TGF-α ... 135
TGF-β1 ... 78
TJ ... 20
TPO ... 79

V〜Y

ventricular zone ... 120
Wnt ... 46, 91, 132
WRN ... 155
YAP ... 22, 42, 62

◆ 編者プロフィール

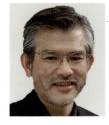

戸口田　淳也（とぐちだ　じゅんや）

1981年，京都大学医学部卒業．医学部附属病院整形外科に入局．'95年，京都大学生体医療工学研究センター助教授．'98年，京都大学再生医科学研究所助教授，2003年より同教授．'08年より京都大学iPS細胞研究センター教授（兼務）．'10年より京都大学iPS細胞研究所教授および副所長（兼務）．'16年10月1日より京都大学ウイルス・再生医科学研究所教授．整形外科の臨床を継続しつつ，基礎と臨床をつなぐ研究として間葉系幹細胞の臨床応用，そしてiPS細胞を活用した創薬研究を進めている．

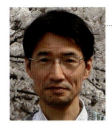

長澤　丘司（ながさわ　たかし）

1987年，名古屋大学医学部卒業．内科研修後，大阪大学大学院医学研究科で医学博士修得（免疫学・岸本忠三教授）．大阪大学細胞生体工学センターでポスドク，大阪府立母子保健総合医療センター研究所の主任研究員，部長を経て2002年より京都大学再生医科学研究所教授．'16年より大阪大学大学院生命機能研究科・医学系研究科教授．近年，造血幹細胞を維持するニッチを構成するCAR細胞が同定され，その形成や作用の分子機構の解析が可能となった．今後種々の組織幹細胞のニッチが同定されると考えられる．この中から，幹細胞生物学・免疫学・血液学に加え，再生医療，白血病・がん・慢性炎症等の難病の理解と治療法の開発に関する本質的な発見が生まれることを期待している．

実験医学　Vol.34 No.17（増刊）

再生医療と疾患解明の鍵となる組織幹細胞
生体内の維持・分化制御からオルガノイド形成、がん・幹細胞疾患まで

編集／戸口田淳也，長澤丘司

実験医学 増刊

Vol. 34 No. 17 2016〔通巻585号〕
2016年11月1日発行　第34巻　第17号
ISBN978-4-7581-0358-9
定価　本体5,400円＋税（送料実費別途）
年間購読料
　24,000円（通常号12冊，送料弊社負担）
　67,200円（通常号12冊，増刊8冊，送料弊社負担）
郵便振替　00130-3-38674

© YODOSHA CO., LTD. 2016
Printed in Japan

発行人　　一戸裕子
発行所　　株式会社　羊　土　社
　　　　　〒101-0052
　　　　　東京都千代田区神田小川町2-5-1
　　　　　TEL　　03（5282）1211
　　　　　FAX　　03（5282）1212
　　　　　E-mail　eigyo@yodosha.co.jp
　　　　　URL　　www.yodosha.co.jp/
印刷所　　株式会社　平河工業社
広告取扱　株式会社　エー・イー企画
　　　　　TEL　　03（3230）2744（代）
　　　　　URL　　http://www.aeplan.co.jp/

本誌に掲載する著作物の複製権・上映権・譲渡権・公衆送信権（送信可能化権を含む）は（株）羊土社が保有します．
本誌を無断で複製する行為（コピー，スキャン，デジタルデータ化など）は，著作権法上での限られた例外（「私的使用のための複製」など）を除き禁じられています．研究活動，診療を含み業務上使用する目的で上記の行為を行うことは大学，病院，企業などにおける内部的な利用であっても，私的使用には該当せず，違法です．また私的使用のためであっても，代行業者等の第三者に依頼して上記の行為を行うことは違法となります．

JCOPY　〈（社）出版者著作権管理機構　委託出版物〉
本誌の無断複写は著作権法上での例外を除き禁じられています．複写される場合は，そのつど事前に，（社）出版者著作権管理機構（TEL 03-3513-6969, FAX 03-3513-6979, e-mail：info@jcopy.or.jp）の許諾を得てください．

Wako

発生・再生関連サイトカイン　幹細胞研究に

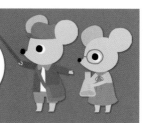

和光純薬工業㈱では、組換えサイトカインを多数取り揃えています。製造工程で動物由来原料不使用のアニマルフリーサイトカインやお得な大入り包装も用意しています。

Wntシグナル関連

コードNo.	品名	容量
231-02251	Wnt-1, Human	10μg
510-77961	Wnt-3a, Human (R&D Systems, Inc.)	10μg
517-54411	Wnt-5a, Mouse (R&D Systems, Inc.)	10μg
239-02431	Wnt-7a, Human	15μg
044-34231	DKK-1, Human	10μg
061-05151	sFRP-1, Human	20μg
181-02801	R-Spondin-1, Human	20μg
180-02871	R-Spondin-2, Human	20μg
187-02881	R-Spondin-3, Human	20μg

アクチビン、BMP

コードNo.	品名	容量
014-23961	Activin A, Human, Animal-derived-free	10μg
026-14811	BMP-2, Human	5μg
022-17071	BMP-4(truncated), Human	10μg
020-18851	BMP-4(truncated), Human, Animal-derived-free	10μg
023-18461	BMP-4, Mouse	10μg
022-16731	BMP-6, Human	10μg
020-15073	BMP-13, Human	50μg

その他

コードNo.	品名	容量
129-05601	LIF, Human, Culture Supernatant	1mL
125-06661	LIF, Human, Animal-derived-free	25μg
199-16051	StemSure® LIF, Mouse, Solution	10^{6}units
145-08461	Nanog, Human	20μg
198-18341	Sonic Hedgehog, Human	25μg

FGFファミリー

コードNo.	品名	容量
067-05371	FGF1/aFGF, Human, Animal-derived-free	50μg
061-06631	FGF1/aFGF, Mouse	50μg
064-05381 068-05384	FGF2/bFGF, Human, Animal-derived-free	50μg 100μg
062-06661 068-06663	bFGF Solution, MF ※MF登録品	50μl 50μl×4
062-06041	FGF2/bFGF, Mouse, Animal-derived-free	50μg
065-06031	FGF4, Human, Animal-derived-free	25μg
069-04351	FGF5, Human	50μg
066-04361	FGF6, Human	25μg
116-00811	KGF/FGF7, Human, Animal-derived-free	10μg
067-06231	FGF8, Human, Animal-derived-free	25μg
066-06201	FGF9, Human, Animal-derived-free	20μg
067-04391	FGF9, Mouse	10μg
069-06051	FGF10, Human, Animal-derived-free	25μg
067-04411	FGF16, Human	25μg
064-04421	FGF17, Human	25μg
068-04441	FGF19, Human	25μg
065-04451	FGF20, Human	15μg
068-05161	FGF21, Human	25μg
060-05741	FGF23, Human	20μg

この他にも多数の関連製品を用意しています。
http://culture-wako.com/

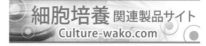

和光純薬工業株式会社

本　　社：〒540-8605　大阪市中央区道修町三丁目1番2号
東京本店：〒103-0023　東京都中央区日本橋本町二丁目4番1号
営 業 所：北海道・東北・筑波・藤沢・東海・中国・九州

問い合わせ先
フリーダイヤル：0120-052-099　フリーファックス：0120-052-806
URL：http://www.wako-chem.co.jp
E-mail：labchem-tec@wako-chem.co.jp

メカニカルストレス負荷刺激装置 培養細胞伸展システム
2Dストレッチ から 3Dストレッチへ進化！

シルクタンパク質でつくる細胞シート等　3Dストレッチ材料

カイコのシルクからタンパク質の成形体を作る技術、素材を使用。積層細胞シート・コラーゲン上細胞シート・細胞凝集塊等にメカニカルストレスを負荷しながら培養実験が行えます。

注目の新商品

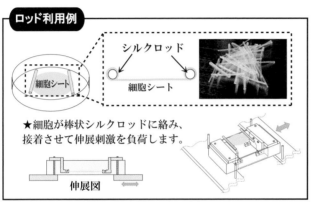

ロッド利用例
シルクロッド
細胞シート
★細胞が棒状シルクロッドに絡み、接着させて伸展刺激を負荷します。
伸展図

農研機構生物機能利用研究部門新産業開拓研究領域新素材開発ユニットより

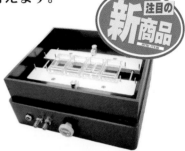

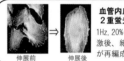

血管内皮細胞の2重蛍光染色像
1Hz, 20%の伸展刺激後、細胞骨格が再編成
伸展前 ⇒ 伸展後

---

iPS/ES細胞・幹細胞・臍帯血・ヒト/動物のIVF（エンブリオ・卵母細胞・精子等）の凍結に！

ポータブルプログラムディープフリーザー　PDFシリーズ

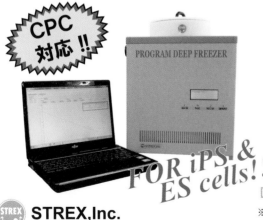

CPC対応!!

FOR iPS. & ES cells!!

- ■ 液体窒素・凍結剤不要
- ■ コンパクト設計
- ■ フリージングプレートの交換可能
- ■ パソコンでのデータ管理機能
- ■ ヒータ内蔵　※PDF-2000のみ
- ■ バッテリーにてバックアップ可能

□ フリージングプレート
※ご希望サイズの製作も可能

STREX, Inc.

ストレックス株式会社
大阪市中央区南船場2-7-14大阪写真会館
E-Mail : info@strex.co.jp　http://www.strex.co.jp

※全ての装置でデモンストレーション・貸出可能です。その他ご希望システムの提案・設計も承ります。

実験医学

バイオサイエンスと医学の最先端総合誌

便利な**WEB版購読プラン**実施中!

医学・生命科学の最前線がここにある!
研究に役立つ確かな情報をお届けします

定期購読のご案内

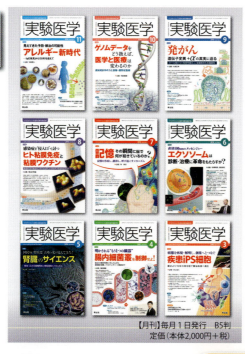

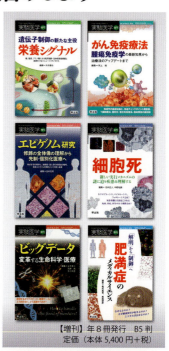

【月刊】毎月1日発行　B5判
定価(本体2,000円＋税)

【増刊】年8冊発行　B5判
定価(本体5,400円＋税)

定期購読の❹つのメリット

1 注目の研究分野を幅広く網羅!
年間を通じて多彩なトピックを厳選してご紹介します

2 お買い忘れの心配がありません!
最新刊を発行次第いち早くお手元にお届けします

3 送料がかかりません!
国内送料は弊社が負担いたします

4 WEB版でいつでもお手元に
WEB版の購読プランでは,ブラウザからいつでも実験医学をご覧頂けます!

年間定期購読料　送料サービス
海外からのご購読は送料実費となります

通常号(月刊)
定価(本体24,000円＋税)

通常号(月刊)＋増刊
定価(本体67,200円＋税)

WEB版購読プラン 詳しくは実験医学onlineへ

通常号(月刊)＋WEB版※
定価(本体28,800円＋税)

通常号(月刊)＋増刊＋WEB版※
定価(本体72,000円＋税)

※WEB版は通常号のみのサービスとなります

お申し込みは最寄りの書店,または小社営業部まで!

発行　羊土社
TEL 03(5282)1211
FAX 03(5282)1212
MAIL eigyo@yodosha.co.jp
WEB www.yodosha.co.jp/　▶▶ 右上の「雑誌定期購読」ボタンをクリック!